En sintonía con tu
Ciclo Femenino

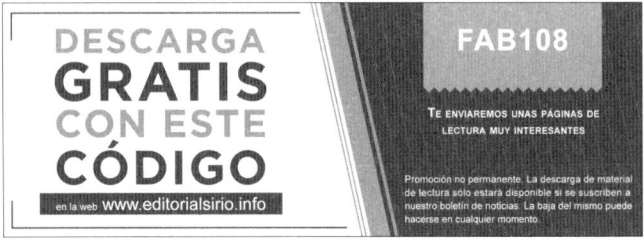

Este libro contiene consejos e información sanitarios. Debe utilizarse como un suplemento, no como un sustituto de las recomendaciones de tu médico o de otro profesional de la salud. Si sabes o sospechas que tienes un problema de salud, se recomienda que consultes a un profesional sanitario antes de iniciar cualquier programa o tratamiento. Hasta la fecha de su publicación, se ha hecho todo lo posible para garantizar la exactitud de la información. El editor y el autor declinan cualquier responsabilidad por cualquier problema médico que pudiera producirse a consecuencia de aplicar los métodos que aquí se indican.

Título original: In the FLO: Unlocl Your Hormonal Advantage aud Revolutionizc Your Life
Traducido del inglés por Alicia Sánchez Millet
Diseño de portada: Editorial Sirio, S.A.
Maquetación de interior: Toñi F. Castellón

© de la edición original
2020, Alisa Vitti

Publicado con autorización de HarperOne, un sello editorial de HarperCollins Publishers

© de la presente edición
EDITORIAL SIRIO, S.A.
C/ Rosa de los Vientos, 64
Pol. Ind. El Viso
29006-Málaga
España

www.editorialsirio.com
sirio@editorialsirio.com

I.S.B.N.: 978-84-18000-93-5
Depósito Legal: MA-1497-2020

Impreso en Imagraf Impresores, S. A.
c/ Nabucco, 14 D - Pol. Alameda
29006 - Málaga

Impreso en España

Puedes seguirnos en Facebook, Twitter, YouTube e Instagram.

Cualquier forma de reproducción, distribución, comunicación pública o transformación de esta obra solo puede ser realizada con la autorización de sus titulares, salvo excepción prevista por la ley. Diríjase a CEDRO (Centro Español de Derechos Reprográficos, www.cedro.org) si necesita fotocopiar o escanear algún fragmento de esta obra.

Alisa Vitti
autora de Woman Code

En sintonía con tu
Ciclo Femenino

F L O

Aprende a sincronizarte con tu bioquímica para dar rienda suelta a tu creatividad, mejorar tu vida sexual y hacer más con menos estrés

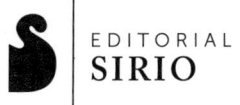

Editorial SIRIO

*Los que fluyen como fluye la vida no necesitan
ninguna otra fuerza.*
LAO TSE

Este libro está dedicado a mi hija Ariana.
Que siempre seas conocedora de los dones de la naturaleza
que posees y de la fuerza de la naturaleza que eres.

ÍNDICE

Introducción 11

Parte 1. Nuestro cuerpo y nuestros ritmos biológicos 25
Pongamos fin a nuestra des-educación 27
Liberémonos del reloj de veinticuatro horas 55
Más allá de tu menstruación: comprende tus
ventajas hormonales 81

Parte 2. Deja que tu cuerpo fluya con el protocolo flo 117
Se acabaron las dietas 119
Menos ejercicio y más en forma 165
Tu plan de acción para hacer más con menos estrés 187

Kit de herramientas de *biohacking*. Parte 1 221
Cómo utilizar el FLO cuando tienes un desequilibrio hormonal . 221

Kit de herramientas de *biohacking*. Parte 2 253
Lo que has de saber si tomas anticonceptivos hormonales 253

Parte 3. Adapta tu vida al FLO 269
Éxito sostenible en el trabajo 271
Consigue más en el sexo y en tus relaciones 293
La maternidad más fácil 333
Dinámica, sabia y libre 375

Plan alimentario 401
Recetas 403
Guías y recursos que te puedes descargar 415
Agradecimientos 419
Referencias 423

SIÉNTETE MEJOR Y VIVE DE UNA FORMA MÁS INTELIGENTE EN SINTONÍA CON TU CICLO FEMENINO

He creado un conjunto especial de herramientas para ayudarte a poner en práctica lo que aprenderás en este libro, incluido un **programa de comienzo rápido** para que puedas empezar, una **guía de autocuidados extra**, una **comunidad** donde puedes conectar con otras lectoras, **descargas especiales** ¡y mucho más! Puedes acceder a todo ello gratis (en inglés) en www.intheFLObook.com/bonus.

Introducción

¿Cuál es la lección más importante que debería aprender una mujer?
Que desde su primer día de vida, tiene todo lo que necesita en su interior. Es el mundo el que la ha convencido de lo contrario.

RUPI KAUR

Desde muy joven, recuerdo haber oído de diversas fuentes que una mujer para tener éxito ha de trabajar duro, de hecho, el doble que un hombre. Hace mucho tiempo, sentía la necesidad de hacer el mayor número posible de cosas y de esforzarme al máximo. En los estudios, me matriculaba en las asignaturas más difíciles, me esforzaba por sacar las notas más altas, participaba en actividades que desarrollaran mis talentos creativos y practicaba el liderazgo de grupos. Todo esto es admirable, pero me di cuenta de que tenía un precio. En el instituto, solía estar despierta hasta pasada la medianoche para hacer mis deberes. Intentaba abarcar todos los ámbitos y, ahora, cuando miro atrás, me doy cuenta del precio que estaba pagando mi cuerpo por ello. Sin embargo, la presión que sentía para realizar, crear, alcanzar y trabajar fue en aumento, durante mi etapa universitaria y profesional. En todo ese tiempo, mis problemas de salud se intensificaron. Mi ansiedad pasó de ser esporádica a constante; mi insomnio se convirtió en crónico y empecé a engordar, a pesar de estar activa todos los días; padecía erupciones cutáneas; a veces, había meses que no tenía la menstruación, y mi estado de saturación general iba en aumento por todo lo que tenía pendiente. En vez de sentir energía para hacer lo que me había propuesto, estaba agotada y era incapaz de afrontarlo. Me autocriticaba por posponer las cosas, por mi mala gestión del tiempo y por la ausencia de armonía entre mi cuerpo y mi vida. Probé dietas, planificadores, y compré todo libro inspiracional que pensaba que me daría la solución para poder hacerlo todo. Y sigo viendo mis propios esfuerzos reflejados en las vidas de otras mujeres; lo cierto es que aunque trabajamos muchas horas, tenemos que esforzarnos mucho para abarcarlo todo: cuidar de los hijos y amigos, tener un poco de tiempo para descansar, hacer ejercicio constantemente sin obtener resultados, intentar comer bien..., pero sin motivación alguna, hasta que nos damos cuenta de que cada vez tenemos menos energía para crear el trabajo de nuestros sueños, cuidar nuestras relaciones y, en general, conectar con nuestra alegría de vivir. Buscamos la manera de conseguir que las cosas sean más llevaderas, pero pretender hacerlo todo sigue dejándonos con la sensación de que hemos fallado en algo.

Nuestra cultura nos obliga a que sigamos esforzándonos una y otra vez. Nos excedemos con nosotras mismas, con nuestras expectativas, con nuestro cuerpo y con nuestro tiempo. Corremos sin descanso para mantener al día nuestras interminables listas de tareas, damos prioridad a las necesidades de los demás y hacemos malabarismos para compaginar nuestra vida profesional y familiar. Recurrimos a recursos externos —confiando en artículos de revistas o investigaciones sobre la salud desde una perspectiva masculina— en busca de estrategias de vida saludables, en lugar de escuchar la sabiduría interior de nuestra bioquímica.

La consecuencia es el deterioro de nuestra salud física. Los miomas, la endometriosis, el síndrome de ovario poliquístico (SOP), la infertilidad, la falta de deseo sexual, el fallo ovárico prematuro (FOP) y los trastornos de la perimenopausia están en auge. El estrés crónico se ceba en nuestro cuerpo, nuestras habilidades para perseguir nuestros sueños y nuestros vínculos con nuestros seres queridos. En lo más profundo de nuestro ser sentimos que no estamos a la altura de las circunstancias, que no somos lo bastante inteligentes ni lo bastante organizadas para lograr lo que deseamos en la vida.

¿Y si te dijera que hay un plan de acción secreto que ha estado a tu alcance durante años, una sencilla forma de ser más poderosa y eficaz en todas las áreas de tu vida? No solo has hecho caso omiso de ese plan, sino que lo has visto como una carga. Incluso has intentado sabotear esta poderosa herramienta, amortiguando su fuerza y haciendo que actuara en tu contra. El resultado ha sido que está absorbiendo tu energía, te está haciendo enfermar y está impidiendo que consigas todo lo que quieres —y mereces— en tu vida.

El secreto no es realmente un secreto, ha estado siempre contigo. Voy a ir al grano: se trata de tu bioquímica femenina, y más concretamente, de tu ciclo hormonal; ese que probablemente lamentas una vez al mes es un bien increíble. Considéralo como nuestra ventaja femenina milagrosa y única. Este recurso marca la diferencia y podemos utilizarlo para potenciar todos los aspectos de nuestra vida, si sabemos aprovecharlo.

El problema es que lo que nos han enseñado sobre nuestro ciclo hormonal es justo lo contrario. Cuando tenemos nuestro primer periodo nos hablan de los dolores, del síndrome premenstrual (SPM), de la carga que tendrá que sufrir nuestro cuerpo. Desde muy jóvenes nos enseñan a avergonzarnos de él, en lugar de sentir su poder. Tergiversan algo tan básico para nosotras como es nuestra bioquímica, sistema reproductor y ciclo menstrual, y se convierte en «la maldición» que hemos de ocultar o «soportar», en vez de celebrarla y usarla. Se nos ha condicionado a ignorar nuestro ciclo hormonal hasta que le pasa algo. Entonces, lo tratamos como si fuera nuestro enemigo, al que hay que aplacar con medicación o alguna otra intervención, para que podamos volver a ignorarlo. Este trato ha creado una relación disfuncional con nuestras hormonas, nuestro cuerpo y nosotras mismas, en el mejor de los casos anulando su poder y consiguiendo que se vuelvan ineficaces, y en el peor, convirtiéndose en un verdadero quebradero de cabeza.

Afortunadamente, con unos sencillos cambios en tu estilo de vida puedes conectar con esta fuente natural de poder para *hackear* tu biología, mejorar tu salud y tu forma física, aumentar tu productividad, dominar tu gestión del tiempo y disfrutar de más éxito en todas las áreas de tu vida. Pero lo mejor de todo es que resulta realmente fácil, en comparación con el agotamiento que supone intentar encontrar un hueco para cada cosa en tu apretado día, esforzarte por completar aberrantes listas de tareas pendientes y desatender tus necesidades físicas básicas. Al sincronizar tu manera de vivir, comer y trabajar con tu naturaleza cíclica, en lugar de ir contra ella, puedes liberar tu creatividad, avivar tu energía, reforzar tus relaciones e, incluso, ser mejor madre (si eres madre). Utilizarás el tiempo estratégicamente, en vez de ser una esclava del calendario; aumentará tu energía y, en última instancia, harás más cosas con menos esfuerzo. Sintonizarás el esquivo estado de *flow*,* esa increíble sensación que experimentamos cuando todo encaja. Podrás replantearte tu concepto de éxito y sentirte de maravilla contigo misma, en lugar de menospreciarte. Sabrás intuitivamente cómo manejar el estrés, incrementar tu satisfacción contigo misma, acallar tu voz crítica interior, mejorar tu salud y desarrollar tu poder personal para ser más productiva y eficiente de maneras que sean sostenibles para ti.

Todo esto se puede conseguir, pero no podremos desarrollar por completo nuestro potencial, mientras vivamos bajo las normas de otros, sin escuchar nuestra sabiduría interior. Simplificando, somos como piezas cuadradas intentando encajar en agujeros redondos: no es de extrañar que nos agotemos. No estamos en sintonía con nuestro extraordinario cerebro femenino y química corporal; nuestra

---

* Mantenemos el término en inglés (que puede traducirse como 'flujo', 'fluencia', 'fluir') porque es la base del nombre elegido por la autora para denominar su programa de tratamiento y su marca: **The FLO**. El protocolo FLO es un método holístico para ayudar a las mujeres a vivir en sincronía con las diferentes fases del ciclo menstrual y optimizar así todo su potencial, no solo en lo que se refiere a la productividad, sino también, y sobre todo, a la salud física y mental, la armonía, la creatividad e incluso al desarrollo personal. En definitiva, un método para reconectar con la sabiduría de sus propios cuerpos y *FLUIR*. (N. de la E.)

alimentación no nos proporciona los nutrientes básicos que necesita nuestro sistema hormonal para que nuestras hormonas estén equilibradas, y es cada vez más habitual que nos receten medicamentos, como las hormonas sintéticas, que dificultan todavía más que podamos acceder a los dones innatos que encierra nuestro cuerpo y que podrían ayudarnos a vivir de la mejor manera posible. Nuestra dieta y estilo de vida antifemeninos fuerzan un sistema que está perfectamente equipado por naturaleza para conservar el equilibrio hormonal y una salud óptima. La falta de armonía en nuestra química femenina debilita la tiroides, los ovarios, las glándulas suprarrenales, nuestro sistema inmunitario y nuestra digestión. De hecho, estar desincronizada debilita todos los aspectos de nuestra salud física, provoca niebla mental* y nos aleja de nuestra zona creativa.

Lo cierto es que todos los mitos culturales sobre nuestro cuerpo, como que somos más débiles, más vulnerables al envejecimiento y menos dignas de estudio, no son más que basura. Nos han vendido una mentira, una peligrosa propaganda que alega que nuestro cuerpo y nuestra bioquímica nos ponen en una situación de desventaja. Ha llegado el momento de cambiar el guion. He creado el innovador Método de Sincronización del Ciclo™ para que las mujeres, por fin, podamos utilizar nuestro poder y usar nuestras hormonas de una forma totalmente revolucionaria.

Sincronizar tu ciclo se basa en saber en qué fase te encuentras de tu ciclo menstrual y usar ese conocimiento para comprenderte mejor y darte ánimos, a medida que van cambiando tus niveles hormonales. En mi primer éxito de ventas, *WomanCode* [El código femenino], compartí el revelador mensaje de que puedes hacer que tus problemas hormonales —como el síndrome premenstrual, síndrome de ovario poliquístico, miomas y endometriosis— remitan de forma natural mediante los alimentos y cambios dietéticos. Sabía que este

---

* Conocida también como niebla cerebral o fibroniebla. Es la falta de claridad mental y de concentración, el despiste, quedarse en blanco, la falta de capacidad de comprensión de lo que se lee. Se da no solo en personas mayores, sino también jóvenes, y en las que padecen fibromialgia, síndrome de fatiga crónica o traumatismo craneal. (N. de la T.)

mensaje provocaría uno de esos «momentos eureka» en muchas mujeres, pero la respuesta superó todas mis expectativas. Sin embargo, lo que aprendí de los cientos de miles de mujeres que se pusieron en contacto conmigo desde entonces —en nuestro centro, en congresos de bienestar donde he dado conferencias, a través de las redes sociales y de mi aplicación MyFLO— fue aún más importante. Al conocer sus historias, me di cuenta de que había un mensaje todavía más amplio que compartir: que las ideas falsas sobre nuestra bioquímica femenina nos han robado mucho más que nuestra salud hormonal. Nos han robado nuestra confianza, vitalidad y hasta la oportunidad de vivir de una manera óptima.

¡Ya basta!

Ahora es el momento de reivindicar nuestra bioquímica. Solo has de aprender a empezar a conectar con su poder. Este libro te ayudará a conseguirlo. Basándonos en las investigaciones más prestigiosas en los campos de la neuroendocrinología, la medicina funcional, la genómica nutricional, la cronobiología, la nutrición integrativa y la psicología conductista, exploraremos la confluencia entre las hormonas, la neuroquímica y la productividad, todo ello con el objetivo de que vuelvas a conectar en tu interior con la ventaja que supone ser mujer. En este libro también presento un nuevo paradigma que gira en torno a la mujer, para que te administres tu tiempo y tu productividad con menos esfuerzo, de formas especialmente diseñadas para tus necesidades femeninas.

Una vez que hayas adquirido el conocimiento básico que te hará cambiar de perspectiva, y que necesitas para revertir el condicionamiento cultural que nos ha estado frenando, desglosaré las cuatro fases del ciclo hormonal y la manera en que nos afectan en nuestro cerebro, estado de ánimo, energía y comportamiento. Aprenderás a cuidar de ti misma, en cada fase única, y a aprovechar los puntos fuertes en lo que respecta a tu creatividad, energía, emociones y sexualidad. Asimismo, te mostraré una forma de administrar tu tiempo ideada para las mujeres, que utiliza las fases hormonales para que

Introducción

puedas hacer más con menos estrés y disfrutes más con todo lo que haces. En otras palabras, descartaremos eso de vivir exclusivamente sometidas al reloj de veinticuatro horas (el cual, no es de extrañar, está en sintonía con el ciclo hormonal masculino), a favor de una visión más sostenible de veintiocho días. Este libro introduce un programa claro para *biohackear** tu salud y tu forma física, de modos pensados especialmente para tu bioquímica, y ofrece consejos que te ayudarán a aplicar estas reflexiones más allá del cuidado personal y la gestión de tu tiempo, en tus interacciones con el mundo que te rodea. Créeme, llegaremos al meollo del asunto. Sabrás cuál es el mejor día para pedir ese ascenso, el mejor momento para hacer yoga o cardiovasculares, cuándo tomar una ración doble de verduras, la mejor semana para dedicar tiempo a la introspección y ser amable contigo misma, y cuándo desplegar tus alas sociales.

Aquí también incluyo un planificador y una herramienta de evaluación para facilitar que conectes con este superpoder, y te enseño cómo abordar el origen de tu desequilibrio hormonal para que puedas crear un estilo de vida que te proteja de ser vulnerable a nuevos desequilibrios y te permita aprovechar los patrones innatos de tu cuerpo como una herramienta para optimizar tu productividad, tu *flow* y tu felicidad. Aunque no tengas ningún desequilibrio hormonal, puedes beneficiarte de sintonizar tu bioquímica femenina, para abarcar más esforzándote menos.

Todos los días, enseño a mujeres de todas las edades y de todo el mundo a utilizar el Método de Sincronización del Ciclo™, y su salud hormonal y sus vidas se están transformando de formas que jamás hubieran podido imaginar. (Toma nota: puedes sincronizar este ciclo aunque estés en la posmenopausia o ya no menstrúes por cualquier

---

* El *biohacking* es una tendencia científica que nace a partir de un movimiento cultural conocido como transhumanismo. Sus adeptos buscan la mejora y transformación del ser humano, mediante el uso de tecnología que sume nuevas capacidades a las que ya tienen. Esto se adentra en el campo de la ingeniería genética: el *biohacker* es todo aquel que modifica su cuerpo con dispositivos electrónicos. Ver más adelante el sentido en que lo utiliza la autora de este libro. Fuente: genotipia.com/genetica_medica_news/biohackers. (N. de la T.)

otro motivo). Tanto si te has comprado este libro para aliviar algún problema de salud como para reducir tu estrés o simplemente descubrir cómo vivir mejor, seguro que encontrarás algo que será adecuado para ti.

Si te ves reflejada en alguna de estas afirmaciones este es el libro que necesitas:

- Sientes que siempre estás intentando hacerlo todo, pero nunca tienes suficiente tiempo.
- Te esfuerzas por dar el cien por cien en todas las áreas de tu vida, pero te cuesta estar a la altura de tus propias expectativas.
- Quieres ser más creativa, más emprendedora, más coherente, pero tienes la impresión de que vas a empezar y que no podrás acabar.
- Has probado todo tipo de agendas personales para ser más organizada.
- Has probado todas las dietas y programas de *fitness* y no has obtenido los resultados que deseas.
- Te interesa el *biohacking*, pero no sabes por dónde empezar.
- Sientes que tus compromisos te agotan y abruman.
- Quieres divertirte más y experimentar más placer en tu vida, pero tienes verdaderas dificultades para estar al día con tu lista de tareas y sientes que no te mereces disfrutar.
- Tienes SPM, SOP, endometriosis, quistes ováricos, infertilidad o cualquier otro problema con tu periodo.
- Has ido a médicos de medicina funcional y a tu ginecólogo/obstetra habitual, y lo has probado todo: acupuntura, fecundación *in vitro* (FIV), control de la natalidad, antidepresivos u otras medicaciones, tratamientos para la piel, diuréticos para la hinchazón, ibuprofeno para los dolores menstruales, y sigues sin obtener los resultados deseados.
- Haces una dieta saludable, pero sigues con los síntomas.

Introducción

- Eres madre de una preadolescente o adolescente que está lidiando con su periodo, piel, peso o estados de ánimo.
- Estás en la primera mitad de la perimenopausia y tienes síntomas.
- No disfrutas de tus relaciones o vida sexual como te gustaría.
- Te sientes desconectada de tu cuerpo o de tu energía femenina.
- Crees que ser mujer implica sufrir.
- Quieres que tu vida sea la mejor posible, pero necesitas una forma sostenible de hacerlo.

¿ES PARA TI ESTE LIBRO?

Este libro está escrito para mujeres, pero hay algunas personas que, aunque se consideran mujeres, tal vez no tengan la constitución bioquímica o física que analizamos aquí. ¿Y si eres transexual, no binario o tomas estrógenos o testosterona en tu proceso de cambio de género? Puede que no encajes en la casilla de género tradicional. Sea cual sea el género con el que te identifiques o dondequiera que estés en este viaje, quiero que entiendas que trabajar con tu realidad única es un don al alcance de todos. Por ejemplo, ¿cómo deberías utilizar el Método de Sincronización del Ciclo™ si eres transgénero? Para las personas que están haciendo su transición a mujer, seguir este programa puede ayudarlas a conectar más con su energía femenina, aunque no tengan la menstruación. Para las que están haciendo la transición a hombres, pero todavía menstrúan, tal vez prefieran sintonizar el patrón lineal masculino de veinticuatro horas. En ese caso, puede que no desees seguir un programa cíclico. Lo que importa es que depende totalmente de ti.

En estas páginas conocerás a algunas de las mujeres reales que han adoptado este programa y que no solo han hallado soluciones a sus problemas hormonales, sino que han desbloqueado su potencial y han adquirido la confianza necesaria para realizar lo que siempre habían soñado. Tú también puedes adquirir esta confianza.

Cuando entiendes el concepto, es muy simple. Basta con que cortes con las fuentes de desinformación y actives el poder de tu cuerpo y de sus ritmos. Después de leer este libro tendrás el conocimiento científico, el plan táctico y la inspiración para cambiar tu vida inmediatamente.

Además de estos beneficios prácticos para tu salud y tu productividad, tendrás la oportunidad de hacer las paces contigo misma, de curar tus heridas de desconexión con lo femenino. Hemos intentado sobrevivir durante demasiado tiempo en una cultura no inclusiva, poniendo en juego demasiado de nosotras mismas. No tenemos que intentar encajar dentro de ese paradigma. Lo que las mujeres necesitamos ahora desesperadamente es un contexto para vivir que gire en torno a nosotras. Aquí es donde encaja este libro.

Este libro:

- Te dará la libertad y el permiso para hacer lo que es correcto para ti la mayor parte del tiempo.
- Pondrá fin a la confusión sobre cómo trabajan tus hormonas y cómo te afectan más que tu menstruación y tu fertilidad, de modo que sabrás qué esperar y cuáles son tus ventajas hormonales.
- Te enseñará a *biohackear* tu cuerpo para que los problemas hormonales no vuelvan a dejarte de lado.
- Te proporcionará un programa para utilizar tus ventajas hormonales y que puedas conseguir relajación, dicha y fluir más en tu vida.

En el capítulo uno descubrirás la verdad sobre lo extraordinario que es el cuerpo femenino y desaprenderás parte de la mala información que ha hecho que sigamos confundidas, avergonzadas y combatiendo un montón de problemas de salud. Te hablaré de mi propia epopeya hormonal y comprenderás por qué tantas veces recibimos un mal diagnóstico y no nos comprenden.

En el capítulo dos describiré las diferencias entre el ciclo circadiano de veinticuatro horas y el infradiano de veintiocho días (¡sí, hay dos!), y te ofreceré una nueva visión para gestionar tu tiempo, tu productividad y tu éxito que te servirá para romper con la incuestionable monotonía de la vida y para vivir en sintonía con tus ritmos naturales.

En el capítulo tres exploraremos el funcionamiento del organismo femenino, y te enseñaré cómo influyen las hormonas en tu estado de ánimo, tu química cerebral, tu sistema inmunitario, tu energía y otros. Aquí te recordaré que si aparece alguna voz negativa que niegue el poder de tu cuerpo de mujer, solo se trata de un condicionamiento social —no de hechos— que te induce a dudar del funcionamiento de tu cuerpo. La ciencia ha demostrado que la naturaleza pretendía que estuvieras en armonía con tu ciclo, así que puedes confiar en acogerte a esta nueva forma de vida orientada hacia lo femenino.

En los capítulos cuatro, cinco y seis descubrirás cómo aplicar el sencillo Método de Sincronización del Ciclo™ en tu dieta, en tu forma física y en tu gestión del tiempo. Aquí es donde el *biohacking* coincide con el cuidado personal. Aprenderás a utilizar los alimentos para favorecer tus hormonas en cada fase de tu ciclo, descubrirás los secretos para obtener mejores resultados con menos esfuerzo y te presentaré las herramientas de planificación que te ayudarán a mejorar tu rendimiento.

A continuación del capítulo seis conocerás el kit de herramientas de *biohacking*, que te enseña los asequibles pasos que has de dar para equilibrar tus exclusivas hormonas femeninas y tu neuroquímica, y resolver tus problemas con el periodo, la fertilidad y otros temas hormonales, a fin de transformar tu ciclo en una fuente de poder personal y de sabiduría, en lugar de sufrimiento. Quiero ayudarte a resolver tus trastornos menstruales, ¡para que puedas beneficiarte de lo que supone vivir de acuerdo con tu ciclo!

En el capítulo siete aprenderás a desenvolverte en tu vida laboral y a cambiar tu concepto de productividad y éxito, a través de la lente de una vida en armonía con unos ciclos y con tu ciclo creativo de cuatro fases, para que puedas trabajar de una manera más sostenible, tanto si eres nueva en tu trabajo y estás intentando labrarte tu carrera profesional como si acabas de montar un negocio, eres directora ejecutiva con cientos de empleados a tu cargo o voluntaria en una ONG que intenta mejorar el mundo.

El capítulo ocho desmiente los mitos que nos han enseñado respecto al amor y al sexo, y aporta la guía decisiva en lo que se refiere a la comunicación, la conexión, las relaciones íntimas, el orgasmo y los preliminares, todo ello basado en el ciclo hormonal.

En el capítulo nueve descubrirás cómo liberarte de la presión de ser la madre perfecta en todo momento y aceptar las diferentes realidades hormonales de las cuatro fases de tu ciclo.

En el capítulo diez te animo a que aceptes tu energía femenina y conectes con tu poder, porque tu salud, tu éxito, tus relaciones y tus hijas confían en ti.

La promesa cíclica

Esto es más que un libro. Es un lenguaje y un modelo para una vida centrada en lo femenino. Es una reivindicación y una fuerza revitalizadora positiva para que, ahora, las mujeres nos aceptemos verdaderamente a nosotras mismas y convirtamos nuestros puntos de vista y nuestros cuerpos en nuestro propio eje de referencia. Este libro será el catalizador de un estilo de vida totalmente nuevo, independientemente de tu país de origen, de tu edad o de tu etapa en la vida. No estamos hechas para el modo de productividad constante, forzando siempre el tiempo para obtener resultados. No hay nada en la naturaleza que funcione así. Sencillamente, hemos de volver a estar en sincronía con nuestro programa de cuatro fases, que nuestro cuerpo de mujer tiene reservado para nosotras. Solo entonces podremos vivir como se supone que hemos de hacerlo las mujeres: liberadas y libres.

Una vez que descubras este programa por ti misma, tal vez te preguntes por qué no nos enseñaron esto de jóvenes. ¿No te parece que sería extraordinario saber todo esto desde la pubertad? ¿Hasta qué extremo podrías diseñar estratégicamente tu vida en torno a lo que más te conviene? Por frustrantes que sean estas revelaciones, nos motivan a trabajar hacia un futuro mejor para nosotras y para las siguientes generaciones de mujeres adultas y jóvenes.

Ahora es un momento crucial para aprovechar esta oportunidad. Los tiempos están cambiando, estamos en medio de un muy necesitado cambio, que viene con mucho retraso, en lo que respecta a la percepción que tenemos de nuestro cuerpo y nuestras expectativas sobre los cuidados sanitarios. En los últimos años, en gran medida gracias a la incorporación de las milenials en las redes sociales, nos estamos dando cuenta de algunos puntos clave:

1. Los tabúes y los mitos en torno a nuestro ciclo menstrual están desfasados y son un instrumento de opresión patriarcal para cortarnos las alas.
2. Las hormonas nos afectan en todo, aparte de nuestros periodos: nuestro estado de ánimo, nuestra creatividad, nuestra energía y más.
3. Nuestras necesidades durante la menstruación no hallan una respuesta satisfactoria en los servicios sanitarios convencionales.
4. Nuestro ciclo hormonal no es tenido en cuenta adecuadamente en las conversaciones de medicina funcional, *biohacking* o investigaciones médicas.

En nuestro trabajo por acabar con las diferencias de género en los puestos de trabajo y en la sociedad en general, el deseo de obtener cuidados adecuados para nuestras necesidades hormonales podría ser la última barrera por eliminar para terminar definitivamente con el patriarcado. Después de una educación convencional sobre el ciclo femenino, las mujeres nos merecemos más: más transparencia en la información sobre las contraindicaciones de los métodos anticonceptivos, más opciones sanitarias para los problemas con el ciclo, más consejos de *biohacking* adaptados a nuestro sexo y más investigaciones.

Nos merecemos algo mejor.

Nos merecemos vivir bajo nuestras propias condiciones y ritmos vitales.

PARTE I

NUESTRO CUERPO Y NUESTROS RITMOS BIOLÓGICOS

Una mujer necesita años para desaprender todo aquello por lo que le han enseñado a disculparse.

AMY POEHLER

CAPÍTULO 1

Pongamos fin a nuestra des-educación

A las mujeres nos enseñan a ver nuestro cuerpo como un proyecto por terminar, en el que siempre hay que estar trabajando, mientras que los chicos, ya desde muy jóvenes, aprenden a ver su cuerpo como un instrumento para dominar su entorno.

GLORIA STEINEM

Recuerdo claramente el día en que por fin nos tocaba la lección sobre reproducción humana en nuestro libro de texto de la clase de Biología de octavo curso. Me encantaba nuestro profesor, el señor Bing. Adoraba la escuela. Y mi asignatura favorita era Biología. Para mí representaba el punto de encuentro entre la filosofía, el arte y la naturaleza, era perfectamente apta para estudiarla. Esperaba tener un día maravilloso en clase. Empezamos como de costumbre, el señor Bing daba una breve introducción sobre el tema; a continuación teníamos quince minutos para leer la sección relacionada con ese tema, en el libro de texto; luego venía el debate, las preguntas y la asignación del proyecto. Anteriormente, estos proyectos incluían labores como replicar un modelo de ADN, hacer un corte transversal en una célula y diseccionar ojos de vaca y ranas. Uno de mis proyectos favoritos fue elegir un árbol y observarlo desde el invierno hasta que floreciera en primavera, recoger muestras del desarrollo del capullo hasta convertirse en flor, prensarlos y hacer esbozos de los componentes de las plantas. Ese proyecto me enseñó mucho sobre el ritmo natural de la vida: esperar el crecimiento del capullo hasta convertirse en flor, ver su florecimiento y, por último, contemplar cómo se marchita. Esa lección se me quedó grabada, pero a pesar de lo que me había gustado, el tema que íbamos a tratar era otro nivel muy distinto. Estaba sentada en mi pupitre, con dificultades para controlar mi entusiasmo, mientras el señor Bing hacía la introducción del tema: la reproducción humana. A continuación me puse a leer. Secuencialmente, lo que sucedió fue que primero leímos sobre cómo se generaban los espermatozoides. El lenguaje era potente, era algo así como:

Los testículos son como grandes centrales eléctricas que producen eficientemente. Generan de doscientos a trescientos millones de espermatozoides al día. Cada espermatozoide es en sí mismo un sistema de entrega perfecto de material genético para el óvulo —la forma, la cola, los nutrientes que le dan su movilidad—, todo exactamente orquestado para lograr su meta final: llegar el primero al óvulo para compartir sus genes.

«¡Vaya! Qué brillante es el diseño de la naturaleza, y si yo tuviera bolas, me sentiría orgullosa», pensé.

Me fui a la sección de reproducción femenina. Estaba impaciente por leer las increíbles hazañas del funcionamiento de mi cuerpo femenino. Pero lo que me encontré fue algo así como:

Después del desarrollo y la liberación de un óvulo del ovario, pueden pasar dos cosas en el proceso reproductivo femenino. En caso de concepción, las paredes se engrosan, el útero crece, se forma la placenta y empieza el milagro de la vida en los seguros confines de la matriz. De lo contrario, las paredes se descaman y se expulsan, y el ciclo vuelve a empezar.

«¿Eso es todo?», pensé.

Me llamó la atención el cambio de tono, el tratamiento banal del proceso y la superficialidad de los principales sucesos que nos ocurren, como sangrar sin morirnos y, sí, claro, la impresión en 3D de seres humanos diminutos. ¡Casi nada! El libro de texto insinuaba decepción si no concebíamos. Presentaba el proceso hormonal como algo válido solo para los que están fuera de nosotras: los hombres para la procreación y los bebés para su impresión en 3D. Bueno, en aquel entonces, solo tenía catorce años, ¿qué sabía yo? Pero era una chica que estaba tan fascinada y entusiasmada por esta fase de su vida que había creado el «Club del ciclo» con sus tres mejores amigas, unos pocos años antes de nuestra primera clase de educación sexual, en sexto. El Club del ciclo tenía dos funciones principales: 1) apostar sobre quién lo tendría primero, y 2) justificar visitas frecuentes al lavabo durante la hora de comer y los descansos para comprobar si alguna de nosotras había empezado a sangrar. Estaba a años luz de sentir fascinación por la idea de explorar mi condición de mujer. Me tomé la insulsa descripción del sistema reproductor femenino del libro de texto como algo personal. Me resultó ofensiva.

Y la desconexión no terminó allí. En el transcurso de mis años de estudiante, me encontré con el mismo tono extraño y visión profundamente inquietante sobre el evidente poder de nuestro cuerpo en todos los contextos que describían nuestro proceso biológico, desde el señor Bing de la clase de Biología hasta los venerables pasillos de la Universidad Johns Hopkins, donde estudié mi pregrado universitario. Desde descripciones mecánicas sobre la duración de lo que podía considerarse un ciclo «normal» hasta el marco de tiempo para la dilatación del cuello del útero durante el parto, todo estaba presentado de una forma seca y clínica, que nada tenía de poderosa para las mujeres. Por supuesto, todo ello implicaba insidiosamente que si nos desviábamos de los parámetros considerados normales, se nos juzgaba como decepciones anormales de la naturaleza y requeríamos una intervención médica.

Lo que leía no solo me ofendía, sino que me cabreaba. ¿Dónde estaba la descripción que complementara la visión positiva de la producción de esperma? Yo quería leer algo parecido a esto:

El sistema reproductor femenino es el mayor logro de la evolución y la reproducción humana. Eficiente y sumamente adaptable, siete hormonas trabajan perfectamente orquestadas para hacer que se produzca un proceso muy refinado, en un determinado ciclo mensual: el desarrollo de múltiples folículos, la ovulación, la fabricación del revestimiento uterino (para preparar una posible concepción) y la expulsión de dichas paredes si la concepción no tiene lugar. Cuando esta se produce, el proceso de gestación es absolutamente asombroso. El índice de crecimiento del feto es posible gracias a los extraordinarios cambios hormonales femeninos, la función inmunitaria y el metabolismo. Y el hecho de que este proceso también beneficia a la madre es igualmente notable. El proceso del parto y del alumbramiento, que parece plantear un riesgo físico extremo, es el mejor ejemplo de la transformación del cuerpo de la mujer en un canal de poder, para traer al mundo con seguridad al bebé sin que peligre su propia vida. La potente biología del cuerpo femenino soporta este proceso menstrual y reproductivo convirtiéndose en el mejor instrumento para extraer los micronutrientes de los alimentos, teniendo el sistema inmunitario más desarrollado y contando con un metabolismo ligeramente más lento para retener los nutrientes el máximo tiempo posible, antes de que el aparato excretor se haga cargo de ellos, y con más conexiones de fibras nerviosas entre los dos hemisferios del cerebro. Esta precisión biológica garantiza que la mujer sea sensible consigo misma, con su cuerpo, con su comunidad y su entorno, de manera que puede tomar las mejores decisiones para su bienestar, pues tiene el privilegio de contar con el diseño de la naturaleza, para asumir la gran responsabilidad de crear la siguiente generación de seres humanos. Y cuando no está creando un ser humano, todos estos sistemas y aparatos están a su servicio para que sea una líder fuerte y en sintonía con su comunidad y con el mundo.

El hecho de que no sea esto lo que se enseña a los jóvenes —chicas y chicos— es trágico y SIMPLEMENTE DESASTROSO. Como persona que se ha pasado la vida estudiando la sinfonía hormonal femenina y que ha dedicado su carrera a ayudar a las mujeres a sincronizar sus ciclos, puedo afirmar que una descripción de admiración menos inspiradora que esta no sería fiel a la verdad, ni siquiera se acercaría a ella.

Pasaron muchos años hasta que supe la razón por la que el proceso reproductivo femenino no era explicado en toda su gloria, como debería ser. Lo que descubrí me dejó estupefacta. Es muy simple, reconocer el poder del proceso reproductor en la mujer podría cambiar la dinámica de poder de nuestra cultura global. Si todos admitimos que, biológicamente, las mujeres no somos el sexo débil, muchas de las normas sociales tendrían que cambiar para que pudiéramos desempeñar un papel igualitario en la sociedad. Y parece que al patriarcado no le ha interesado mucho que esto ocurra. No es necesario que te recuerde los miles de años de opresión que llevamos sufriendo las mujeres de todas las culturas. Pero el hecho de que incluso la educación que recibimos sobre nuestro cuerpo, desde cómo es descrito en los libros de texto hasta cómo es tratado (o representado peyorativamente) en la comunidad médica, es bastante revelador: no solo respalda y refuerza esa opresión, sino peor aún, nos hace cómplices para que seamos nuestras propias opresoras. Si estamos convencidas de que estamos destinadas a sufrir y que no podemos esperar que nuestro cuerpo funcione sin síntomas, no creeremos que tenemos poder alguno para mejorar nuestra función hormonal.

Si no sabemos lo que está pasando realmente en nuestro cuerpo —si nuestra biología es nuestro punto muerto—, no podemos valernos por nosotras mismas. No sabemos quiénes somos. No nos educan para creer que la naturaleza nos ha dotado con un diseño privilegiado y que estamos perfectamente capacitadas para dirigir. Y por esta razón, delegamos nuestro poder de mil formas distintas cada día, desde negar nuestra propia naturaleza intentando encajar en una cultura predominantemente machista hasta sufrir, sin necesidad alguna, por nuestras crecientes disfunciones hormonales, reprimiendo nuestra potente fuerza vital, porque jamás se nos ha enseñado a cuidar como corresponde de nuestro hermoso y complejo organismo.

Seamos sinceras. Nuestra clase de educación sexual fue pésima. Los medios y los mensajes publicitarios nos han bombardeado diciendo que nuestro periodo era algo sucio que teníamos que esconder. Este mito y la falta de educación impiden que nos cuidemos adecuadamente. Nuestra cultura nos ha convencido de que nuestro cuerpo es un proyecto inacabado en el que siempre hemos de estar trabajando, mientras que el de los chicos es un poderoso instrumento que les sirve para ser los amos de su vida. ¿Te parece raro que no estemos en sincronía con nuestro cuerpo? Debido a esta introducción defectuosa a nuestra condición de mujer, *intentamos reprimir nuestra biología porque creemos que nos ayudará a tener más éxito.* Y eso no funciona. Has fracasado en todo aquello de lo que has intentado librarte, como tus kilos de más, el síndrome premenstrual y el acné. Tus intentos para ascender puestos en el mundo empresarial o para montar tu propio negocio ponen en riesgo tu salud más de lo que te puedes permitir. Además de extralimitarte con trabajo que no se ve, el trabajo formal y la maternidad, has de sumar tu afán de querer ser perfecta en tus actividades para tu bienestar. De lo que no nos damos cuenta es de que nos esforzamos innecesariamente, habiendo agotado la energía que necesitamos para crear, porque buscamos ayuda en las dietas, en los protocolos de curación y en herramientas para administrar el tiempo que *excluyen* el ciclo femenino. La mayor parte de los consejos que estamos siguiendo son para hombres —*y esto es muy fuerte*—, nada menos que dando por hecho que también se pueden aplicar a las mujeres. Tengo que decirte algo: eso no es así.

Nuestra des-educación es profunda. ¡Y ha de tocar a su fin, *ahora*!

La verdad que se oculta detrás de los mitos más comunes (y dañinos) sobre el ciclo

Nuestra falta de educación sobre este tema es la responsable de algunos de los mitos más comunes sobre la menstruación, que hacen que nos sintamos mal acerca de nuestros ciclos hormonales, nuestro cuerpo y el hecho de ser mujer. Ha llegado la hora de corregir esto.

Mito 1: el síndrome premenstrual (SPM) es normal durante el periodo

Cambios de estado de ánimo. Hinchazón. Acné. Nos dicen que estos síntomas premenstruales son normales. Titular: no es verdad. Este mito sobre el SPM es muy perjudicial porque nos condena a sufrir innecesariamente. Cuando estás condicionada a creer que el dolor y los problemas van en el lote, dejas de buscar soluciones. El mito del SPM todavía es más dañino, puesto que se utiliza en nuestra contra para no hacer caso de nuestros sentimientos, opiniones y juicios. La gente nos encasilla despectivamente diciendo que «son las hormonas» (¡como si los hombres no tuvieran hormonas!).

La verdad: la ciencia nos enseña que los síntomas del SPM solo aparecen cuando tenemos un desequilibrio de estrógeno y progesterona durante la fase lútea. Este desequilibrio puede deberse a nuestra alimentación —como tomar café, azúcar, lácteos, estar a dieta, ayunos de zumos, y la moda de las dietas bajas en grasas— o a la represión más insidiosa de la energía femenina: la energía del cambio. Según el Estudio del Biociclo de los Institutos Nacionales de la Salud de Estados Unidos, cuanto más tiempo se deja pasar sin revisar y tratar el SPM, mayor es el riesgo de cáncer, enfermedades cardíacas, diabetes y demencia en la posmenopausia. Cuando las mujeres vivimos de acuerdo con nuestro ciclo, comemos los alimentos correctos y nutrimos nuestra energía femenina, los síntomas del SPM desaparecen. La fase premenstrual puede ser un periodo de reflexión, de claridad y de centrarse en algo. En estos días, tal vez sientas que puedes hacerlo, que vas a terminar algo y el deseo de limpiar la casa, literal y metafóricamente. Al SPM le he puesto el nombre «darme prioridad a mí misma» [PMS, *priorize my self*, en inglés] y si más mujeres hicieran lo mismo, tendríamos muchos menos síntomas premenstruales.

Mito 2: los dolores menstruales son inevitables

Más de la mitad de las mujeres en edad fértil padece algún tipo de dolor menstrual durante uno o dos días cada mes. ¿Has pensado alguna vez que se *supone* que has de tener dolores o que como mujer estás destinada a sufrir la maldición de las reglas dolorosas? Cuando toda tu vida te han dicho que el dolor menstrual es una realidad con la que tendrás que «lidiar» o que tendrás que «superar», lo aceptas y no esperas que mejore. Ha llegado el momento de revisar la realidad: no tienes por qué sufrir esos molestos dolores.

La verdad: sí, nuestro cuerpo produce un tipo de prostaglandina (PgE2), que provoca contracciones uterinas, y en exceso, puede producir dolor. Pero ¿sabías que nuestro cuerpo también segrega dos tipos más de prostaglandinas (PgE1 y PgE3) que son antiespasmódicas por naturaleza y contrarrestan esas contracciones? Gracias a estos analgésicos naturales, nuestro cuerpo tiene el doble de capacidad para aliviar el dolor que para provocarlo. La buena noticia es que cuando consumes los alimentos correctos para tu ciclo, proporcionas a tu cuerpo los elementos básicos que necesita para impulsar la producción de las prostaglandinas que alivian el dolor.

Mito 3: tomar la píldora ayuda a regular el periodo

Si te pasa como a la mayoría de las mujeres con las que he hablado, probablemente creas que sigues menstruando cuando tomas anticonceptivos sintéticos. Al fin y al cabo, muchas mujeres que toman la píldora tienen la regla cada mes.

La verdad: lo que experimentas cuando tomas la píldora no es realmente el periodo. De hecho, es un «sangrado por abstinencia» que no guarda semejanza fisiológica con el periodo natural que se produce al final de tu ciclo hormonal. Puede que te sorprenda descubrir que la semana placebo que se encuentra en la mayoría de las cajas de píldoras anticonceptivas es, en realidad, una estrategia de *marketing*. En los primeros tiempos de la píldora, los fabricantes pensaban que las mujeres estarían tan preocupadas por la idea de interrumpir el sangrado menstrual que no las iban a usar. Así es como nació la semana placebo o de descanso. Para que tenga lugar una verdadera menstruación, has de ovular, pero la píldora impide esta fase crítica de tu ciclo. Sin ovulación, tu espléndido ciclo hormonal se queda estancado en una fase estática de bajón hormonal y no puede crear una menstruación. Además, las píldoras anticonceptivas sintéticas no corrigen los desequilibrios hormonales, se limitan a anular tu propia función hormonal y provocan que pases años o décadas sin tratar las causas de tus síntomas, lo cual empeora tu estado de salud general. Y después, están todos los desagradables efectos secundarios que se deben tener en cuenta, y no me refiero solo a los que están en el prospecto que viene en la caja. En la sección del kit de herramientas de *biohacking*, que veremos más adelante, hay muchos más efectos secundarios que, probablemente, tu especialista nunca te ha comentado, por ejemplo, que nos deja sin nutrientes, trastoca el microbioma[*] y favorece la depresión.

Mito 4: no *necesitas* tener la regla

Cada pocos años, aparece algún artículo reivindicando que no hay razón para que la mujer moderna tenga el periodo y que estaría mucho mejor y más sana si no menstruara cada mes. Algunos gineco-obstetras dan luz verde a sus pacientes para que eliminen los placebos e

---

[*] Actualmente se utiliza el término *microbioma* para referirse a toda la gama de microorganismos amigos que residen en diferentes partes del cuerpo, así como el término *microbiota* para las distintas colonias que habitan en diferentes zonas del nuestro cuerpo, especialmente en el intestino. (N. de la T.)

ingieran la píldora anticonceptiva sin interrupción, a fin de evitar el sangrado indefinidamente.

La verdad: sí, es increíble que como especie hayamos sido capaces de descubrir cómo sabotear nuestro cuerpo eliminando el ciclo, pero eso no significa que debamos hacerlo. La naturaleza es infinitamente más inteligente que nosotras y nos ha dado el don del ciclo, como medio para proteger nuestra salud a largo plazo. Alterar ese sistema, evitando intencionadamente el ciclo, tiene efectos secundarios reales y peligros para la salud. La ovulación, y por consiguiente, la menstruación, desempeña un papel importante en salvaguardar nuestra salud durante décadas y protegernos de la osteoporosis, las enfermedades cardíacas y la demencia. Cada ovulación y ciclo aporta beneficios protectores a tu «cuenta de ahorro» de salud, para cuando dejes de tener el periodo. Nuestro ciclo menstrual es tan importante para nuestra salud y bienestar general que el Colegio Estadounidense de Obstetricia y Ginecología ha decretado que la menstruación es el quinto signo vital, tan importante como el pulso, la temperatura, el ritmo respiratorio y la presión sanguínea. Si tu periodo ha desaparecido, es un signo de que existe un problema de salud, como un nivel bajo de estrógeno, que se ha asociado a problemas cardiovasculares y debilidad ósea. Si no tienes el periodo porque padeces el síndrome de ovario poliquístico (SOP) o si tienes ciclos irregulares, es una señal de que tu sistema hormonal se ha desequilibrado, y probablemente vendrá acompañado de síntomas como el acné, cambios de humor o aumento de peso. Un periodo que llega puntualmente cada mes es tan importante como tener una buena presión arterial en tu revisión anual. Te recomiendo que revises tu periodo —observando su color y consistencia, duración e intensidad— para que estés al tanto de tu salud hormonal. En la sección del kit de herramientas de *biohacking*, profundizaremos más en la menstruación y te ayudaré a interpretar el color de tu sangre menstrual, corregir tus problemas concretos y tener un ciclo más tranquilo.

Mito 5: si tienes un ciclo doloroso, no puedes hacer gran cosa para remediarlo

Cuando te resfrías, ¿dejas que el resfriado siga su curso o haces algo para curarte antes? Tomar vitamina C, descansar más y cuidarte tiene sentido. Es curioso que cuando tenemos síntomas relacionados con el ciclo —menstruaciones dolorosas, sangrado abundante o pérdidas entre periodos—, en general, no les hacemos caso. Estamos convencidas de que eso es lo que toca, tener ciclos dolorosos; por consiguiente, no hacemos nada.

La verdad: esta forma de pensar se debe directamente a la pésima educación que recibimos sobre nuestras hormonas y al tipo de soporte que necesitan, porque lo cierto es que sí puedes hacer algo. Puedes actuar para cambiar tu realidad hormonal y tener un periodo menos traumático. Del mismo modo que no dejarías que tu resfriado se alargara innecesariamente, tampoco has de aguantar los problemas con tu periodo. Con algunas pautas cíclicas y sencillas de estilo de vida —alimentación, ejercicio, suplementos y gestión del tiempo— podrás ver los resultados incluso en tu próximo ciclo.

ERES UNA CENTRAL ELÉCTRICA BIOLÓGICA

Las mujeres somos abundantes por naturaleza. Podemos crear varios bebés, menstruamos todos los meses, producimos leche, ¡caramba!, hasta segregamos bacterias vaginales que son vitales para la salud intestinal óptima del bebé. Casi todas las funciones de nuestro cuerpo fomentan la vida. Sin ir más lejos, piensa en el poder de dar vida que tienen tus fluidos reproductores.

- **La sangre menstrual:** los investigadores han descubierto que las células madre que se encuentran en la sangre menstrual podrían tener el potencial para ser utilizadas en los tratamientos para los accidentes cerebrovasculares, el deterioro del hígado y otras dolencias. ¿A que el periodo ya no te parece tan «sucio»?

- **La leche materna:** en la actualidad, la ciencia nos da a entender que los pezones absorben la saliva del lactante, lo cual serviría para que las glándulas mamarias programaran la secreción de las defensas a la carta que el bebé necesita en cada momento. Un estudio realizado en 2013, demostró que los factores inmunitarios de la leche materna cambian rápidamente como respuesta a la infección del bebé. ¡Mamá doctora, al rescate!
- **Las secreciones vaginales:** las bacterias del canal del parto plantan sus semillas en la microbiota intestinal del bebé para que goce de una salud óptima. Los bebés nacidos por cesárea, que no tienen acceso a este baño bacteriano, tienen un riesgo mucho mayor de desarrollar trastornos inmunitarios crónicos, como asma, alergias, artritis juvenil, enfermedad inflamatoria intestinal e, incluso, leucemia, según un estudio publicado en 2014, en el que participaron dos millones de niños, durante un periodo de treinta y cinco años. La comunidad médica, al fin, está empezando a ser consciente de este proceso tan importante; en un estudio piloto, realizado en 2016, en el cual a los bebés nacidos por cesárea se les pasó un hisopo con las bacterias vaginales de sus madres por la boca y otras partes de su cuerpo, imitando la exposición natural de los bebés que nacen por parto natural, los resultados parecían indicar que se podía restaurar la microbiota intestinal en dichos bebés. ¡El poder de la vagina!

Mientras tanto, se están realizando más estudios sobre transferencias fecales, que implica trasplantar materia fecal de un donante sano al tracto intestinal del enfermo, para tratar dolencias, como la enfermedad de Crohn y la colitis ulcerosa. Entonces, ¿por qué no investigar sobre los tesoros femeninos? Nuestros demonizados fluidos tienen mucho potencial por descubrir. ¡Quién sabe lo que podrían hallar los investigadores si dedicaran tanto interés a los fluidos femeninos como le dedican, bueno, a la caca!

La vida en el club de los chicos

Es innegable: hemos estado viviendo en un mundo de hombres, aunque, afortunadamente, tenemos más mujeres en puestos de liderazgo, tanto en el sector público como privado; la realidad está destinada a cambiar, y pronto. Nuestros valores culturales dan prioridad a la energía masculina de la individualidad y la progresión lineal, a expensas de todo lo demás, que se refleja en el deterioro de nuestras comunidades y la irresponsabilidad por la salud de nuestro planeta. Además, nuestras creencias básicas sobre nuestra salud se basan en gran parte en investigaciones realizadas por hombres, sobre sujetos varones. Incluso nuestras rutinas diarias se basan en el ciclo masculino de veinticuatro horas. ¡Sí, los hombres también tienen un ciclo hormonal! Solo que nunca hablamos de él, porque lo alimentamos todos los días. Pronto aprenderemos más sobre nuestra propia sinfonía hormonal, pero por el momento, veamos cómo transcurre un día en la vida de las hormonas masculinas.

Ciclo hormonal masculino de veinticuatro horas

- **Mañana:** niveles máximos de testosterona y cortisol al levantarse; esto les da energía, les vuelve comunicativos, se concentran mucho, están listos para tener relaciones sexuales (la erección matinal es un ejemplo) y son supereficientes haciendo las cosas.
- **Tarde:** el bajón de testosterona les hace entrar en un estado de ánimo de socializar y conectar con la gente. Aquí es cuando les apetece intentar vender sus ideas a sus clientes, entrar en las redes sociales para comunicarse con sus amigos y tener una cita.

- **Noche:** los niveles de testosterona están todavía más bajos, les hacen más sensibles a su estrógeno, y en general, están más interesados en acurrucarse en el sofá o en encontrar otras formas de calmar su mente.

¿Te has dado cuenta de una cosa? Este horario coincide casi a la perfección con el transcurso de un día típico en una vida típica, de hombre o de mujer. Nos despertamos pronto e inmediatamente empezamos a contestar correos electrónicos. Nos pasamos la primera parte de nuestro día laboral ojeando rápidamente nuestra agenda. Después, por la tarde, seguimos intentando completar nuestra lista de tareas pendientes, aunque nuestro nivel de productividad ya ha llegado a la cima. Al salir del trabajo, es la *happy hour*,* ¡la de compadecernos y desahogarnos! Al final del día, caemos rendidas delante del televisor, listas para relajarnos después de un día lleno de altibajos.

Este ciclo se repite todos los días, los trescientos sesenta y cinco días del año. Así de simple. ¿Lo es? El ciclo femenino de veintiocho días no guarda ninguna semejanza con este de veinticuatro horas, pero nos hemos forzado a vivir según el ritmo hormonal masculino desde hace tanto tiempo que ni siquiera nos lo cuestionamos. ¿Nos hemos detenido a pensar alguna vez si tiene sentido vivir de este modo? Para los hombres, hormonalmente, cada día supone empezar de nuevo, así que estructuramos nuestra jornada laboral y nuestra vida social pensando solo en el día de la semana o la hora del día. Pero el cuerpo femenino no funciona de este modo. La nuestra no es una energía estática de día a día o semana a semana. Nuestro rendimiento puede ser totalmente distinto dependiendo de en qué fase del ciclo nos encontremos. La hora en que nos sentimos más sociables no nos la marca el comienzo de la *happy hour*. Y mientras los hombres suelen

---

* Hora feliz, es una estrategia de *marketing* por parte de algunos bares, *pubs* y discotecas, especialmente en países anglosajones, en la que se ofrecen bebidas más baratas. (N. de la T.)

cargar pilas por la noche, nuestro periodo de acurrucamiento está conectado con ciertos momentos del mes.

No estamos teniendo en cuenta un componente crucial que rige sobre los estados de ánimo y las emociones de la mitad de la población, no es de extrañar que las mujeres sintamos que no prosperamos como nos gustaría. El desconocimiento de la bioquímica y la naturaleza cíclica femenina incluye a la comunidad médica. En el año 1995, un artículo publicado en *Epidemiological Review* ya decía que en las investigaciones médicas no se suelen tener en cuenta los ciclos hormonales femeninos. Este desconocimiento influye en los cuidados y tratamientos que recibimos.

Muchas veces, cuando vamos a la consulta del médico por nuestros síntomas, él o ella nos dice «todo es mental», y nos envía a casa a sufrir en silencio. Este «tratamiento» suele ser bastante habitual en problemas relacionados con la menstruación, como los miomas, la endometriosis y la dismenorrea. A raíz de ello, las mujeres no recibimos una evaluación o diagnóstico adecuados hasta que han pasado algunos años desde el inicio de los síntomas. Lo sé. En mi caso, este proceso duró siete años, y tuve que ser yo la que le llevara el diagnóstico a mi doctora, para confirmar que tenía síndrome de ovario poliquístico, ¡porque a ella ni se le había pasado por la cabeza! A veces, se nos etiqueta de «quejicas crónicas», tal como se manifiesta en un estudio de la Asociación Americana de las Enfermedades Autoinmunes, que reveló que a casi la mitad de las personas a las que se les terminaba diagnosticando una enfermedad autoinmune (recuerda que el setenta y cinco por ciento de los diagnosticados son mujeres), al principio se les dijo que «estaban demasiado preocupadas por su salud». Piensa un minuto en esta frase. Un análisis sobre el dolor crónico en las mujeres, realizado en 2010, reveló que los profesionales de la salud eran más proclives a justificar los dolores de las mujeres como «emocionales, psicogénicos, histéricos o por supersensibilidad».

En vez de que tus asuntos de salud sean tomados en serio, te dicen que «son las hormonas», que es lo que te toca como mujer, que tus opciones de tratamiento se limitan a tomar la píldora o posiblemente a la cirugía, y que en última instancia, has de aceptar ese sufrimiento y sentirte fatal por tu destino genético. ¿Te imaginas que a los hombres les dijeran que fueran pasivos, que no hicieran nada y que aprendieran a vivir con sus síntomas? Es inaceptable que a las mujeres se nos condene a sufrir. La autora Maya Dusenbery, en su libro *Doing Harm: The Truth About How Bad Medicine and Lazy Science Leave Women Dismissed, Misdiagnosed, and Sick* [Hacer daño: la verdad sobre cómo la mala práctica médica y la ciencia perezosa relegan a las mujeres, les hacen diagnósticos erróneos y no les curan su enfermedad], lo resume sucintamente: «Los síntomas femeninos no son tomados en serio porque la medicina no sabe mucho sobre nuestro cuerpo y nuestros problemas de salud. Y la medicina no sabe mucho sobre su cuerpo y sus problemas de salud porque no se toma en serio los síntomas».

Por otra parte, algunos médicos prescriben, sin pensárselo demasiado, anticonceptivos sintéticos que secuestran nuestro ciclo hormonal, antidepresivos que alteran nuestra neuroquímica y la lista sigue. Más de la mitad de la población femenina de Estados Unidos toma al menos un fármaco de prescripción facultativa y casi veintiséis millones toman cinco o más medicamentos recetados por su médico. Esto sin tener en cuenta la de miles de millones de píldoras, tabletas, cápsulas, geles y otros remedios que se venden sin receta, que tomamos para intentar curar los efectos secundarios de descuidar nuestro ciclo, como acné, dolor de cabeza, agotamiento, obesidad, insomnio, hinchazón y muchos otros.

Incluso la tendencia actual del *biohacking* (utilizar la alimentación, los suplementos y otros recursos para mejorar nuestro bienestar) se queda corta, porque no tiene en cuenta nuestra naturaleza cíclica. Basta con echar un vistazo a la industria de las dietas y del *fitness*. ¿Puedes indicarme alguna dieta o ejercicio de moda y famoso que se base en el ciclo hormonal de la mujer? Esto es porque la mayoría de las investigaciones sobre dietas y ejercicio se han realizado en hombres, no en mujeres. Echa un vistazo a estas estadísticas:

- Las mujeres suponen solo el treinta y nueve por ciento de los participantes en los estudios sobre el ejercicio físico.
- Cuando el grupo del cromosoma XX cumple las marcas deportivas y de ejercicio establecidas por el estudio, a nosotras solo se nos estudia durante la primera mitad del ciclo, cuando nuestros niveles hormonales están bajos, o solo si estamos tomando la píldora anticonceptiva.

De hecho, las mujeres han estado infrarrepresentadas en todas las investigaciones de salud, fármacos y biológicas. A continuación cito una breve cronología de algunos de los estudios de salud más importantes y la asombrosa ausencia de mujeres.

- **Año 1958:** se inició un ensayo sobre los cambios físicos y cognitivos, y las enfermedades crónicas que se producen con el envejecimiento natural, denominado Estudio Longitudinal de Baltimore sobre el envejecimiento; durante sus primeros veinte años, participaron más de mil hombres y ni una sola mujer. No fue hasta 1978 cuando se incluyeron mujeres.
- **Año 1973:** el primer estudio donde se analizaron los efectos del estrógeno en la prevención de las enfermedades cardíacas; participaron 8.341 hombres y, *¡a ver si lo adivinas!*, ni una sola mujer.
- **Año 1982:** el Physician's Health Study (Estudio de salud de los médicos), un referente para la medicina, presentó la ahora tan aceptada creencia de que la ingesta de aspirina a dosis bajas puede reducir el riesgo de padecer enfermedades cardíacas. ¿Cuál es el problema? En el estudio participaron 22.071 hombres, ni una sola mujer.
- **Año 1985:** el Equipo de trabajo del Servicio de Salud Pública sobre los Asuntos de Salud de la Mujer concluyó que «la ausencia histórica de investigaciones centradas en los temas sanitarios de la mujer ha puesto en peligro la calidad de la información disponible para las mujeres, así como de los cuidados que reciben».

Actualmente, todavía estamos intentando ponernos al día. ¿Por qué han sido excluidas las mujeres de las investigaciones científicas, mientras los hombres se han convertido en los representantes humanos típicos de los ensayos clínicos? Existen muchas razones para ello, pero hay dos muy importantes:

- **Los hombres son los sujetos preferidos para las investigaciones.** Los hombres solo tienen un reloj biológico –el simple patrón hormonal circadiano de veinticuatro horas– mientras que las mujeres tenemos un ciclo más complejo de veintiocho días. Los investigadores lo han justificado diciendo que, para los experimentos, es más fácil y más barato estudiar el patrón masculino que las fluctuaciones hormonales femeninas.
- **Un gran ensayo con un fármaco para las mujeres tuvo consecuencias fatales.** Otro factor que ha jugado a favor de nuestra exclusión ha sido el sentimiento de proteger los procesos reproductores femeninos. Los defectos congénitos de la talidomida, en la década de 1960, fue lo que condujo, en 1977, a la Administración de Medicamentos y Alimentos estadounidense a la adopción de unas directrices; básicamente, prohibió a las mujeres en «edad fértil» participar en ensayos clínicos. Estas directrices también hicieron que se excluyera a las mujeres posmenopáusicas del ámbito de la investigación.

Fue en 1993, cuando se dictó la Ley de Revitalización de los Institutos Nacionales de la Salud, cuando los científicos intentaron cambiar las cosas solicitando que se incluyera a mujeres en los estudios con seres humanos y que se tomara nota de cualquier resultado que difiriera entre hombres y mujeres. Se ha avanzado mucho desde entonces, pero «los progresos han sido penosamente lentos –utilizando evasivas durante largos periodos o, a veces, yendo hacia atrás– y, por consiguiente, apenas se han hecho progresos», según una revisión del año 2015 de la revista científica *BMC Women's Health*.

Cuando nos damos cuenta de que las investigaciones sanitarias más importantes de nuestra cultura han excluido en gran medida a las mujeres, es fácil comprender por qué nuestros problemas de salud son a veces mal entendidos y mal diagnosticados. El hecho de que la investigación de muchas de las enfermedades que afectan a un gran número de mujeres reciba menos ayudas económicas agrava, aún más si cabe, el problema. Intentar encajar en el club de los chicos impide que prestes a tu cuerpo la debida atención y que te cuides, de manera que se satisfagan tus necesidades bioquímicas.

Esta falta de comprensión de los temas de salud de la mujer puede hacer que nos sintamos desamparadas. En nuestras sesiones, cuando compartimos los problemas que tenemos, muchas empiezan diciendo: «Yo debo de ser una entre un millón, porque tengo este síntoma». Y se trata de un síntoma que sé que es muy común. Les comunico que no son una *en* un millón con su problema menstrual, son una entre millones que están lidiando solas con el mismo y están innecesariamente abrumadas. El hecho es que tus problemas no se deben a una deficiencia de las hormonas sintéticas. Este problema tiene dos caras: 1) no hablamos lo suficiente sobre la epidemia de trastornos hormonales crónicos en las mujeres, y 2) la sanidad, el *fitness* y los consejos sobre cómo gestionar tu vida de talla única *no* sirven para todas, están diseñados para el ecosistema hormonal masculino. La solución pasa por redefinir una sanidad para mujeres, nuestra forma de gestionar el tiempo y nuestro concepto de éxito, desde una perspectiva femenina. Esta es la única forma en que podrás vivir de la mejor manera posible. Aunque no tengas ningún problema hormonal, respetar tu naturaleza cíclica es la única forma de sacar partido a todos los dones innatos que te ofrece tu cuerpo.

Mi historia hormonal

Sé por experiencia propia lo estresantes que pueden ser los problemas hormonales. Lidié con ellos durante una década, y mi experiencia con ese estado hormonal debilitante cambió mi carrera y mi vida. Mis problemas empezaron cuando iba al instituto. Yo llevaba mucho retraso en el club de la pubertad. Aunque era la presidenta y fundadora del Club del ciclo, fui la última en tenerlo. Tenía casi dieciséis años cuando tuve mi primera regla, aunque fue de color marronáceo y no muy saludable. Iba cada año a la ginecóloga, pero no me diagnosticaba o explicaba nada de la larga lista de problemas que tenía. Entretanto, los síntomas fueron empeorando durante el tiempo que fui al instituto y a la universidad. Llegué a pesar noventa y tres kilos; tenía la cara, el pecho y la espalda cubiertos de un acné quístico severo y, en diez años, había tenido la regla solo un puñado de veces. Estaba tan mal que no podía dormir, me daba atracones de comida para mitigar la fatiga y la ansiedad, estaba deprimida y me costaba hacer hasta las cosas más básicas, como llegar a la hora a las citas y salir con mis amistades. Era caótica y me sentía atrapada en mi propio cuerpo. Una noche, de esas típicas en las que no podía pegar ojo, me fui a la biblioteca de la Universidad Johns Hopkins, donde estudiaba, y por casualidad, vi un breve artículo en una revista de obstetricia sobre la enfermedad de Stein-Leventhal, que ahora se conoce como síndrome de ovario poliquístico (SOP). Mientras leía los síntomas asociados a esta patología, reconocí de inmediato que eran los que yo tenía. «Es esto», pensé.

En mi libro *WomanCode*, describo con detalle que ese descubrimiento me condujo a exigirle a mi ginecóloga que me hiciera una prueba de diagnóstico del SOP: una ecografía vaginal y unos análisis de sangre. Cuando los resultados revelaron los signos característicos del SOP —múltiples quistes en ambos ovarios— supe por fin cuál era la causa de todos mis problemas. De pronto, entendí por qué ninguna dieta, ejercicio ni tratamiento cutáneo me había funcionado. Mis síntomas no se debían a que yo no pusiera todo de mi parte, sino a que mi sistema hormonal estaba tan alterado que ninguna dieta o crema para la piel podría ayudarme. Mi pronóstico era funesto: toda una vida con acné quístico y riesgo alto de obesidad, diabetes, infertilidad, enfermedades cardíacas y cáncer. Mientras estaba allí sentada en pasmoso silencio, la doctora me dijo fríamente que no tenía cura, solo me dio una interminable lista de medicamentos: píldora anticonceptiva para regular mi periodo, Accutane para el acné, Glucophage (metformina) para mis problemas con la insulina, Aldactone para el hirsutismo (crecimiento excesivo de vello), medicación para la hipertensión, Clomid para cuando fuera el momento de concebir, etcétera, que probablemente tendría que tomar de por vida. El mensaje era claro: vete a casa y sufre en silencio.

Mientras todavía estaba aturdida ante la idea de pasarme la vida atiborrándome de pastillas y soportando los problemas, en mi interior se despertó una voz que me aseguró con calma: «Este no es tu destino». Mi cuerpo me estaba enviando el potente mensaje de que tenía que existir otra fórmula. En ese momento, no me di cuenta, pero cuando ahora pienso en ello, soy consciente de que mi cuerpo me estaba haciendo saber que tenía el poder para hacer algo, para cambiar mi situación hormonal y forjar un futuro mejor para mí. Fue entonces cuando la relación pasiva que tenía con mi cuerpo se transformó y me convertí en una campeona de mi salud y bienestar. Literalmente, empecé a luchar por mi calidad de vida y si la medicina tradicional no podía ayudarme, buscaría la solución en otra parte. Durante los dos años siguientes, me embarqué en un viaje de exploración para aprender todo lo posible de los expertos de diversas especialidades de salud, incluidos naturópatas, herbolarios y acupuntores. Probé dietas depuradoras, dietas para combatir la cándida y suplementos, y no me funcionaron. Aunque estas terapias pueden aliviar muchas patologías, no resolvieron mis problemas hormonales. De hecho, seguí empeorando.

En un acto de desesperación, empecé a tomar la píldora, pero a los diez días tuve una pérdida transitoria de la visión en un ojo, debida a una migraña ocular, y padecí un episodio cardíaco y palpitaciones por hipotensión. Después de una revisión médica, me dijeron que no tomara anticonceptivos sintéticos. Por último, tras probar todos los tratamientos existentes, conecté con mi fuerza interior como investigadora (había estudiado Biología y quería ser ginecóloga y obstetra) y empecé a investigar sobre el sistema endocrino, la epigenética, los ciclos circadianos del cuerpo, las hormonas (cronobiología) y la teoría de las cinco fases de la medicina tradicional china. Mis hallazgos me animaron a experimentar y a crear un sistema revolucionario de alimentación que, al final, consiguió que mis síntomas y mi estado remitieran espontáneamente. Esta es la esencia del protocolo FLO*, que describo en *WomanCode*, que incluye el uso de la alimentación para estabilizar los niveles de azúcar y de insulina, reducir los niveles de cortisol, restaurar el equilibrio de la microbiota intestinal y mejorar el proceso de ruptura del estrógeno en el hígado.

A los nueve meses de seguir este protocolo, volví a tener el periodo, había adelgazado veintisiete kilos, se me había limpiado la piel, y mi estado de ánimo y mi vida se transformaron. Estaba entusiasmada con esta transformación, pero mi viaje no había terminado. Necesitaba encontrar la manera de mantener los cambios que había hecho y quería conectar con mi naturaleza cíclica, reivindicando un estilo de vida basado en las necesidades femeninas. El Método de Sincronización del Ciclo™ surgió a raíz de estas dos necesidades fundamentales. El método se basa en una extraordinaria programación de cuidados personales, de *biohacking* y de optimización, en todos los niveles, de nuestros patrones hormonales cíclicos. Nos permite estar conectadas con nuestra energía femenina, a pesar de los condicionamientos culturales que dictan un estilo de vida lineal y repetitivo. Ojalá alguien me hubiera enseñado algo sobre nuestra naturaleza cíclica cuando era pequeña. ¿Dónde estaba el libro de texto que describía nuestro proceso femenino?

> *El día que llegue tu primer periodo te adentrarás en una fase cíclica y maravillosa de tu vida. Tu segundo reloj biológico se activará. Los ciclos naturales de tu cuerpo te darán poder a través de abundantes regalos y te ofrecerán*

---

* Ver nota de la página 14.

claras indicaciones para que puedas beneficiarte de cada uno de ellos, en el momento más oportuno. Sincronizar tu ciclo es la forma más sencilla y eficaz de mejorar tu salud hormonal y crear un éxito sostenible en todas las áreas de tu vida: profesión, relaciones, sexualidad y maternidad.

¿Te imaginas haber leído algo parecido cuando eras preadolescente, y la influencia que hubiera tenido en tu autoestima y en tus ideas sobre cómo puedes medrar en tu sociedad? ¿Cómo habría influido en tu forma de pensar actual sobre tu cuerpo, tu menstruación y tus patrones hormonales, si hubieras tenido información sobre cómo sincronizar tu ciclo? ¿Cómo puede esa información haber influido en tu forma de afrontar todos los aspectos de tu vida? Estoy convencida de que vivir según nuestra naturaleza cíclica es el secreto para una vida óptima. Respetarte a ti misma como un ser cíclico no es meramente tratar de mejorar tu salud hormonal, sino que puede potenciar todas las áreas de tu vida. He sido testigo de esta transformación en miles de mujeres de todo el mundo. Este libro se basa en el trabajo que he estado realizando en las dos últimas décadas, en el FLO Living Hormone Center, la primera empresa en su género, dedicada a modernizar la atención a los trastornos menstruales. El FLO Living Hormone Center ofrece un acceso virtual de sus productos y programas, como la aplicación MyFLO, a mujeres de todo el planeta, que les ayuda a evaluar sus problemas hormonales, rastrear sus síntomas y solucionar de forma natural sus desequilibrios endocrinos. Y también se ofrece la oportunidad de hablar largo y tendido con una *coach* especializada en este tema sobre sus problemas y aprender sobre los beneficios de actuar de acuerdo con su naturaleza cíclica.

EFECTOS SECUNDARIOS DE ESTAR EN SINCRONÍA CON TU CICLO

- Darte cuenta de que creas energía, en vez de consumirla.
- Descubrir con más frecuencia que estás en el sitio adecuado en el momento adecuado.
- Sentirte francamente bien contigo misma.
- Sentirte bien en tu cuerpo durante todo el mes.
- Sentirte poderosa y segura.
- Conseguir que el tiempo esté de tu parte, en vez de hacer lo imposible para tener tiempo.
- Tener menos estrés, pero ser más productiva.
- Mantener un peso saludable sin esfuerzo.
- Disfrutar más de tu trabajo.
- Estar en armonía con el proceso de la creación.
- No tener tanta necesidad de ser perfecta.
- Sentir que tu cuerpo es un canal claro para que se manifiesten tu pasión y tu propósito.

Vivir en armonía con tu naturaleza hace que estés más sana, seas más feliz y no tengas síntomas, y te permite perseguir lo que te apasiona en el ámbito creativo y laboral con más éxito y de una manera sostenible. Para las mujeres, estar en sincronía con su ciclo es *el biohackeo* máximo de la salud y el éxito. Este *biohackeo*, igual que tu ciclo, es eficiente, elegante y directo. Lo único que has de hacer es acceder a lo que ya hay en tu interior.

El *biohacking*, la medicina funcional y el Método de Sincronización del Ciclo™: ¿cuál es la diferencia?

La mayoría de las mujeres que conozco tienen la misma reacción adversa al término *biohacking*.* Hay algo en esta palabra que resulta agresivo; personalmente, creo que nuestro inconsciente colectivo, siempre sensible a nuestra seguridad física, hace que en el aspecto emocional nos sintamos intimidadas por este término. No queremos que nos den un machetazo o adentrarnos en nosotras mismas a machetazos. Es un acto invasivo y violento, implica actuar en contra de las tendencias de nuestro cuerpo y, posiblemente, de su permiso. Sin embargo, el término *biohacking*, en realidad, se puede utilizar para describir una relación proactiva con tu cuerpo, sus sistemas y tu salud. Reivindiquemos este término, porque conlleva unas ventajas tremendas, y entendamos los distintos tipos de *biohacking*.

El *biohacking*, en la comunidad del ámbito del bienestar, implica utilizar instrumentos, suplementos y alimentos, y hacer modificaciones en nuestro estilo de vida, para optimizar el rendimiento y los logros de un sistema corporal, aunque trabaje correctamente, en otras áreas de nuestra vida. Su finalidad es superar los límites de lo que se puede conseguir en la ventana de veinticuatro horas. El aspecto positivo es intentar incrementar nuestro rendimiento físico más allá de sus límites naturales o que responda mejor a su entorno, por ejemplo, tomar cafeína para aumentar la energía o la concentración, o tomar adaptógenos para mejorar nuestra respuesta al estrés. Puede llegar hasta la modificación genética y la implantación de aparatos en el cuerpo. Algunos son necesarios, como la sustitución de válvulas en el corazón o las extremidades robóticas, pero me estoy refiriendo más a las versiones no esenciales, como los implantes de chips para rastrear nuestra actividad. Creo que intentar y conseguir superar los procesos naturales forma parte de nuestra naturaleza y nuestra cultura, a pesar de nuestras limitaciones físicas.

---

* *Hack* en inglés significa literalmente 'dar machetazos', así que la traducción literal sería 'machetear nuestra biología'. (N. de la T.)

La *medicina funcional* incluye la realización de diversas pruebas médicas, seguidas de modificaciones alimentarias e introducción de suplementos para curar un cuerpo que está en crisis y restaurar la homeostasis para que pueda funcionar con normalidad. Por ejemplo, si te han diagnosticado SOP o miomas, es porque existe un desequilibrio en el sistema endocrino que requiere corrección. En principio, es esencial hacer algo para curarte y que tu cuerpo retome su funcionamiento endocrino normal. Es una forma de *biohacking* para conseguir restaurar la homeostasis y la salud.

El Método de Sincronización del Ciclo™ trabaja con los procesos naturales del cuerpo para optimizar tu salud y tu vida *sin* añadir nada al sistema corporal. Puesto que cuentas con un segundo reloj, tienes un código interno o «patrón de rendimiento preferente» en tu organismo. Lo único que has de hacer para sentirte lo mejor posible y vivir la vida que quieres para ti es sintonizar este patrón y cuidarlo todo lo que puedas. No tienes que intentar extender tu energía para seguir el patrón de las veinticuatro horas, porque tienes un margen de veintiocho días con los que jugar. Cuando hoy te quedes sin energía, puedes detenerte a descansar, siendo consciente de que cuentas con una gran variedad de energías y creatividad para utilizar durante todo el mes. Este *biohacking* se basa en vivir de acuerdo con tus ritmos naturales, y es una forma mucho más colaborativa, sólida y relajante de incluir tu energía femenina.

Libera tu energía femenina para variar

Nuestra sociedad patriarcal de hoy en día no ofrece un espacio claro a esta poderosa energía femenina que genera cambio continuamente. Pero puedes crear espacio en tu vida, como lo hice yo: con cuidado, sensatez e intencionalidad. Dejo que la verdad de la ciencia me guíe. Y esta me demuestra que estoy diseñada para ser fuerte, equilibrada emocionalmente, analítica, perspicaz, creativa, juguetona, maternal, espontánea, dinámica y fiable. Cuando aprendemos a aprovecharnos de nuestros patrones naturales podemos medrar en nuestro cuerpo, nuestra profesión y nuestras relaciones, y vivir de una manera óptima.

Cuando haya suficientes mujeres que estén conectadas con su poder personal, podremos colaborar y empezar a dirigir un cambio cultural para que se tengan en cuenta nuestras necesidades y valores de sostenibilidad y bienestar, temas cada vez más críticos en una sociedad que avanza hacia la dependencia tecnológica y que aumenta su deterioro del medioambiente. A medida que nos dirigimos hacia un futuro en el que las mujeres ocuparán más cargos de poder, es más importante que nunca asegurarnos de que nuestra educación respecto a cómo nos referimos a nosotras mismas y cómo nos cuidamos coincida con nuestra biología y nos dé poder. Hemos de permitirnos liderar como mujeres y aceptar nuestra energía dinámica para que nos ayude a defender esos cambios que tanto necesita nuestro mundo.

No deja de sorprenderme que todos los eventos o congresos de mujeres, ya sean sobre negocios o bienestar, no incluyan sistemáticamente comités, segmentos o presentaciones sobre las hormonas y la salud mental, las hormonas y la energía o las hormonas y el bienestar. Siempre me alegro mucho cuando los responsables del evento reconocen que se habían olvidado de ese tema y procuran hacerle un hueco. Cuando incluimos este tema en nuestras conversaciones, cambiamos nuestra forma de pensar respecto a nuestra bioquímica femenina.

De hecho, ¡vivimos en una época increíble para el periodo! Las milenials y las celebridades se están abriendo a las redes sociales y a otras plataformas, y nos cuentan sus experiencias cuando surfean la «ola carmesí», y realmente están rompiendo los malditos tabúes que impiden que conozcamos cómo funciona nuestro cuerpo y sus posibilidades. Pero también es un momento fascinante, pues los avances tecnológicos de la siguiente generación, por ejemplo la inteligencia artificial, la simulación artificial del ciclo menstrual y las «biobolsas» para incubar bebés fuera del útero, parecen estarnos preparando para un futuro donde la vida se creará artificialmente, debido a la falta de respuesta a los problemas hormonales de la gente. De nosotras depende proteger nuestras hormonas y ciclos, ahora y para las siete generaciones futuras, que se verán afectadas por la forma en que nos cuidemos hoy.

Este es el tipo de conversación que necesitamos, no como la que tuvimos en nuestra lamentable clase de educación sexual, ni como la de la «maldición». Me siento afortunada de no haber tenido «la típica conversación» con mi madre, cuando era adolescente. Jamás me dijo una palabra sobre la menstruación. Pero como no tuve esa charla, tampoco me inculcó las ideas preconcebidas de que la menstruación era algo sucio o de lo que había que avergonzarse. Así que cuando oí hablar de este misterioso visitante mensual por primera vez, en mi clase de sexto curso (un par de años antes de la clase de Biología del señor Bing), me fascinó. «¡Increíble!», pensé. Estaba impaciente por tener mi ciclo. Mi reacción orgánica a la idea de tener la regla fue de júbilo y entusiasmo. Lo consideré un regalo, no una maldición. Esa es la experiencia que deseo que tengáis las lectoras y todas las mujeres, que encontréis la dicha en vuestro ciclo, que lo uséis para sanar vuestros síntomas y que os ayude a crear la mejor versión de vuestra vida.

CAPÍTULO 2

Liberémonos del reloj de veinticuatro horas

La mente y el alma de las mujeres también tienen sus ciclos y estaciones de actividad y de soledad, de correr y de permanecer en el sitio, de implicación y exclusión, de búsqueda y de descanso, de creación e incubación, de pertenencia al mundo y de regreso al lugar del alma.

CLARISSA PINKOLA ESTÉS

Creo que todas estamos preparadas para aprender a ser felices. Recuerdo que en mi búsqueda de la felicidad descubrí un concepto importante. La mayoría vamos a ser felices de la manera equivocada. Es el concepto de «tener-hacer-ser». Básicamente, creemos, como sin duda hice yo, que cuando *haya* conseguido una meta (como el peso perfecto, el trabajo adecuado o buenas amistades), *haré* todas las cosas que quiero hacer (como llevar bikini en la playa, tener mucho dinero para gastar, salir y hacer cosas divertidas), y ¡por fin, *seré* feliz! No obstante, lo cierto es que el proceso es justo al revés. Aunque entendía intelectualmente este concepto, ponerlo en práctica era algo totalmente distinto. Soy de Nueva Inglaterra; tal vez haya algo en el agua de esa región que hace que queramos soluciones muy prácticas a las preguntas esotéricas. Quería saber cómo generar sistemáticamente sentimientos de bienestar y alegría. Resultó que la respuesta me estaba esperando en mi bioquímica.

En el capítulo uno expliqué de qué forma la desinformación sobre nuestra bioquímica impide que podamos aprovechar nuestra ventaja competitiva natural. En este capítulo, revelaré una verdad fundamental sobre la biología femenina, que la mayor parte de las mujeres desconocemos: mientras que los niños y las niñas, los hombres y las mujeres posmenopáusicas funcionan con un solo reloj biológico, las mujeres en edad fértil tenemos la bendición de contar con dos poderosos relojes interiores, que crean el marco orgánico adecuado para optimizar nuestra energía, fomentar nuestra creatividad, conservar nuestra salud y hacer que nuestra productividad sea sostenible. De la misma manera que nos tomamos muy en serio los ritmos de nuestro reloj circadiano, es igualmente importante que tengamos en cuenta nuestro reloj hormonal mensual, como verás en este capítulo. Si respetas ambos relojes podrás acceder a los dones de tu naturaleza cíclica, conseguir el rendimiento óptimo y hacer más cosas con menos esfuerzo. Por otra parte, seguir ignorando tu segundo reloj puede tener consecuencias desastrosas para tu salud y hacer que te cueste más fluir y experimentar bienestar en tu vida.

La cronobiología y tú

Siempre me ha fascinado la cronobiología. Es el campo de la biología que intenta comprender los fenómenos cíclicos en los organismos y su adaptación a los ritmos fisiológicos. El término viene del griego antiguo, de las palabras *chronos*, que significa 'tiempo', y *bios logia*, 'el estudio de la vida'. Estos ciclos se conocen como los *biorritmos* y tienen su efecto en la anatomía, fisiología, genética, biología molecular, conducta, epigenética, reproducción e incluso en la ecología de nuestro planeta. Básicamente, *todo* está bajo la influencia de la acción de estos ciclos y ritmos; sin embargo, cuando en nuestra etapa de formación se nos enseña nuestra biología básica, nadie nos dice nada sobre ellos. Los ritmos son esenciales para muchos procesos biológicos fundamentales: desde dormir hasta la regeneración celular e incluso la actividad bacteriana, su impacto en el bienestar es enorme. Todas deberíamos tener unos conocimientos elementales sobre los biorritmos de nuestras funciones corporales.

Además la mayoría ni siquiera sabemos muy bien qué es este campo de estudio; en general, solo oímos hablar de uno de los ciclos de tiempo: el ritmo circadiano y su relación con el ritmo solar. *Circadiano* procede del latín, de las palabras *circa*, 'aproximadamente' y *diem*, 'día', y describe el ciclo solar de un día. Por supuesto, existen algunas razones culturales por las que este ciclo es tan conocido en comparación con otros: el sol, desde la mitología griega hasta las religiones modernas, siempre se ha asociado al poder masculino. Desafortunadamente, debido a esta agenda patriarcal y a la asociación del ciclo femenino con los ritmos lunares, el ritmo biológico menstrual se ha devaluado culturalmente hasta el extremo de que ni siquiera nos enseñan su nombre correcto.

Pues bien, aquí lo tienes. El ciclo femenino es un ritmo *infradiano*, un ciclo más largo que un día. También hay ritmos *ultradianos* que hacen referencia a ciclos más cortos de un día, como los ciclos REM[*] y los de la hormona del crecimiento. Los ritmos lunares son un ciclo aparte, y, desde una perspectiva cronológica, suelen referirse a la actividad de las mareas. El hecho de que nuestro cuerpo esté compuesto por un ochenta por ciento de agua y de que las mujeres observemos una correlación entre el ritmo infradiano y nuestro ciclo lunar significa que puede haber más conexión de lo que indican los estudios realizados hasta la fecha. No obstante, puesto que históricamente han estado asociados y no encajan bien en los valores religiosos y patriarcales, no conocemos demasiado sobre nuestros biorritmos, y nosotras somos las primeras en pensar que no tienen demasiado valor.

Pero la ciencia trasciende los relatos culturales: lo que estás a punto de aprender supone un aspecto real y ausente en la comprensión

---

[*] La etapa de sueño REM, denominada así debido al movimiento constante de los globos oculares bajo los párpados (*rapid eye movement*), se caracteriza por tener una alta actividad cerebral, muy similar a la que tenemos en el estado de vigilia.

sobre nuestra biología, y como tal, puedes sentirte con todo el derecho a reivindicar tu ventaja hormonal y revolucionar tu vida como corresponde. Todas hemos aprendido a organizarnos el día y a conectar con los ritmos del mundo exterior. Ahora hemos de aprender a aprovechar nuestro ritmo infradiano para tener éxito y disfrutar del bienestar, hemos de aprender a conectar con nuestro ritmo interior.

Conoce tu reloj de veinticuatro horas: el ritmo circadiano

Veamos primero el reloj de veinticuatro horas. En nuestro interior, mujeres y hombres, tenemos un ritmo circadiano que regula nuestros procesos corporales diarios, incluida la digestión, la temperatura corporal, el metabolismo, el sueño, la eliminación y la producción de ciertas hormonas. El reloj circadiano se activa el día de tu nacimiento y funciona todos los días, durante toda tu vida. Michael Breus, en su libro *The Power of When* [El poder del cuándo], analiza la forma en que el ritmo circadiano impera sobre nuestros procesos corporales, indicándole al cortisol que suba por la mañana para que te pongas en funcionamiento, incrementando tu estado de vigilia al final de la mañana y segregando melatonina a eso de las 21:00 para ayudarte a relajarte para dormir. Aquí tienes un desglose de cómo tu reloj de veinticuatro horas prepara tu cuerpo para toda la serie de procesos que tienen lugar a lo largo del día:

Liberémonos del reloj de veinticuatro horas

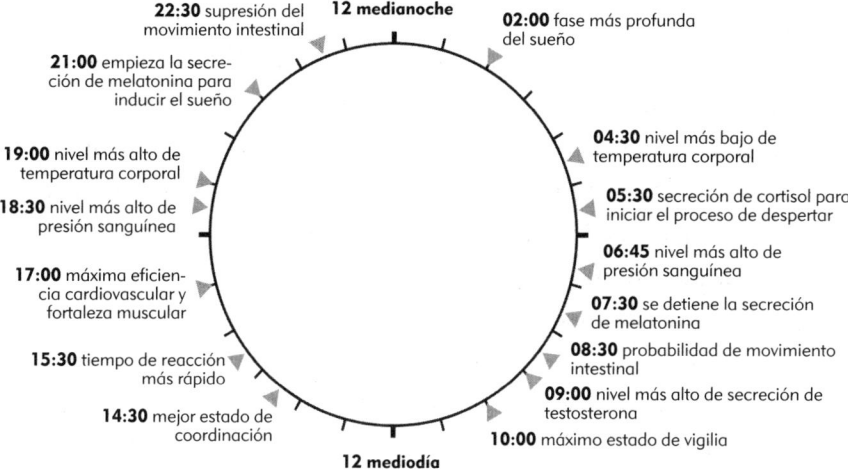

En la medicina tradicional china, los órganos también tienen unas horas de máxima actividad durante el día y los profesionales utilizan este reloj para saber qué órganos necesitan tratamiento:

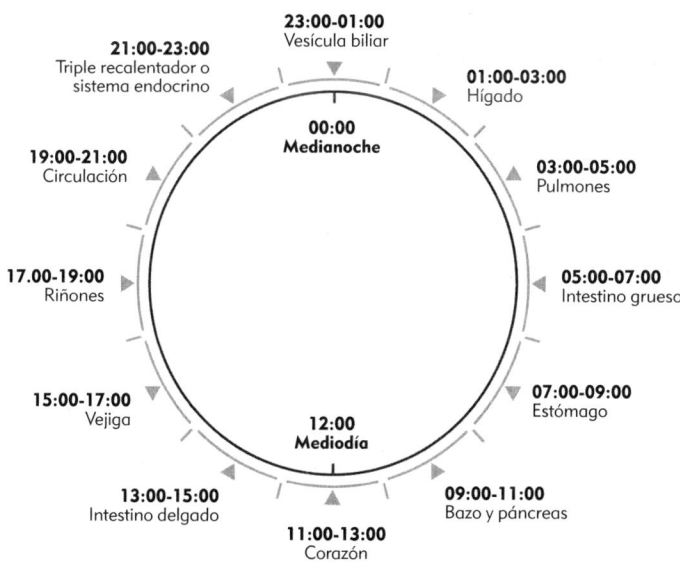

En el hipotálamo, en el cerebro, se encuentra un cronómetro infalible compuesto por un conjunto de unas veinte mil neuronas, que es el encargado de sincronizar todos estos procesos internos. Para las fanáticas de la ciencia, esta estructura se denomina núcleo supraquiasmático o NSQ. A lo largo de la historia de la humanidad, el reloj circadiano ha sido el que ha marcado nuestra vida cotidiana, haciendo que nos despertáramos a la salida del sol y que tuviéramos sueño al anochecer.

No obstante, nuestro estilo de vida moderno está cada vez más desincronizado de nuestro reloj interno. Desde que Thomas Edison patentó la bombilla eléctrica en 1879, hemos vivido en un mundo perpetuamente iluminado ¿Quieres ir a bailar a las 02:00? ¿Quieres escribir en tu dispositivo electrónico a medianoche? ¿Cenar a las 22:00? Ningún problema. Pero cuando nuestro estilo de vida no está en armonía con nuestro reloj circadiano, puede afectar a nuestro bienestar, y esto se ha asociado a una larga lista de problemas físicos, mentales y cognitivos, según numerosos estudios. Por ejemplo, un artículo publicado en 2014, en la revista *International Review of Psychiatry*, relacionaba la desincronización circadiana con un mayor riesgo de enfermedades cardiovasculares, diabetes, obesidad, cáncer, depresión, trastorno bipolar, esquizofrenia y trastorno por déficit de atención e hiperactividad, y una investigación sobre este tema publicada en *Annals of the New York Academy of Sciences* concluyó que cualquier irregularidad en nuestro reloj circadiano potencialmente puede desencadenar trastornos metabólicos, autoinmunes o de estado de ánimo.

LAS DOLENCIAS RELACIONADAS CON UNA INTERRUPCIÓN CIRCADIANA

- Cáncer.
- Enfermedades cardiovasculares.
- Diabetes.

- Obesidad.
- Síndrome de intestino irritable.
- Enfermedad inflamatoria intestinal.
- Enfermedad de reflujo gastroesofágico (ERGE).
- Úlceras.
- Disbiosis intestinal.
- Proliferación bacteriana en el intestino delgado.
- Depresión.
- Trastorno bipolar.
- Trastorno por déficit de atención (TDA).
- Trastorno por déficit de atención e hiperactividad (TDAH).
- Esquizofrenia.
- Falta de atención.
- Disminución de la función cognitiva.

Nuestro cronómetro diario tiene tanta importancia para nuestra salud que, en 2017, tres científicos recibieron el Premio Nobel, el mayor reconocimiento científico mundial, por descubrir el gen que lo mantiene en funcionamiento. Ahora que ya entendemos la importancia de sincronizar nuestros ritmos circadianos, vamos a actuar para evitar cualquier factor que altere nuestro reloj de veinticuatro horas. Sin darnos cuenta hemos alterado nuestro ritmo circadiano y llegado al extremo de tener que *biohackear* nuestra vida para revertir el daño que nos hemos ocasionado. Basta con que observes lo populares que son las gafas con filtro de luz azul para utilizar nuestros dispositivos electrónicos. Ahora todo el mundo sabe que la luz azul de nuestros dispositivos trastorna nuestro sueño. Pero muchas mujeres no saben que también reduce la capacidad de la glándula pineal para crear melatonina, lo cual puede alterar la ovulación y reducir la fertilidad.

Ser más consciente de la suma importancia que tiene vivir de acuerdo con nuestro ritmo circadiano es estupendo, pero las mujeres hemos de entender que tenemos un segundo reloj, que es igualmente importante. Por desgracia, este reloj no ha recibido el mismo nivel de atención, ni por asomo, por parte de la comunidad científica o de los medios. De hecho, a este segundo reloj no se le ha concedido importancia la mayor parte del tiempo, y se nos ha dejado en la más absoluta oscuridad respecto a su funcionamiento interno y la gran repercusión que tiene en nuestra salud, estados de ánimo y rendimiento. Ha llegado la hora de cambiar esto.

Da la bienvenida a tu segundo reloj: el ritmo infradiano de veintiocho días

Las mujeres tenemos la bendición de contar con un segundo reloj, que comienza a funcionar en la pubertad y sigue funcionando hasta la menopausia, cuando tenemos cincuenta y tantos años. Influye profundamente en nuestra forma de experimentar la vida durante aproximadamente cuarenta años. Este ritmo infradiano está vinculado a nuestro ciclo menstrual, que consta de cuatro fases distintas: folicular, ovulatoria, lútea y menstrual. De la misma manera que el reloj circadiano actúa en tus funciones corporales diarias, el reloj infradiano de veintiocho días influye en tu química cerebral y en tu fisiología, y te obsequia con dones y puntos fuertes exclusivos en diferentes momentos del mes.

RITMO INFRADIANO DE 28 DÍAS (ALIAS EL CICLO FEMENINO)			
Fase 1	Fase 2	Fase 3	Fase 4
Folicular	Ovulatoria	Lútea	Menstrual
7-10 días	3-4 días	10-14 días	3-7 días

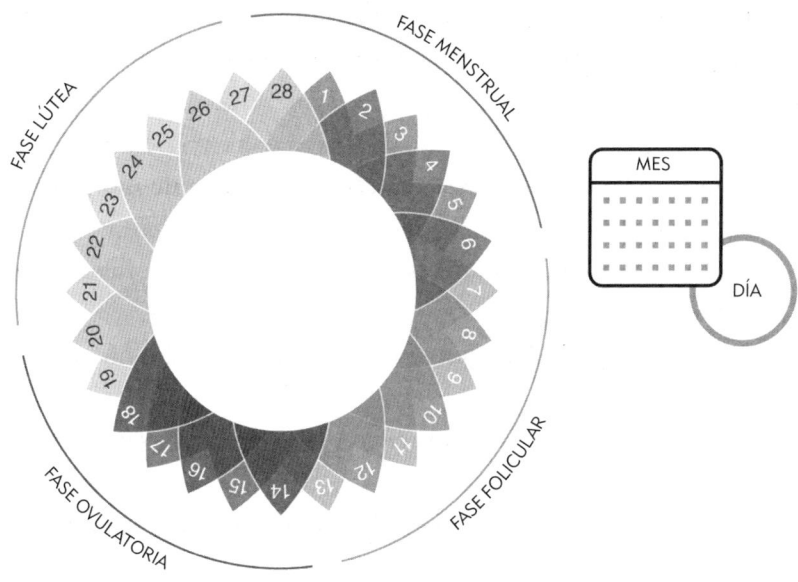

Los dos relojes están muy vinculados. Las cuatro fases de tu ciclo influyen en los ritmos circadianos de veinticuatro horas y viceversa. Por ejemplo, ¿sabías que las fluctuaciones hormonales afectan a tu temperatura corporal, tus patrones de sueño y tu frecuencia cardíaca durante tu ciclo? Por otra parte, el reloj de veinticuatro horas también desempeña su papel en el buen funcionamiento del ciclo de veintiocho días. Cualquier alteración en el reloj diario puede afectar al ciclo de veintiocho días y provocar problemas, como periodos irregulares y ciclos más largos.

Como ya hemos visto, existen montones de estudios que demuestran que no vivir de acuerdo con nuestro reloj circadiano tiene sus consecuencias negativas en nuestra salud física y mental. Lo mismo sucede si descuidamos nuestro ciclo. La negligencia de no supervisar este reloj infradiano esencial tiene graves consecuencias en nuestro bienestar hormonal, físico y mental. Además de los efectos de estar expuestas a sustancias químicas que alteran el sistema endocrino, intentar adaptarnos a un patrón de veinticuatro horas, sin tener en cuenta nuestras propias necesidades hormonales, se está cobrando un precio demasiado alto en nuestro cuerpo. Basta con revisar las cifras:

- Cinco millones de mujeres sufren el síndrome de ovario poliquístico.
- El 70 u 80 % de las mujeres desarrollará algún mioma al acercarse a los cincuenta.
- Una de cada diez mujeres tendrá endometriosis durante sus años fértiles.
- De nueve a catorce de cada cien mujeres tendrán sangrado intenso.
- El 10 % de las mujeres sufren dolores menstruales tan intensos que no pueden hacer vida normal.
- El 12 % de las mujeres en edad fértil tienen problemas para concebir o para concluir el embarazo.
- Aproximadamente seiscientas mil mujeres son intervenidas de histerectomía cada año.
- Las mujeres tienen de cinco a ocho veces más probabilidades de padecer problemas de tiroides.
- Más del 75 % de las personas a las que se les ha diagnosticado una enfermedad autoinmune son mujeres.
- Nada menos que cincuenta millones de mujeres sufren uno o más estados de dolor crónico que no es tratado.
- Las mujeres tienen el doble de posibilidades de padecer el síndrome de fatiga crónica.
- Las mujeres suman el 90 % de todos los pacientes de fibromialgia.
- El 85 % de los que sufren migraña crónica son mujeres.
- Casi dos tercios de los pacientes de alzhéimer son mujeres.
- Las mujeres en sus años fértiles tienen más del doble de posibilidades que los hombres de desarrollar un trastorno de ansiedad.
- Una de cada ocho mujeres padece depresión a lo largo de su vida, el doble que los hombres.

Para lograr una salud óptima y el máximo rendimiento, has de aprender todo lo que puedas sobre tu segundo reloj y atenderlo con cuidados personales específicos para cada fase. Sincronizar tu reloj mensual es la clave para aprovechar las ventajas de tu naturaleza cíclica, durante las tres o cuatro décadas en que se convierte en el pilar de tu vida. Antes de la pubertad y después de la menopausia, es tu reloj circadiano y tu patrón hormonal estático el que marca el ritmo de tu vida y te permite realizar un *biohacking* más neutral respecto al género. No obstante, durante tus años reproductores, has de *biohackear* tu cuerpo como una mujer.

Una forma mejor de pensar en el tiempo

Cuando se tienen dos relojes biológicos, también has de reflexionar sobre tu relación con el tiempo y cómo lo administras. ¿Tienes dificultades para distribuir tu tiempo entre tu trabajo, familia, amistades, voluntariado, deporte y cuidados personales? ¿Estás siempre estresada intentando ponerte al día con tu lista de tareas pendientes? ¿Sientes que no tienes suficientes horas para hacerlo todo? ¿Quieres dejar de preocuparte por el tiempo, hacer más cosas y disfrutar de lo que haces? El secreto está en sincronizar tu vida teniendo en cuenta tu segundo reloj, en vez de limitarte a seguir el de veinticuatro horas.

Sé en lo que estás pensando. Es demasiado bonito para ser cierto. Estamos hartas de que los medios nos machaquen diciéndonos que «puedes tenerlo todo», cuando nos limitamos a intentar llegar al final del día intactas. Te entiendo. Yo también tengo un buen lote: soy madre, esposa, hija, empresaria, escritora y oradora. Tengo mi ritual de cuidados personales esenciales. Me encanta cocinar y leer. Muchas veces mi lista de tareas me agota. Lo cierto es que el lema de que «puedes tenerlo todo» se basa en el condicionamiento de que las mujeres «hemos de hacerlo todo» para ganarnos el amor, la aceptación y la seguridad en nuestra sociedad patriarcal. En una cultura que desoye la sabiduría de nuestro segundo reloj, ¿qué podemos esperar?

Sin embargo, cuando eres tú misma la que se propone orientar todo lo que haces en torno a tu reloj de veintiocho días, la presión de tener que hacerlo y tenerlo todo desaparece. El discernimiento, el deseo y una mayor calidad de vida se apresuran a llenar ese hueco. Antes de incorporar mi segundo reloj en mi vida, si tenía un proyecto importante o una fecha de entrega, me esforzaba por hacerlo hasta sentirme fatal y exhausta, aunque después tuviera que soportar las consecuencias en mi salud. Una vez que empecé a orientar mi vida hacia mi segundo reloj, cambié mi forma de hacer las cosas; por ejemplo, después del nacimiento de mi hija, cuando volví a dar charlas, las programaba solo durante mis fases ovulatorias para asegurarme de que no me quemaba demasiado rápido.

No es un cambio espectacular, sino millones de pequeños momentos en los que tienes en cuenta tu realidad femenina a la hora de tomar decisiones, reivindicar tu soberanía e incrementar tu disfrute y tu bienestar. Tengo muy claro que no puedo rendir al máximo, o intentar hacer todo lo que hago, si no soy capaz de administrar mi tiempo y mi energía cíclicamente. Antes de darme cuenta de que tenía que respetar mi segundo reloj, mis problemas hormonales habían consumido mi energía hasta tal extremo que apenas era capaz de cubrir los mínimos diarios. Levantarme del sillón para ir a una cita con el médico suponía un esfuerzo monumental. Después de tantos años de vivir en sincronía con mi ciclo, he aprendido a planificar con antelación para permanecer en mi mejor estado de fluir. Preparo mi cuerpo cuidándolo específicamente de acuerdo con la fase del ciclo en que me encuentro y programo los días, semanas, meses y año según las cuatro fases de mi ciclo. Tengo reuniones de lluvia de ideas los días en que mi creatividad está en su nivel álgido. Acepto compromisos para dar conferencias en las fechas en que mis dotes de comunicación sé que estarán en su mejor momento. Hago las tareas minuciosas durante las etapas en que mi nivel de atención y mi estado de conciencia están más concentrados. Reflexiono sobre cómo me van las cosas y cuáles son mis planes, cuando los cambios en mi neuroquímica me incitan al autoanálisis. Pero lo más importante es que esta práctica fomenta que siempre esté tomando decisiones sobre lo que a mí me funciona y lo que no. Tomar estas decisiones supone un enorme distanciamiento de lo que me han condicionado a creer, que es simplemente que he de hacer lo que se me pide en cualquier momento. No es ni realista ni saludable tener tan pocos límites, porque eso no deja espacio para ti en tu vida, ni para tus sueños o deseos.

Te pondré otro ejemplo de lo que supone en mi vida sincronizar el ciclo. Los días antes de mi periodo, mi energía se interioriza y no estoy tan sociable, ni con ganas de iniciar proyectos nuevos o con fuerza para completar mi lista de cosas pendientes. ¿Qué hago, entonces? En lugar de ponerme nerviosa porque quiero hacerlo todo, hago algo que a mí me parece todo un acto de rebeldía: miro mi lista, elijo las dos o tres cosas que se *han* de hacer sí o sí y descanso el resto del día. Eso es. Las tacho de la lista. Sí puede dar un poco de miedo salir del círculo vicioso en el que estamos metidas, por nuestros condicionamientos a hacer siempre más, pero con ese gesto, paso de estar superestresada a relajarme. Con menos cosas pendientes, puedo concentrarme mejor en las pocas que de verdad importan. Y lo que he tachado de mi lista pasa a otro día en que mi ciclo natural me aporte más energía y capacidad para realizarlas.

Gracias a ello, suelo fluir en mi día a día. Tengo la sensación de estar haciendo menos cosas —recuerda que he tachado algunas de mi lista— pero estoy consiguiendo más, porque estoy centrando mis esfuerzos y respetándome físicamente. Me siento más creativa y optimista, en lugar de estar agobiada. Los días que tengo la sensación de estar arrastrándome, sé que se debe a que no estoy en sintonía con mi ciclo, y que ha llegado el momento de hacer un cribado. Hago hincapié en mis cuidados personales con estrategias —que descubrirás en los siguientes capítulos— que me ayudan a pasar mejor los días difíciles. Lo más importante es que reflexiono sobre las decisiones que he tomado y los límites que no he respetado, que es lo que ha ocasionado que me quedara exhausta.

Sintonizar mi ciclo me abrió los ojos a toda una nueva forma de pensar en el tiempo, bajo el prisma femenino, que me permite conseguir más de lo que deseo y disfrutar en el proceso, a la vez que protejo mi energía. Pero si eres como la mayoría de las mujeres a las que he ayudado, en estos últimos diecisiete años, tu diálogo interior refleja un estilo de vida basado en un solo reloj y sus implicaciones para tu salud física y emocional. Además de hablarme de sus problemas de salud hormonal, también me hablan de sus retos diarios. Tal vez te sientas identificada con algunos de los siguientes temas que escucho regularmente.

Marca la casilla si te identificas con alguna de estas afirmaciones*

- ❏ Me faltan horas al día.
- ❏ Se me ha disparado la ansiedad.
- ❏ A veces me cuesta concentrarme.
- ❏ Estoy agobiada por mi agenda.
- ❏ Siento que estoy siendo injusta con mis hijos.
- ❏ Estoy hecha polvo.
- ❏ No tengo energía para hacerlo todo.
- ❏ No me queda tiempo para relacionarme.

El problema no es la falta de tiempo. Lo que mina tu energía es no tener en cuenta tu segundo reloj. El secreto para conseguir más, en realidad, reside en *hacer menos*. Se trata casi de un pensamiento radical en nuestra sociedad, que nos obliga a tragarnos la filosofía del «cuanto más mejor». La idea de menos puede parecernos directamente una traición. Pero está respaldada por la ciencia. Ha llegado el momento de liberarnos de estos viejos patrones y de sintonizar un paradigma de productividad femenino, que se base en nuestra biología.

---

* ¡Eh!, ¿a quién estoy engañando? Marca todas las casillas. (N. de la A.)

No ignores más tu segundo reloj

Nuestra cultura nos ha condicionado a creer en algunas filosofías verdaderamente erróneas respecto al tiempo. Veamos algunos de los mayores culpables y bloqueadores cíclicos del *flow* y acabemos con ellos uno a uno.

Bloqueador del FLO 1: solo estás mirando un reloj

¡Hora de despertarse! ¡Hora de ir a trabajar! ¡Hora de la cena! En nuestra sociedad, todos estamos sometidos al tictac del reloj. La mayoría de las mujeres que vienen a mi consulta para que las ayude con sus problemas menstruales también sufren los efectos de intentar seguir la rutina diaria. Puesto que no viven en armonía con su ciclo interior, su sistema hormonal se hace oír para que le preste atención. Cuando tienes menstruaciones dolorosas, dolor de cabeza y el SPM, es mucho más difícil medrar en el mundo de los hombres, donde la productividad es la reina. Empezamos a pensar que somos incapaces de gestionar el tiempo.

Todo nuestro concepto del tiempo se basa en el modelo masculino del ciclo de veinticuatro horas, en ir a piñón fijo para conseguir una meta. Ya es hora de darle la patada a ese concepto. En vez de pensar en el tiempo al estilo cronológico típico, hemos de adoptar lo que yo llamo la elección del *momento oportuno*. Se trata de hacer las cosas en el momento adecuado, que no necesariamente es secuencial. ¿Esa terrorífica lista de cosas pendientes? En lugar de ir añadiendo tareas sin orden ni concierto, piensa en cuál sería el mejor momento, lo que en griego antiguo se denomina *kairos*, para cada cosa y agrupa tus tareas basándote en los puntos fuertes que tiene cada fase de tu ciclo. En uno de los capítulos siguientes, doy instrucciones específicas sobre cómo hacerlo y una agenda personal orientada a que te ayude a incluir ambos relojes en tu planificación.

Al final, cuando sincronices tu ciclo, podrás dejar de intentar controlar el *tiempo* y empezar a pensar en gestionar tu *energía*. Pero este sutil y poderoso cambio en tu proceso de pensamiento valdrá sobradamente la pena. Este concepto ya está ganando adeptos en el mundo empresarial. En un artículo editado en la revista *Harvard Business Review*, en 2007, algunos ejecutivos con visión de futuro de la empresa consultora a nivel global The Energy Project analizaron los efectos de gestionar la energía, en lugar del tiempo. «El problema esencial de trabajar más horas es que el tiempo es un recurso finito. La energía es otra cosa», escribieron. Observaron que sustituir conductas que agotan la energía por prácticas de cuidados personales, que recargan y energizan, es la clave para lograr un alto rendimiento sostenible, sin llegar a quemarse. Yo he desarrollado este hallazgo un poco más para demostrar que estas estrategias para generar energía ya se encuentran de manera innata en nuestra bioquímica y que se han de ejecutar de otra forma en las mujeres en sus años fértiles.

Esto es lo que intento explicar. Pensemos en el paradigma de la energía masculina basado en el reloj de veinticuatro horas como si fuera un disco de *hockey* sobre hielo que es golpeado para que se desplace. El disco se acelera y decelera, hasta que al final se detiene. Este es el paradigma de la energía que se nos ha condicionado a adoptar: vas a tope, durante el máximo tiempo posible y, al final, te estrellas. El paradigma de la energía femenina, basado en el ciclo de veintiocho días, es cíclico, como una rueda; se puede decir que es más poderoso y eficiente. Cuando te estabilizas y le das un empujón, acelera y adquiere velocidad, acumula impulso a medida que rueda. De hecho, la Revolución Industrial se produjo gracias a la maquinaria cíclica, ¡valorada por su eficiencia constante! Así es como se supone que ha de funcionar tu cuerpo. Cuando respaldes las cuatro fases de tu ciclo, intencionada y estratégicamente, en lugar de dedicarte a intentar hacer todo lo que tienes en tu agenda, tendrás más energía, no al contrario. Sincronizar tu ciclo te obliga a comprometerte, y hará que llegues a tu meta más deprisa y más lejos de lo que imaginabas en un principio.

Tu agenda se convertirá en un reflejo de tus aptitudes naturales y te permitirá fluir y actuar de la mejor manera posible.

Bloqueador del FLO 2:
vives en un estado de productividad constante

Si tenemos en cuenta el momento oportuno, todo tiene un momento ideal. Aprendí el funcionamiento de ese ritmo natural ideal en las clases de Biología del doctor Bing, cuando tuve que observar un árbol desde el invierno hasta su florecimiento en primavera. Hemos sido creados para vivir de acuerdo con el ritmo del ciclo de la creación, desde la semilla, pasando por el crecimiento y la cosecha, hasta el descanso.

Ciclo natural de la creación

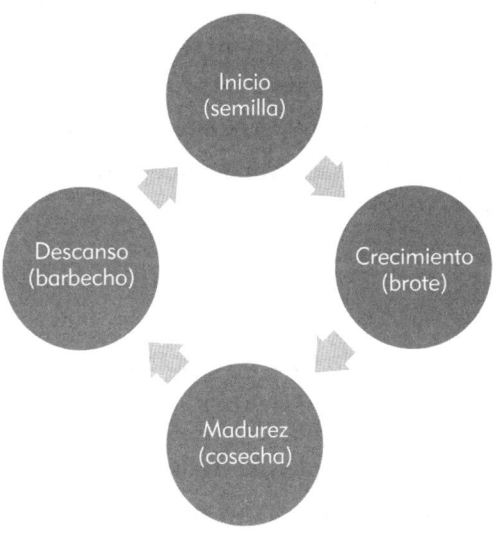

No obstante, en nuestra cultura, siempre se nos exige estar creciendo y cosechando. Pretender vivir creciendo y cosechando sin descanso supone un gran desgaste para nuestro sistema endocrino. El mensaje de que has de estar en la modalidad de producción ininterrumpida te pone en una situación imposible. Estás bajo la presión de producir al máximo en todo momento, desoyendo tu ritmo natural. Sientes la necesidad de hacer más, aunque flaquee tu rendimiento, te falla la salud y tu mente se ve afectada. Esta implacable búsqueda de la productividad, en el trabajo, en casa y en las relaciones, te obliga a relegarte al último puesto de tu lista. Lo de tener tiempo para cuidarte es algo que nunca llega. Te saltas comidas, horas de sueño, consigues tu energía a base de *lattes* dobles. Esto hace que tu sistema endocrino se descontrole, y cuando una de tus hormonas altera su proceso, a continuación llegarán toda una serie de desequilibrios y síntomas emocionales. Esto puede provocar que vivas en un estado de estrés crónico, fatiga de las suprarrenales, ansiedad, insomnio y otros. Se convierte en un círculo vicioso, donde estas condiciones agravan cualquier disfunción hormonal existente. Pero, de alguna manera, se supone que has de seguir produciendo a toda máquina. ¿Cómo puede alguien funcionar, mucho menos medrar, de esta manera?

Esto me recuerda a algo que dijo Oprah; comentó que la vida te va dando toquecitos en el hombro hasta que, al final, te da una patada en el culo. Demasiadas mujeres ya hemos recibido patadas en el culo. Creo que Oprah estaría de acuerdo en que ¡todo se ha de hacer en la estación adecuada!

Bloqueador del FLO 3:
crees que estar ocupada es un símbolo de clase social o una insignia de honor

Cuando a las mujeres que vienen a mi consulta les pregunto: «¿Cómo estás?», suelen responderme: «Muy ocupada, es una locura». Reflexiona un momento en esa respuesta. Estamos tan alejadas de nuestros sentimientos que ni siquiera podemos dar una respuesta emocional, ya no digamos humana, a una pregunta tan simple. Por el contrario, lo que hacemos es proporcionar las últimas novedades sobre nuestra productividad para conectar con los demás y autocompadecernos. Se nos ha condicionado a creer que cuantas más tareas y actividades podamos incluir cada día, más valemos. Esta es la conclusión a la que se llegó en un estudio de 2017, publicado en la revista *Journal of Consumer Research*, donde observaron que el estilo de vida de estar ocupado y tener exceso de trabajo se ha convertido en un «símbolo de estatus» al que hemos de aspirar. Basamos nuestras expectativas personales en lo que pueden hacer nuestros dispositivos digitales: ordenadores, teléfonos móviles y otros dispositivos que pueden funcionar veinticuatro horas al día siete días a la semana. Es como si aspiráramos a convertirnos en máquinas que nunca se apagan.

Esta tendencia se está cebando con nuestra salud y nuestro rendimiento. Bridget Schulte, en su libro *Overwhelmed: Work, Love, and Play When No One Has the Time* [Abrumada: trabajo, amor y juego cuando nadie tiene tiempo], analiza detalladamente cómo el culto a estar ocupadas hace que nos sintamos fracturadas, dispersas y mental y físicamente exhaustas. En cada tarea nos estamos anulando a nosotras mismas, sin concedernos apenas tiempo para respirar. Y las mujeres somos más susceptibles a esto, porque lo más habitual es que nuestros días estén más cargados que los de los hombres. Melinda Gates, en la carta anual de 2016, de la Fundación Bill y Melinda Gates, mencionó el tema de la «pobreza de tiempo». Destacó el vacío de género que existía en el número de horas que dedicamos al trabajo no remunerado, como ir a hacer la compra, cocinar y arreglar la cocina, llevar a los niños de un sitio a otro. Las estadísticas demuestran que las mujeres de todo el mundo dedican un promedio de cuatro horas y media diarias al trabajo no remunerado, mientras que los hombres suelen eludirlo y hacen mucho menos que la mitad de ese promedio. «A menos que las cosas cambien, las mujeres de hoy en día dedicarán cientos de miles de horas más que los hombres realizando trabajos no remunerados, simplemente porque la sociedad da por hecho que es su responsabilidad», escribió.

Ir a la carrera para completar nuestras listas no nos deja tiempo para actividades restauradoras y de relajación. Según el Departamento de Trabajo de Estados Unidos, los hombres dedican treinta y tres minutos más al día a socializar, a hacer ejercicio o a ver la televisión que las mujeres. En un año, eso suma doscientas horas más de tiempo de ocio que las mujeres. ¡No es de extrañar que estemos agotadas!

Un número creciente de médicos y científicos empiezan a reconocer que nuestros sobrecargados días nos están generando dificultad para concentrarnos, incapacidad para centrarnos, irritabilidad, trastornos del sueño, fatiga mental, desgaste físico y otros. Suzanne Koven, una doctora de medicina interna del Hospital General de Massachusetts, dio en el clavo en un artículo que escribió, en 2013, para el *Boston Globe*, donde dijo que los nuevos enfermos son los ocupados. «En los últimos años, he observado un tipo de epidemia: un paciente tras otro padecen la misma condición. Los síntomas incluyen fatiga, irritabilidad, insomnio, ansiedad, dolor de cabeza, ardor de estómago, problemas intestinales, dolor de espalda y aumento de peso. No hay análisis de sangre o diagnóstico por rayos X para este estado; no obstante, es fácil reconocerlo. Esta condición es la de estar demasiado ocupado».

Este es otro efecto negativo de vivir en una sociedad que valora la productividad incesante más que ninguna otra cosa. Estar ocupada se ha convertido en el mito del viaje del héroe de nuestro tiempo. En la mitología, el viaje del héroe se centra en un personaje que inicia una aventura, se enfrenta a un obstáculo, reivindica la victoria y regresa al hogar transformado. El viaje del héroe actual gira en torno a realizar infinidad de tareas y a la productividad, hora tras hora. ¿Te suena? Debería. Recuerda esa descripción de mi libro de texto de Biología:

Los testículos son como grandes centrales eléctricas que producen eficientemente. Generan de doscientos a trescientos millones de espermatozoides al día…

Si te estás preguntando de dónde ha sacado nuestra sociedad estos valores, no vayas más allá de la biología masculina. ¡En serio! Este concepto de producción continua imita la producción de semen que tiene lugar en los testículos. Nada tiene de raro que nuestra sociedad se haya formado basándose en lo que más ha estudiado, que es el cuerpo del hombre. Aceptamos con admiración la consecución de logros y la finalización de proyectos, pero no recompensamos el descanso, la renovación o el disfrute del camino.

Bloqueador del FLO 4: crees que para tener éxito has de sufrir

Gracias a las mujeres que fueron pioneras, las jóvenes de hoy creen que pueden ser lo que se propongan: presidentas de una nación, astronautas, directoras ejecutivas de una empresa tecnológica..., la lista sigue. Todo lo que puede hacer un hombre, nosotras también lo hacemos, y además con el periodo. Hemos demostrado claramente que podemos hacer cualquier cosa. Solo que a mí me gustaría que las mujeres hicieran lo que quieren hacer, sin tener que incurrir en actos innecesarios que perjudican su salud. Me encantaría que tuvieran un contexto en el que se sintieran respaldadas. No me malinterpretes, está muy bien trabajar duro para conseguir algo. Pero si pudiéramos incorporar, desde el principio, las lecciones que muchas hemos aprendido demasiado tarde, ¿no valdría la pena ese compromiso? Las mujeres nos hemos creído de todo corazón que para triunfar hay que sufrir; asimismo, se nos ha condicionado para que pensemos que estamos destinadas a soportar dolor físico, debido a nuestra bioquímica. Es un pensamiento sádico. Ha llegado la hora de darnos cuenta de que no hemos de sufrir enfermedades físicas, ni dejar que se deteriore nuestra salud, nuestras relaciones o nuestro bienestar mental en la persecución del éxito.

De la misma manera que suprimes algunas tareas de tu agenda, también te interesaría readaptar tu concepto del éxito y de la productividad. ¿Es la productividad lo mismo que el éxito? Si para ascender en la empresa o lograr una meta has de renunciar a todo lo que amas, ¿sales ganando realmente? Si tu incesante persecución de objetivos te hace enfermar —estrés crónico, trastornos intestinales o hipertensión—, ¿puedes considerarlo un logro? Si estás abrumada por la ansiedad o la preocupación de tener que estar esforzándote continuamente, ¿vale realmente la pena? ¿Qué es lo que, de verdad, tratas de conseguir, qué vacío estás intentando llenar en esta búsqueda interminable?

En el budismo, existe el concepto del fantasma hambriento. Para mí es como una especie de agujero negro interior que jamás puede ser llenado. En nuestra cultura, las personas persiguen una meta tras otra, o compran cosas a cual más llamativa, pero se sienten cada vez más vacías. En el imprescindible libro de Alain Botton *Ansiedad por el estatus*, el autor describe esta consecución incesante de tener más como una necesidad de amor. No importa cuánto consiga o posea la gente, seguirá queriendo más. Se compran su primer apartamento, pero seguirán anhelando la gran casa con jardín. Reciben un ascenso en su trabajo, pero ya están planificando su próximo cambio profesional. Adelgazan cinco kilos, pero se sentirán mal por no haber perdido diez. Probablemente conozcas muchas mujeres así; incluso tú podrías ser una de ellas. Ánimo. Hay una forma mejor.

Bloqueador del FLO 5: esperas sentir lo mismo todos los días

Una de las cosas que bloquean tu facultad para acceder a los beneficios de tu segundo reloj es la expectativa de que has de ser una criatura estática. No es así. Eres un ser dinámico. Como el resto de nuestra bioquímica corporal, nuestros niveles de energía emocional se expanden hacia fuera y luego se retraen hacia dentro siguiendo un ritmo natural durante nuestro ciclo. Unas veces, somos más sociables y comunicativas, otras somos más introspectivas y nos apetece ser más hogareñas. Nuestra sociedad valora la energía externa más que la interna, así que tendemos a pensar que somos perezosas si en casa hacemos las cosas relajadamente o que somos egoístas si nos dedicamos a nosotras mismas. Pero estos altibajos energéticos no se deben a la pereza. Sentir que tienes ganas de interiorizarte puede suponer una poderosa señal de que tu ciclo te pide que te concentres en tu interior y que te dediques más tiempo.

Todas tenemos tan inculcada la expectativa de rendir siempre igual que, cuando a las mujeres que vienen a mi consulta les digo que la clave para sincronizar el ciclo es respetar sus fluctuaciones, me lanzan una de esas miradas de reojo. En todos los años que llevo trabajando como asesora de salud, he descubierto que, para las mujeres, este es uno de los conceptos más difíciles de asimilar. He de asegurarles que está bien, de hecho, que es *fantástico*, que se tomen un descanso de su rutina para revisar su bienestar personal. En realidad, es imprescindible que descanses después de un periodo de actividad frenética.

Bloqueador del FLO 6:
tienes un desequilibrio hormonal o estás tomando la píldora

Ya lo he mencionado antes, pero vale la pena repetirlo; si tienes problemas con tu menstruación, SPM, hinchazón, dolor abdominal/pélvico u otros trastornos con tu ciclo, o si tomas anticonceptivos sintéticos, no podrás acceder plenamente a los dones de tu segundo reloj. Es importante que cuides tu salud hormonal. El kit de herramientas de *biohacking* te será útil si necesitas ayuda durante tu ciclo.

SÍ, PUEDES HACER MENOS. ¡EN SERIO!

Si crees que el concepto de hacer menos no tiene lugar en tu mundo de fechas límite, reflexiona sobre ello. Trabajo con muchas ejecutivas, empresarias y estudiantes universitarias altamente cualificadas que, cuando les hablo de hacer este cambio radical de percepción, tienen la tendencia a responder «sí, vale». Deja que te enseñe mejor su funcionamiento. Recientemente regresé de un viaje de negocios y tenía veinte cosas apuntadas en mi lista. Miré el arco de mi mes y empecé a pensar en qué sería lo que me aportaría la máxima eficiencia y creatividad, a la vez que me permitiera cuidarme adecuadamente. También evalué mi lista de tareas y fui sopesando cuidadosamente lo que valía la pena hacer basándome en las cosas con las que más iba a disfrutar y que me resultarían más gratificantes. Y lo más importante, no hice caso a la voz interior que me decía que tenía que hacerlo todo y hacerlo ya para seguir progresando. A continuación analicé detenidamente mi lista y la fui distribuyendo en cada una de las fases de mi ciclo. De pronto, todo parecía infinitamente más viable, y de estar agobiada pasé a estar llena de energía.

El secreto cíclico: utiliza tu segundo reloj

Después de casi dos décadas trabajando con mujeres que padecen crisis hormonales y que se esfuerzan por progresar en sus carreras, relaciones y maternidad, he observado que, en gran parte, su lucha se debe a que no tienen apenas en cuenta su segundo reloj. Sincronizar tu ciclo no solo te ayudará a superar tus problemas con el periodo, sino que será el pilar gracias al cual podrás medrar en todas las áreas de tu vida. Cuando cambias tu comprensión sobre tu bioquímica corporal y empiezas a incorporar tu segundo reloj, puedes dejar de esforzarte tanto para seguir creciendo o cosechando, dejar de gestionar el tiempo cronológico y empezar a perseguir tus metas, de una manera sostenible, que te ayude a sentir tu poder personal y tu confianza en ti misma. Y cuando afrontas la vida a tu propio ritmo, encuentras espontáneamente tu camino hacia el rendimiento óptimo, que te ayuda a generar energía y mejorar tu salud y tu bienestar, en vez de agotarte. Despiertas tu creatividad, experimentas más placer en tus relaciones y te sientes más realizada.

Reconocer lo valioso que es tu segundo reloj y lo que ha supuesto tu desconocimiento de él para tu salud física, emocional e incluso espiritual puede ser descorazonador. O bien puede suscitar tu entusiasmo y tu esperanza, al saber que hay una respuesta clara a tu pregunta silenciosa: «¿No hay una forma mejor?». Tal vez tengas una reacción visceral —positiva o negativa— a esta información. Te aconsejo que intentes canalizar estos sentimientos en una nueva forma de vivir, basada en los hechos científicos que envuelven a tu biología. No has de esperar a que se produzca un gran cambio a nivel social para beneficiarte de tus ritmos, ventajas y talentos naturales. Puedes empezar hoy mismo a dirigir tu brújula hacia tu verdadero norte y sincronizar tu ciclo mensual con tus ritmos naturales. Sé que puede parecer una montaña hacer los cambios tú sola; para ello he creado herramientas gratuitas donde puedes entrar en el FLO con toda la ayuda que necesites en www.IntheFLObook.com/bonus.

Recuerda que encontrar tu camino hacia hacer menos, conseguir más y ser más feliz no te afecta solo a ti. Cada vez que te tomas el espacio que necesitas en tu vida, por ejemplo, permitirte tachar algo de la lista, darte permiso para descansar y recuperarte después de una temporada ajetreada, o planificar tu día de acuerdo con tu energía, no con tu tiempo, sana tu alma y elimina los condicionamientos sociales. Además supone un ejemplo para otras mujeres, hermanas, amigas e hijas. Al compartir nuestros conocimientos sobre nuestro cuerpo, podemos construir una comunidad global de mujeres que viven en armonía con su bioquímica. Y esta reivindicación femenina seguirá creciendo hasta que la revolución sea innegable.

ENTRAR EN EL FLO

¿Quieres empezar a practicar el arte de hacer menos y conseguir más y administrar tu energía para sintonizar el FLO? Prueba estos sencillos consejos cíclicos:

1. Revisa cómo te ha ido el día antes de acostarte: ¿cómo estás de energía? ¿Estás agotada, exhausta o sin vitalidad, como si hubieras hecho una sesión de ejercicio intenso?
2. Revisa cuántas veces has dicho sí cuando en realidad querías decir no. Saber cuáles son tus límites es un problema cuando tú no tienes cabida en tu propia agenda.
3. Elimina algo de tu lista sin caer en la tentación de sustituirlo por otra cosa.
4. Atrévete a no hacer nada durante media hora o permítete algún pequeño placer: sal a dar un paseo, haz una llamada o ponte al día con una amiga.
5. Enumera tres cosas que puedes hacer además del trabajo.
6. Cuándo alguien te pregunte «¿cómo estás?», intenta responder con algo que refleje tus emociones: «Hoy me siento de maravilla» o «Me siento con las pilas cargadas», no la respuesta típica de: «Estoy muy ocupada».

CAPÍTULO 3

Más allá de tu menstruación: comprende tus ventajas hormonales

Hemos de rechazar no solo los estereotipos que los demás tienen sobre nosotras sino también aquéllos que nosotras tenemos sobre nosotras mismas.

SHIRLEY CHISHOLM

Aunque he dedicado toda mi carrera profesional a ayudar a las mujeres a curarse de sus problemas hormonales y a descubrir las ventajas de su naturaleza cíclica, todavía me entusiasmo cada vez que comparto por primera vez lo que supone realmente la bioquímica femenina. Un día, en una sesión con una estudiante universitaria, cuando le expliqué los principios científicos de nuestra biología y el concepto del Método de Sincronización del Ciclo™, me respondió encantada: «Esto es muy coherente. Quiero cuidarme. Quiero vivir de este modo y que mis amigas de la universidad también vivan así». Siempre me emociono cuando veo que este concepto ha llegado a una mujer, porque es una reivindicación de su poder personal. Es fantástico que siendo tan joven, esta mujer deseara liberarse de sus condicionamientos culturales heredados, reclamara su cuerpo y animara a sus amigas a empezar a vivir cíclicamente. Puedo imaginar cuánto más fácil iba a ser la vida para ella y para sus amigas, disfrutando del equilibrio hormonal y aprovechando todo lo que su bioquímica les ofrecía. A medida que nos íbamos enfrascando en la conversación, sonreí al pensar en todas las décadas de su vida que no se iban a ver afectadas por los efectos negativos del desequilibrio hormonal. Ojalá hubiera sido así para mí y para la infinidad de mujeres que han venido a verme después de mis conferencias o que han contactado conmigo por Internet y me han dicho: «Ojalá lo hubiera sabido antes», a lo cual siempre respondo: «Espero que llegue el día en que ninguna mujer tenga que decir esto, en el que todas sepamos cómo sacar el máximo partido a nuestro cuerpo».

Si te ha sucedido como a la mayoría de las mujeres que conozco, «la charla» que recibiste sobre tu ciclo menstrual, probablemente, no superó los principios básicos. «Vas a tener el periodo una vez al mes y va a ser terrible. Aquí tienes algunos productos sanitarios que puedes usar. Hagas lo que hagas, ¡no te quedes embarazada! Aquí tienes unos preservativos, pero lo mejor es que te abstengas de tener relaciones sexuales. ¿Tienes alguna pregunta? ¿No? Bien». No es demasiado. Ninguna de estas conversaciones incluye las fluctuaciones hormonales o el segundo reloj, que influirá en casi todos los aspectos de tu cerebro, el resto de tu cuerpo y tus estados de ánimo, durante los próximos treinta o cuarenta años. Puesto que este tipo de charlas son tan deficientes, no tenemos los conocimientos básicos para discernir la verdad en la avalancha de desinformación que recibimos sobre nuestra bioquímica, por lo que acabamos creyendo que nuestro cuerpo es una carga. Por esta razón, no nos sentimos seguras a la hora de hablar de nuestros ciclos entre nosotras y procuramos evitar el tema durante toda nuestra vida. La desinformación y la evitación solo aportan sufrimiento innecesario y lucha silenciosa. Al final, esta herida patriarcal, ya en la pubertad, nos obliga a adoptar el modo supervivencia, a desconectar de nuestra energía cíclica y a reducir nuestro segundo reloj a las funciones de la menstruación y de la reproducción. ¡Las hormonas nos afectan mucho más que el útero y los ovarios!

Ha llegado la hora de descartar esos mitos y aceptar la belleza y el poder de nuestra bioquímica. En este capítulo, profundizaremos en una parte de la educación sexual oficial basada en la ciencia, no en los condicionamientos sociales. Toma tu cuaderno de notas y prepárate para la charla que deberías haber tenido de joven y la clase de Biología que tenías que haber recibido en el instituto. Estoy totalmente convencida de que nuestro cuerpo nos proporciona unas directrices esenciales. Me di cuenta de esto hace mucho, cuando empecé a escucharlo y a formular el protocolo FLO, que a mí me ayudó en su día a revertir mi disfunción hormonal y que actualmente sigue ayudando a muchas mujeres que tienen problemas con su periodo, a través de la web www.FLOliving.com. Cuanto más investigaba, más cuenta me daba de que la ciencia respaldaba todo lo que estaba experimentando en mi propio cuerpo. En esta lección de Biología 2.0, pronto descubrirás estos puntos clave:

- **¡No somos hombrecitos!** Te presentaré los sistemas biológicos —tu cerebro, tu sistema inmunitario, tu metabolismo, tu microbioma y tu respuesta al estrés— que demuestran que nuestro cuerpo funciona de un modo bastante diferente al del hombre. Descubrirás pruebas irrefutables de que nuestra biología nos ha dado grandes ventajas. Aunque es cierto que no tenemos la misma estatura y fuerza muscular que el grupo del cromosoma XY, nuestro cuerpo funciona de una manera excepcional de muchas otras formas.
- **Nuestro sistema biológico fluctúa con nuestro ciclo mensual.** Nuestros sistemas biológicos no solo funcionan de otro modo que los de los hombres, sino que no son estáticos. Fluctúan como respuesta directa al aumento y descenso de nuestras hormonas cada mes. Unas hormonas equilibradas pueden proporcionarte energía, la chispa de tu creatividad, mejorar tus estados de ánimo y convertir tu cuerpo en una gloriosa obra maestra. A un nivel más profundo, estarás protegiendo a largo

plazo tus sistemas biológicos para conservar tu fertilidad y, posiblemente, prevenir enfermedades graves en la madurez de tu vida, como el alzhéimer, enfermedades cardiovasculares y cáncer. ¡Sí, tus hormonas tienen ese poder!
- **Las consecuencias de descuidar tu bioquímica femenina y tu segundo reloj no solo recaen sobre la salud de tu sistema reproductor, su alcance va mucho más allá.** Tal como vimos en el capítulo anterior, no tener en cuenta tu segundo reloj puede provocar tanto problemas menstruales como infertilidad, así como problemas de salud más importantes. Aquí aprenderemos qué sucede con cada sistema biológico por no pensar en nuestro segundo reloj y nuestra salud hormonal.
- **Para *biohackear* tu organismo has de sincronizar tu ciclo.** Si tenemos en cuenta que nuestros sistemas corporales fluctúan como respuesta a las hormonas, no tiene sentido adoptar una misma rutina de autocuidados diaria. Las dietas, las tendencias en *fitness* y los cuidados de la piel probablemente se quedarán cortos si no respetas tu ciclo natural. Si quieres modificar tus sistemas biológicos para un rendimiento óptimo, has de *biohackear* como mujer.

Conoce tus hormonas

Tu sistema endocrino es una poderosa y compleja red de glándulas que trabajan conjuntamente para segregar hormonas y regular funciones corporales específicas. El hipotálamo, una estructura del cerebro del tamaño de una almendra, que actúa como central de mando del sistema endocrino, recibe un flujo constante de datos sobre los niveles hormonales de todo nuestro cuerpo. El hipotálamo, basándose en esta información, envía una hormona liberadora o una hormona inhibidora, según proceda, a la diminuta glándula hipófisis, del tamaño de un garbanzo, que se aloja justo debajo de él. La hipófisis pasa inmediatamente a la acción, enviando mensajes químicos, es decir, hormonas, a las otras glándulas y órganos de tu sistema endocrino. Utiliza una hormona diferente para comunicarse con cada uno de ellos: la hormona estimulante de la tiroides (TSH, por sus siglas en inglés) para la tiroides; la hormona paratiroidea (PTH, por sus siglas en inglés) para las paratiroides; la hormona adrenocorticotrópica (ACTH, por sus siglas en inglés) para las suprarrenales, y la hormona foliculoestimulante (FSH, por sus siglas en inglés) u hormona luteinizante (LH) para los ovarios. Las glándulas y órganos a los que van destinadas interpretan el mensaje de la hipófisis y aumentan o frenan la producción hormonal.

Estas son las hormonas más importantes que aprenderás a equilibrar durante tu ciclo

Estrógeno: principalmente, se produce en los ovarios, pero también en las suprarrenales y en las células adiposas en pequeñas dosis; es la superestrella del ciclo hormonal. En tu ciclo reproductivo, el estrógeno participa en la ovulación y es el responsable del engrosamiento del revestimiento uterino para preparar el embarazo. El estrógeno desempeña también un papel principal en muchos otros sistemas biológicos y te protege de la demencia, pérdida de masa ósea, enfermedades cardiovasculares e hipertensión.

Progesterona: su producción empieza cerca de la ovulación, que es cuando se pone a realizar su principal función de controlar y mantener el engrosamiento del revestimiento uterino para preparar el embarazo. Si el óvulo no es fecundado, bajan los niveles de progesterona y este revestimiento es expulsado a través de la regla. La progesterona también contrarresta el estrógeno y favorece la relajación, mejora el sueño y el estado de ánimo.

Testosterona: se genera en los ovarios y en las glándulas suprarrenales; en las mujeres se encuentra en mucha menor proporción que en los hombres. Esta hormona se asocia al deseo sexual y experimenta un ligero aumento durante la ovulación e inmediatamente después de esta, haciendo que tengas más ganas de sexo en una etapa en la que lo más probable es que te quedes embarazada.

Hormona foliculoestimulante (FSH): la libera la glándula hipófisis en el cerebro y su función es estimular los folículos ováricos para su maduración. Los desequilibrios de la FSH pueden generar infertilidad. Cuando te adentras en la perimenopausia, los niveles de FSH aumentan lentamente hasta que llegan a un nivel que indica a los ovarios que frenen su producción de óvulos.

Hormona luteinizante (LH): también la genera la glándula hipófisis del cerebro durante la ovulación; la LH activa la liberación del óvulo maduro de uno de los folículos ováricos. Los niveles anormales de esta hormona se asocian a problemas de infertilidad y al síndrome de ovario poliquístico.

Insulina: cuando consumimos hidratos de carbono, nuestro cuerpo los rompe y los convierte en glucosa (un tipo de azúcar), que es absorbida por el torrente sanguíneo. El páncreas segrega insulina como respuesta al nivel de glucosa en sangre: a más glucosa, más insulina. Esta importantísima hormona conduce la glucosa hacia las células para que estas la utilicen como energía, y, de ese modo, ayuda a mantener el equilibrio de los niveles de azúcar. Cuando estos se ven alterados, pueden provocar un desequilibrio del azúcar en sangre, que también se asocia con irregularidades menstruales y problemas de fertilidad.

Cortisol: el cortisol es la principal hormona del estrés. La liberación de esta importante hormona es regulada por el eje hipotalámico-hipofisiario-adrenal (HHA). Las pequeñas dosis de cortisol están bien, pero los niveles crónicamente altos pueden alterar la ovulación, reducir los niveles de progesterona, disminuir el deseo sexual y provocar problemas de fertilidad.

RESUELVE PRIMERO TUS PROBLEMAS HORMONALES

Cuando tus hormonas trabajan en armonía, te permiten acceder a todos los beneficios de tus sistemas biológicos y de tu energía femenina. Pero los problemas menstruales, como los miomas, la endometriosis y el SOP, pueden sabotear tu experiencia de los beneficios cíclicos. Así que lo primero que has de hacer como parte del Método de Sincronización del Ciclo™ es resolver tus problemas hormonales; esto es lo que hacen otras mujeres con nuestra ayuda en www.FLOliving.com. Aprenderás los pasos específicos que debes seguir para tu curación hormonal en la sección de kit de herramientas de *biohacking*, al final de la segunda parte.

Reconecta con tu POWR

Las fases de tu ciclo te otorgan una tremenda fuerza creativa y te aportan un impulso constante en tu vida. Resumiendo, son una fuente de energía. Para ayudarte a conectar con tus fases y facilitarte que recuerdes en qué te has de concentrar en cada una de ellas, basta con que conectes con tu POWR:* preparación, apertura, trabajo y descanso. En el capítulo uno he escrito la breve descripción del sistema hormonal femenino que me gustaría haber leído en mi libro de Biología del instituto. He utilizado el mismo tono positivo que se utilizaba en el resumen sobre la producción de espermatozoides de mi libro de texto. Aquí, chicas, expongo un desglose de las cuatro fases de nuestro ciclo menstrual, empleando el lenguaje de respeto y asombro que este merece. Ten en cuenta que nada tiene que ver con la descripción a la que estás acostumbrada, que dice que la aparición del sangrado

---

* Siglas en inglés formadas por las palabras *prepare, open up, work* y *rest*; en dicho idioma también suena como *power*, que significa 'poder' o 'energía'. (N. de la T.)

marca el primer día del ciclo. Este concepto hace mucho tiempo que necesita una revisión. La aparición del sangrado como primer día es una referencia médica que surgió en una época en que solo los hombres estaban autorizados a ejercer la medicina. No es el principio para la que sangra y vive la experiencia. El sangrado es la culminación de tu ciclo hormonal, no el comienzo. La única razón por la que el inicio del sangrado se ha considerado el primer día del ciclo es porque se había dado por hecho que esta fase era la única visible o que se podía rastrear, y por consiguiente, para los médicos era más fácil tomarla como referencia. La confusión creada por esta clasificación exógena infravalora la sabiduría intuitiva de la mujer, desvaloriza su experiencia física y le roba su autoridad y su autogobierno. El lenguaje impreciso y deficiente que existe para describir nuestra realidad física limita nuestra experiencia como personas y genera dudas. Del mismo modo que hay mucho margen de mejora en las investigaciones para eliminar los prejuicios de género, las mujeres hemos de describir y definir esta experiencia física para nosotras, a nuestra manera, como parte del proceso de curación del condicionamiento patriarcal, de honrar nuestro cuerpo y de reivindicar nuestro poder.

FASE 1: PREPARACIÓN
Fase folicular
Duración: de 7 a 10 días

La fase 1 de tu ciclo empieza directamente cuando termina el sangrado. Al inicio de la fase folicular, tus hormonas están en un momento de tranquilidad; empiezan a incrementar su concentración en los días siguientes. El pequeño hipotálamo del cerebro tiene la gran responsabilidad de activar este increíble proceso, indicándole a tu glándula hipófisis que envíe FSH a los ovarios para ayudar a madurar a algunos de los óvulos. Tus dos ovarios, que son aproximadamente del tamaño de una uva, contienen los óvulos para toda tu vida; cada uno de ellos se encuentra dentro de una bolsa llena de fluido, denominada folículo. Impulsados por la llegada de la FSH, los folículos se hinchan para prepararse. Los niveles de estrógeno empiezan a aumentar para iniciar la renovación del revestimiento uterino —el endometrio— a fin de que este pueda albergar un óvulo en el mejor entorno posible, en otra fase posterior del ciclo. En el aspecto conductual, la fase folicular es un momento para un nuevo comienzo.

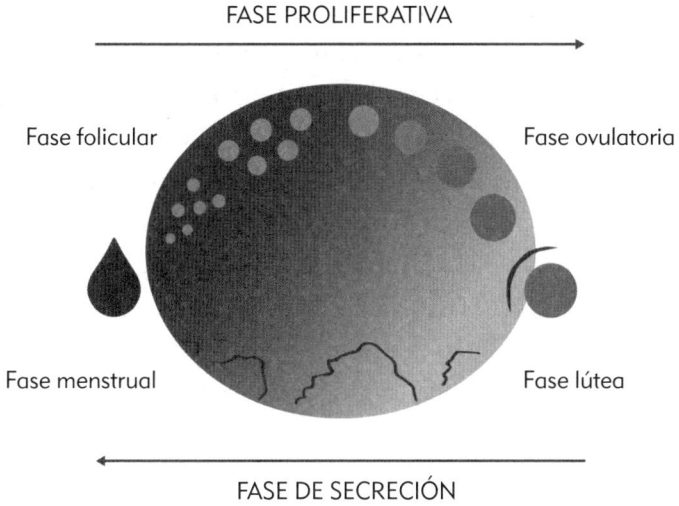

FASE 2: APERTURA
Fase ovulatoria
Duración: de 3 a 4 días

Al cabo de unos pocos días, se produce un espectacular aumento de estrógeno, seguido de un incremento de la LH, que estimula un folículo afortunado para que madure plenamente y sea liberado a través de una de las trompas de Falopio. El óvulo recorre su camino con diligencia por la trompa hasta llegar al útero, donde gracias al aumento de los niveles de estrógeno, el revestimiento uterino se ha engrosado y ha generado un gran número de células inmunitarias protectoras. Conjuntamente con la LH que estimula el folículo para liberar el óvulo, se produce un pico de testosterona seguido de un rápido descenso de esta. La fase ovulatoria hace honor a su reputación: es un periodo de socialización y comunicación.

FASE 3: TRABAJO
Fase lútea
Duración: de 10 a 14 días

El cuerpo lúteo (el folículo del cual ha salido el óvulo) crece dentro del ovario y provoca la producción de progesterona. Los niveles de estrógeno siguen aumentando, lo cual aporta una capa adicional al revestimiento uterino. El aumento de la progesterona indica a nuestro cuerpo que ha de conservar este engrosamiento, para preparar la llegada de un embrión fecundado. La subida de los niveles de progesterona también indica a la hipófisis que ha de dejar de segregar las hormonas FSH y LH. Hacia finales del ciclo, si el óvulo no ha sido fecundado, el cuerpo lúteo es reabsorbido en el cuerpo con gran eficiencia. Cuando el estrógeno, la progesterona y la testosterona llegan a sus concentraciones máximas, empiezan a descender hasta sus niveles más bajos, antes del inicio del periodo. (El SPM es habitual en esta fase, aunque totalmente innecesario, y se debe a un exceso de estrógeno respecto a la progesterona). Considera la fase lútea como un periodo de compleción, en el que sientes la necesidad de terminar proyectos y atar cabos sueltos, empiezas a prestarte atención.

FASE 4: DESCANSO
Fase menstrual
Duración: de 3 a 7 días

Cuando el cuerpo lúteo es reabsorbido, la producción de progesterona disminuye paralelamente. Esto desencadena que el útero se deshaga de su revestimiento endometrial. La consistencia, el color y la duración de tu ciclo menstrual son grandes indicadores de tu salud hormonal. El estrógeno se dispara y luego cae en picado, antes de que empiece el sangrado; de este modo informa al hipotálamo que se prepare para otro hermoso ciclo rítmico. Es una etapa ideal para la reflexión y la interiorización.

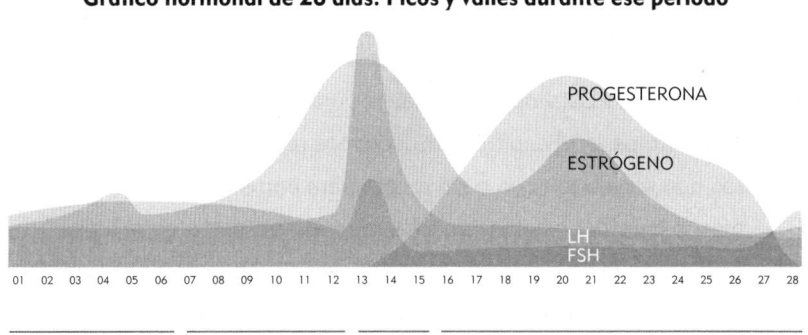

TU TEST HORMONAL MENSUAL

Nuestro sangrado mensual es un biomarcador esencial para saber lo que está sucediendo en nuestra bioquímica en tiempo real. Hace unos pocos años, hice historia en la televisión sin pretenderlo, en una intervención en el programa del doctor Oz, y utilicé una variedad de zumos y frutas, incluidos arándanos triturados, mermelada de fresa, zumo de arándano rojo y zumo de ciruela pasa, para enseñar los distintos colores y consistencias de la sangre menstrual y cómo interpretarlos para conocer el estado de nuestra salud hormonal. Tómatelo como un test hormonal mensual casero. (En otro capítulo, aprenderás qué significa el color de la sangre menstrual). Además, podemos estar agradecidas a nuestras cuatro fases del ciclo por ofrecernos una imagen clara de nuestra salud hormonal en todo momento: ¡recuerda que se considera tu quinta constante vital! Si algo no está bien, lo sabemos enseguida. Dolor, mucho sangrado, ausencia del periodo: esta es la forma que tiene nuestro cuerpo de decirnos que nuestras hormonas necesitan una ayuda. No puedo evitar pensar que nuestro sistema hormonal, tan vital para la supervivencia de nuestra especie, ha sido ajustado con mayor precisión para darnos aviso de inmediato de los desequilibrios y oportunidades mensuales para mejorar nuestros cuidados personales. Puedes revisar lo que significa el color de tu sangre menstrual ahora mismo en www.FLOliving.com/what-is-your-v-sign. Por desgracia, como vimos en el capítulo uno, solemos recurrir a medicamentos que se venden con o sin receta para enmascarar los síntomas, o bien se nos dice que los síntomas solo están en nuestra cabeza y que no hemos de hacerles caso. Cuando aprendemos a escuchar y a respetar los mensajes de nuestro cuerpo, podemos realizar sencillos cambios que ayuden a nuestro hermoso y complicado organismo.

Más allá de tu periodo: cómo afecta tu segundo reloj a cinco sistemas biológicos clave

Una de las razones por las que no pensamos que tengamos que considerar seriamente el cuidado de nuestro segundo reloj es porque se nos ha hecho creer que solo afecta a nuestro sistema reproductor y a nuestra menstruación. Vamos a poner fin, ahora mismo, a ese malentendido: nuestro segundo reloj afecta a todos nuestros sistemas corporales.

Sistema biológico 1: el cerebro

Si comparáramos el cerebro femenino y el masculino en un laboratorio científico, probablemente observaríamos que el de la mujer es casi un diez por ciento más pequeño. De lo contrario, no detectarías muchas diferencias superficiales. Pero cuando nos adentramos en ellos con aparatos de imagen de alta tecnología, para observar el cerebro en movimiento, las cosas empiezan a ponerse interesantes. Gracias a la innovadora investigación descrita en el conocido *bestseller* de la neuropsiquiatra Louann Brizendine, *El cerebro femenino*, así como a los hallazgos del neurocientífico y psiquiatra Daniel Amen, en *Unleash the Power of the Female Brain* [Libera el poder del cerebro femenino], ahora sabemos que el cerebro de la mujer funciona de manera muy diferente y cuenta con redes más potentes que fomentan la comunicación, la memoria emocional, la intuición y la contención de la ira. Veamos alguna de las principales formas en que las investigaciones demuestran que la eficacia de nuestra materia gris supera a la del cerebro del hombre.

Córtex prefrontal (CP) más grande: las mujeres tenemos un CP más grande, que es una región que actúa como el director general del cerebro y está implicada en las decisiones ejecutivas y funciones cognitivas superiores. Ubicado en la parte frontal del cerebro, detrás de la frente, el CP participa en las funciones de planificación, opinión y organización. Un mayor volumen en esta área se asocia generalmente a una mayor empatía, control de los impulsos, asunción de riesgos controlada y concentración. El CP, que no se desarrolla por completo hasta mediados de la veintena, se desarrolla más rápido en las mujeres, lo que puede ser la razón por la que las mujeres jóvenes suelen parecer mucho más maduras que sus homólogos masculinos.

Hipocampo más grande: asociado con la memoria a largo plazo y la formación de la memoria emocional, el hipocampo es más grande en las mujeres, lo cual podría explicar por qué nunca olvidamos una discusión, un aniversario de boda o una primera cita.

Amígdala más pequeña: el centro del miedo y de la ira del cerebro es un pequeño grupo de neuronas con forma de almendra, que se ubica en los lóbulos temporales. En las mujeres es más pequeño, lo cual apunta a una mayor capacidad para desactivar situaciones tensas, en lugar de enzarzarse en una pelea.

Ínsula más grande: esta es la zona que alberga los sentimientos viscerales; en las mujeres es más grande e indica mayor capacidad para escuchar a nuestra intuición.

Hipotálamo más pequeño: esta región, asociada al deseo sexual, es más reducida en las mujeres; esto explica que no estemos tan obsesionadas pensando constantemente en el sexo.

Cíngulo anterior más grande: el mayor volumen del centro de toma de decisiones y de la ansiedad de la mujer hace que necesitemos más tiempo para tomar decisiones importantes y que nos preocupemos más que los hombres.

Cuerpo calloso más grande: el cerebro humano se divide en dos hemisferios, izquierdo y derecho, y cuenta con un conjunto de fibras nerviosas que unen a ambos. Las mujeres tenemos más cantidad; esto hace que nuestros dos hemisferios estén más conectados, lo cual nos permite aprovechar el poder de más regiones del cerebro cuando hemos de solucionar un problema.

¿Cuál es la principal conclusión de todos estos datos científicos sobre el cerebro? A nivel personal, significa que eres brillante de una manera exclusivamente femenina y que puedes estarle agradecida a tu cerebro por estar programada para el liderazgo, la empatía, el sentimiento de comunidad, resolver problemas, la intuición, la justicia y el pensamiento sistémico.

Cómo afecta el ciclo a tu cerebro

¿Has sentido alguna vez como si no fueras siempre la misma persona (en ciertos momentos del mes sientes que tienes energía y que eres eficiente, mientras que en otros estás más metida en ti misma)? No son imaginaciones. A medida que aumentan los niveles de estrógeno y progesterona y descienden a lo largo del ciclo, tu cerebro cambia como respuesta. Algunos de los hallazgos más esclarecedores sobre los efectos del estrógeno en el cerebro se los debemos a la catedrática de la Universidad de Northwestern Catherine Woolley, que ha estudiado neuroendocrinología durante más de dos décadas. El estudio que realizó en 1996, publicado en el *Journal of Comparative Neurology*, concluye que el cerebro de la mujer puede cambiar hasta un veinticinco por ciento durante el ciclo mensual, principalmente debido a las fluctuaciones de los niveles de estrógeno.

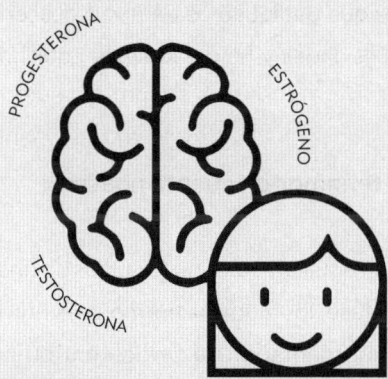

Tus hormonas afectan a tu cerebro de maneras brillantes en cada semana de tu ciclo.

El aumento súbito de los niveles de estrógeno durante la ovulación conduce a un incremento de las conexiones sinápticas dentro del hipocampo; esto puede mejorar la agudeza mental, la creatividad y las dotes de comunicación. Según un estudio de 2005, publicado en *Behavioral and Cognitive Neuroscience Reviews*, el aumento de estrógeno fomenta la liberación de serotonina, conocida como el neurotransmisor de la felicidad. Esto implica que probablemente serás más sociable y extrovertida, y tendrás más ganas de hablar en la primera mitad de tu ciclo a medida que aumentan tus estrógenos. En la segunda mitad, cuando estos empiezan a descender, las conexiones con el hipocampo disminuyen y bajan los niveles de serotonina, lo que provoca un cambio en tu enfoque cognitivo. Sería muy fácil interpretar estos cambios cerebrales como que la primera mitad del ciclo es buena y la segunda mala, pero eso supondría una interpretación anticuada de nuestra naturaleza cíclica. Cada mitad es igualmente valiosa a su manera. El aumento del estrógeno en la primera mitad del ciclo nos incita a ser más abiertas y a cuidar de los demás. El descenso del nivel hormonal en la segunda mitad del ciclo compensa esa tendencia extrovertida y favorece que dirijamos nuestra atención hacia nuestro interior. No podemos estar siempre cosechando o sirviendo a los demás. La naturaleza nos exige que dediquemos tiempo a descansar y a atender nuestras necesidades y ha creado este equilibrio en nuestro ciclo hormonal.

Qué pasa cuando no tenemos en cuenta nuestra naturaleza cíclica

Si tus hormonas no están equilibradas o no te cuidas de una manera específica en cada fase, los altibajos hormonales normales pueden convertirse en una montaña rusa. Un descontrol hormonal en la primera mitad del ciclo puede provocar que cometas excesos y que trabajes incluso por la noche, que inicies demasiados proyectos a la vez o que experimentes estrés y preocupación. En la segunda mitad del ciclo, la alteración hormonal puede provocar falta de claridad mental, un bajón y el sentimiento de que te arrastras para levantarte de la cama. Puesto que estamos destinadas a sufrir problemas hormonales, aceptamos que hemos de encontrarnos mal y no ser eficientes durante la segunda mitad del ciclo, así que no hacemos nada para revertir esta situación que es como un pez que se muerde la cola. Pero la vida no tiene por qué ser así.

No hacer caso de los problemas menstruales –menstruaciones dolorosas, hinchazón y ausencia de menstruación– que nos indican que hay un problema hormonal impedirá que te beneficies del efecto positivo que tienen las hormonas sobre tu cerebro. Estas son las razones por las que has de implementar las prácticas que aprenderás en la siguiente parte de este libro, a fin de que puedas mantener un nivel hormonal óptimo para evitar el principal efecto negativo en tu creatividad. Por ejemplo, las menstruaciones dolorosas, uno de los signos más comunes de desequilibrio hormonal. Como si no bastara con el dolor, los periodos dolorosos también reducen nuestra capacidad de realizar tareas difíciles, disminuyen el tiempo en que podemos mantener la atención y se asocian a cambios en la materia gris, según múltiples estudios publicados en la revista *PAIN*. Las mujeres con síntomas del SPM tienen desequilibrios hormonales que básicamente afectan a dos áreas del cerebro: el córtex prefrontal y el sistema límbico o centro emocional. Puede que también experimenten un descenso en los niveles de la hormona del bienestar, la serotonina. Con estos cambios cerebrales, puedes despedirte de la claridad mental, el buen juicio y la estabilidad emocional y darle la bienvenida al despiste, la dificultad de concentración, la impulsividad, la agresividad, la emotividad, la depresión y la irritabilidad. Según el Estudio de los Institutos Nacionales de Salud sobre el Biociclo, cuanto más tiempo pasa sin tratamiento el SPM, mayor es el riesgo de desarrollar demencia. Esta es la razón por la que es tan importante que sincronices tu ciclo y equilibres tus hormonas. No se trata solo de librarte de las menstruaciones dolorosas y la hinchazón, sino de mejorar tu función cerebral ahora, para prevenir problemas en el futuro.

La ventaja del FLO

Cuando tus hormonas están equilibradas, las fluctuaciones naturales de tu ciclo mensual tienen un impacto predecible y positivo en el funcionamiento del cerebro y te permiten aprovechar tus dones y talentos únicos a lo largo del mes. Así es como deberían ser las fases de tu ciclo cuando tus hormonas están equilibradas:

- **Fase folicular:** el efecto hormonal general sobre el cerebro es de apertura hacia las cosas nuevas, creatividad y comienzos. ¿Qué deseas incrementar en tu vida? ¿Hacia dónde puedes dirigir tus intenciones?
- **Fase ovulatoria:** los centros de la palabra y de la sociabilidad del cerebro reciben el estímulo de las hormonas. Habla sobre lo que deseas conseguir con todas las personas con las que te comuniques durante esta fase. Es un buen momento para las conversaciones importantes. Conecta con tu comunidad y disfruta de tu magnetismo.
- **Fase lútea:** tu química cerebral mejora para realizar tareas, fijarte en los detalles y terminar proyectos. En la primera mitad de esta fase, tienes algo de energía para dedicar a los demás. En la segunda mitad, has de concentrarte más en cuidarte tú. Debes expresar tu opinión, aprender a decir no y marcar claramente tus límites, de lo contrario cabe la posibilidad de que estés irritable esta semana.
- **Fase menstrual:** a medida que descienden rápidamente los niveles hormonales hasta su punto más bajo, se establece una mayor comunicación entre los dos hemisferios cerebrales: el hemisferio analítico izquierdo y el emocional derecho. Esto significa que eres más capaz de sintetizar lo que sientes respecto a tu situación y determinar la mejor forma de actuar. Programar tiempo para analizar, revisar y pensar estrategias

sobre el rumbo que quieres tomar en la vida. ¿Todavía sigues queriendo lo mismo que deseabas antes? ¿Te sientes bien con lo que haces en diversas áreas de tu vida, cómo empleas tu tiempo, con quién lo pasas? Practica la introspección escribiendo un diario y reflexionando sobre en qué momento te encuentras ahora. Puedes recibir notificaciones de estos cambios de fase si te descargas mi aplicación MyFLO (www.MyFLOtracker.com).

Sistema biológico 2: el sistema inmunitario

Si corre algún virus por la empresa, no cabe duda de que mi esposo lo enganchará y tardará algún tiempo en recuperarse. Yo enfermo solo cuando llevo mucho tiempo muy estresada. Muchas de mis amigas han observado que les sucede lo mismo. Parece que tenemos más capacidad para luchar contra las enfermedades comunes, aunque los niños vengan a casa con los desagradables virus de la escuela. Cada vez hay más investigaciones en curso que intentan descubrir por qué el sistema inmunitario de las mujeres es más fuerte, y no me refiero solo en lo que respecta a resfriados y virus gripales. Estamos mejor equipadas para rechazar episodios bruscos de infecciones, sepsis o traumatismos. Somos menos propensas a desarrollar cáncer. De hecho, la probabilidad de desarrollar cáncer en la vida para los del club del cromosoma XY es del cuarenta y cinco por ciento, mientras que para las mujeres es solo del treinta y ocho por ciento, según una investigación de 2012, publicada por *Frontiers in Genetics*. Y las mujeres vivimos más que los hombres.

Nuestras hormonas tienen su función en nuestras respuestas inmunitarias. Según un estudio, realizado en 2017, publicado por *Hormones and Behaviour*, la testosterona suele reprimir esas respuestas, mientras que el estrógeno las fomenta. En esencia, tenemos el don de contar con un sistema inmunitario genética y hormonalmente superior, que nos ayuda a repeler las infecciones y enfermedades, especialmente durante nuestros años fértiles, para que estemos sanas para tener hijos.

Cómo afecta el ciclo a tu sistema inmunitario

¿Has observado alguna vez que eres más propensa a resfriarte justo antes de tu periodo? Hay una razón biológica. Tu sistema inmunitario responde de forma diferente a las infecciones, virus y demás causantes de enfermedades, según la etapa del mes en la que te encuentres. Lo que has observado intuitivamente sobre la capacidad de tu cuerpo de repeler las enfermedades la ciencia lo ha confirmado. Un fascinante estudio de 2018, publicado en *Trends in Ecology & Evolution*, sobre la naturaleza cíclica de nuestra salud concluyó que durante la primera mitad del ciclo, cuando aumentan los niveles de estrógeno, el sistema inmunitario está muy alerta y preparado para atacar, lo que nos proporciona una gran capacidad para defendernos de las infecciones y alejar las enfermedades. Durante la segunda mitad del ciclo, cuando descienden las concentraciones de hormonas, el sistema inmunitario reduce la marcha y es menos probable que pueda afrontar una respuesta inflamatoria. Creo que está bastante claro que estos cambios en la respuesta inmunitaria son para favorecer el embarazo. Una mayor inmunidad en la fase folicular nos mantiene en plena forma. En la segunda mitad del ciclo, el sistema inmunitario da un paso atrás para que nuestro cuerpo no ataque un óvulo fecundado al confundirlo con un agente extraño. Si nuestras hormonas están equilibradas, el cambio en nuestra inmunidad debería ser imperceptible, pero si no es así, en esta fase, tenemos más probabilidades de sentirnos agotadas o pescar ese bichito que ronda por la oficina.

Qué pasa cuando no tenemos en cuenta nuestra naturaleza cíclica

Cuando nuestro segundo reloj está desincronizado, el sistema inmunitario sobrecargado puede acelerarse demasiado. Muchas mujeres padecen enfermedades autoinmunes, como la tiroiditis de Hashimoto, lupus, esclerosis múltiple y artritis reumatoide; por consiguiente, es importante que reflexionemos sobre el impacto que puede tener ignorar este reloj. Los científicos han descubierto que el papel inmunomodulador del estrógeno afecta a algunas enfermedades sistémicas, como las autoinmunes y las inflamatorias. Un investigador alemán, que publicó un artículo en 2012, en la revista *Autoimmunity Reviews*, observó que algunas mujeres experimentaban síntomas más agudos relacionados con estados crónicos pocos días antes de su periodo o durante este. Voy a aclarar una cosa: tu naturaleza cíclica *no* te hace más vulnerable a los trastornos autoinmunes. Pero si no cuidas tu segundo reloj con alimentación, ejercicio y viviendo de manera cíclica, puede que tus hormonas se descontrolen y te hagan más susceptible al estrés del sistema inmunitario.

La ventaja del FLO

Comprender los cambios cíclicos de tu sistema inmunitario te da el poder de *biohackear* la capacidad para luchar contra los virus que atacan a tu cuerpo, aportando los micronutrientes que refuerzan la inmunidad, para que no seas víctima de molestos bichos portadores de los resfriados y la gripe, durante la segunda mitad de tu ciclo. Incrementar tus cuidados en esa segunda mitad, cuando tu sistema inmunitario está más debilitado por naturaleza, ayuda a compensar esa variación normal. Trabajar con tu ciclo también previene el dominio del estrógeno, te protege de desarrollar enfermedades autoinmunes y ayuda a minimizar los síntomas. He conocido a muchas mujeres que padecían trastornos crónicos y que, cuando han empezado a vivir de acuerdo con su naturaleza cíclica, han observado una importante disminución de los síntomas. El Método de Sincronización del Ciclo™ te enseña a alimentarte y a cuidar de tu cuerpo para fomentar una respuesta inmune saludable, aliviar los síntomas y ayudarte a que te encuentres bien todo el mes.

Sistema biológico 3: el metabolismo

Toda nuestra vida nos han dicho que un metabolismo rápido es la cúspide de la vida sana y la clave para perder peso. Sin embargo, décadas de investigaciones han demostrado que el índice metabólico en descanso de las mujeres es más bajo que el de los hombres, y la diferencia no es atribuible a la composición del cuerpo o el nivel de forma física. Se nos ha obligado a creer que nuestro metabolismo lento es un problema que hemos de compensar mediante tremendas privaciones y autocontrol. Ha llegado el momento de cambiar este concepto por otro nuevo. Contémplalo de este modo: la naturaleza codificó a la mujer para que pudiera crear a otros seres humanos y, por consiguiente, hizo nuestro metabolismo mucho más eficiente que el de los hombres. Mientras los hombres eliminan nutrientes a través de sus vías de eliminación con bastante rapidez, las mujeres los conservamos más tiempo y sacamos más partido de los alimentos que ingerimos, para aportar un entorno más rico en nutrientes en el proceso de concebir.

Las pruebas son claras. No podemos *biohackear* nuestra nutrición y nuestra forma física como lo hacen los hombres. Necesitamos un programa de alimentación y ejercicio que se adapte a nuestro metabolismo femenino. Puedes acceder a más información en www.IntheFLObook.com/bonus.

Cómo afecta el ciclo a tu metabolismo

Tal vez pienses que tu cuerpo ha de ser una máquina de quemar calorías constantemente, pero tu bioquímica no funciona así. Tu capacidad para quemar calorías varía con tu ciclo hormonal. Esta es la conclusión a la que llegó un grupo de investigadores británico al revisar los estudios realizados sobre cómo afecta el ciclo menstrual al metabolismo, que fue publicada en 2007, en un artículo en el *International Journal of Obesity*. En general, el aumento de estrógeno reduce el apetito, mientras que una disminución de esta hormona junto con el aumento de la progesterona tiene el efecto contrario. La consecuencia es que, en la primera mitad de tu ciclo, el metabolismo se vuelve más lento, tienes menos apetito y retienes nutrientes por si se produjera un embarazo. Durante la fase lútea, la energía aumenta de golpe entre el ocho y el dieciséis por ciento, según una investigación básica de 1986, publicada en el *American Journal of Clinical Nutrition*. Ese pico ascendente corresponde a quemar entre ochenta y nueve y doscientas setenta y nueve calorías más al día. Parece fantástico, pero los científicos británicos también se apresuraron en señalar que este aparente milagro metabólico suele ir acompañado de un aumento del apetito, antojos e ingesta de alimentos, que supone de noventa a quinientas calorías diarias. En la segunda mitad del ciclo, nuestra naturaleza reproductora está orientada a satisfacer las exigencias del embarazo, en el caso de que se produjera la fecundación del óvulo. Eso es lo que hay detrás de esos antojos y deseos de ingerir más calorías.

Qué pasa cuando no tenemos en cuenta nuestra naturaleza cíclica

Si no comes de acuerdo con tu bioquímica, puede que pierdas peso en la primera mitad de tu ciclo, para posteriormente ver cómo lo recuperas en la segunda mitad. Recurrir a dietas para adelgazar que se basan solo en el ciclo circadiano de veinticuatro horas no es la solución. Estas no tienen en cuenta nuestra naturaleza cíclica o el segundo reloj. De hecho, como verás en el siguiente capítulo, muchas dietas de moda populares –como el ayuno intermitente, *keto* y paleolítica– van en contra de nuestro metabolismo e impiden que perdamos peso.

La ventaja del FLO
Si trabajas a favor de tu biología podrás adelgazar sin recuperar el peso, haciendo ejercicio y comiendo de manera apropiada para cada fase del ciclo. Este método diseñado para la mujer nos enseña a compensar el aumento de almacenamiento de nutrientes en la fase lútea para que puedas mantener alejados esos kilos de más durante todo el mes. Basta con que hagas hincapié en alimentos específicos que queman combustible con más eficiencia; en el capítulo siguiente, descubrirás exactamente qué alimentos son los mejores para esta fase. El equipo británico que he mencionado anteriormente, basándose en la revisión de docenas de estudios, llegó a la conclusión de que los programas para adelgazar se tenían que diseñar de acuerdo con un consumo dietético, una ingesta de calorías y un nivel de actividad física específicos para cada fase del ciclo menstrual. Una vez más, ¡la ciencia respalda la preferencia innata de nuestro cuerpo a estar en sincronía con su ciclo!

Sistema biológico 4: el microbioma
El tracto gastrointestinal, la vagina y los senos contienen billones de bacterias beneficiosas. Cuando estos microbios buenos están equilibrados, ayudan a que nuestro cuerpo vibre con buena salud y mantienen a raya las enfermedades. Pero cuando se produce un desequilibrio o se cuelan bacterias nocivas en la comunidad, se asocian a estados como la obesidad, la artritis

reumatoide, el trastorno por déficit de atención e hiperactividad y otros. La nueva ciencia está observando que existen cada vez más diferencias entre ambos sexos en lo que respecta al microbioma. Por ejemplo, un estudio de 2014, publicado en la revista *Nature Communications*, concluyó que la flora intestinal de los hombres y de las mujeres respondía de forma diferente a la misma dieta. Otros investigadores hallaron discrepancias entre hombres y mujeres en cuanto a la proliferación de bacterias específicas del intestino. Asimismo, observaron diferencias entre ambos sexos en lo que respecta a la proliferación de cierta bacteria, a medida que aumentaba el peso. ¡No es de extrañar que tu hermano pueda adelgazar con dietas diseñadas para sus ritmos biológicos, mientras que tú no ves que la aguja de tu báscula se inmute!

La microbiota intestinal también tiene una conexión única con el cerebro femenino. De hecho, tenemos unos cien millones de neuronas en el intestino, a las que últimamente solemos referirnos como el «segundo cerebro». El intestino es el responsable de segregar más del noventa por ciento de la producción de serotonina de todo el cuerpo, según una investigación de 2015, publicada en *Cell*. Aunque los científicos no observaron diferencias entre los dos sexos en lo que respecta a la conexión intestino-serotonina, creo que es lógico suponer que, con toda esa cantidad de «neurotransmisores de la felicidad» que emanan del intestino, la salud de nuestra microbiota en dicha zona puede afectar a nuestros estados de ánimo.

¿Sabías que los senos tienen su propia microbiota? ¿O que esta comunidad bacteriana podría influir en tu riesgo de desarrollar cáncer? En un estudio realizado en 2016, publicado en *Applied and Environmental Microbiology*, los investigadores detectaron diferencias en la composición bacteriana de mujeres con cáncer de mama respecto a las que no tenían cáncer. Este descubrimiento suscita muchas preguntas respecto a la función de la microbiota de los senos en la prevención o desarrollo del cáncer de mama; actualmente, los científicos intentan determinar si las bacterias buenas se podrían utilizar para tratar la enfermedad.

Cómo afecta el ciclo a tu microbioma

El microbioma está íntimamente relacionado con tus hormonas y hay quienes lo consideran un componente adicional del sistema endocrino. La ciencia nos ha demostrado que el estrógeno influye en el intestino de muchas formas: promoviendo el crecimiento y la proliferación de bacterias favorables para el intestino y aportando una barrera protectora para evitar la permeabilidad intestinal, un trastorno conocido como síndrome del intestino permeable que hace que parte del contenido del intestino se filtre al cuerpo. El intestino permeable se asocia con hinchazón, dolor, gases, sensibilidades alimentarias y otros trastornos digestivos. Los receptores de estrógeno también influyen en la composición de las bacterias intestinales, según el *Journal of Neuroimmunology*. Basándonos en esta investigación, podríamos caer en la tentación de pensar que más estrógeno es bueno para el intestino y que menos es malo, pero no es tan sencillo. Como sucede con todos nuestros sistemas biológicos, para su función óptima es esencial que las hormonas estén equilibradas.

En el otro plato de la balanza, la microbiota intestinal desempeña una función principal en la ruptura del estrógeno y es esencial para conservar el equilibrio de esta hormona tan importante. Un grupo específico de bacterias intestinales –concretamente, ciertos genes bacterianos, denominados estroboloma– producen una enzima esencial que ayuda a metabolizar el estrógeno. El intestino forma parte del sistema de eliminación y es esencial para conducir las hormonas fuera de nuestro organismo. Este proceso, cuando funciona bien, desempeña un papel esencial para que alcances tu armonía hormonal.

Qué pasa cuando no tenemos en cuenta nuestra naturaleza cíclica

Si tomamos en consideración las múltiples formas en que el ciclo menstrual influye en el microbioma, es lógico pensar que un desequilibrio hormonal puede tener efectos negativos en el intestino, la vagina y los senos. Asimismo, un ecosistema interno que no funciona correctamente puede generar exceso de estrógeno. El exceso de estrógeno está vinculado con casi cualquier síntoma de desequilibrio hormonal: infertilidad, SPM, falta de libido, menstruaciones dolorosas, sangrado profuso y síndrome de ovario poliquístico.

La ventaja del FLO

Equilibrar los niveles hormonales durante el ciclo puede fomentar un microbioma más vital. Una mejor salud intestinal se traduce en digestiones más ligeras, mayor facilidad para perder peso, mejor producción de neurotransmisores y mejor estado de ánimo. Unas bacterias vaginales equilibradas pueden reducir el riesgo de infecciones por levaduras, potenciar la fertilidad, incrementar las posibilidades de llevar a término un embarazo y favorecer la salud del bebé. En cuanto a la microbiota de los senos, todavía hace falta que se realicen más investigaciones, pero creo que podemos decir con toda certeza que la armonía hormonal promueve la salud de los senos.

Sistema biológico 5: la respuesta al estrés

Como has visto en el capítulo dos, la búsqueda actual de la cosecha perpetua y la producción ininterrumpida va en contra de nuestra cronobiología y nuestros ritmos femeninos naturales, y tiene un impacto en nuestra respuesta al estrés. No es de extrañar que las mujeres y los hombres reaccionemos de distinta forma al estrés, tanto mental como físicamente. Según el informe de 2010 *Stress in America* (Estrés en América) de la Asociación Americana de Psicología, las mujeres tienen mayor tendencia a decir que padecen mucho estrés y que este va en aumento. También es más probable que padezcamos algunos de los siguientes síntomas físicos y emocionales a causa de ese estrés:

* Dolor de cabeza.
* Irritabilidad.
* Fatiga.
* Falta de energía.
* Menor motivación.
* Ganas de llorar.
* Nerviosismo.
* Ansiedad.
* Tristeza o depresión.
* Malestar de estómago.
* Tensión muscular.
* Alteraciones en el apetito.

Las nuevas investigaciones han revelado mecanismos biológicos y neurológicos subyacentes que podrían explicar esas diferencias. A fin de entender estos mecanismos, retrocedamos y veamos los fundamentos bioquímicos de la respuesta al estrés del ser humano. El eje hipotalámico-hipofisiario-adrenal (HHA) actúa como un controlador aéreo de este sistema hormonal. En general, cuando el hipotálamo se estresa, se pone en marcha y le ordena a la hipófisis que empiece a segregar hormona adrenocorticotropa (ACTH). La corriente de ACTH envía una señal a las glándulas suprarrenales para que abran las compuertas a las hormonas del estrés, incluidos el cortisol y la adrenalina. Pero este eje HHA no actúa siempre igual en las mujeres que en los hombres.

Las respuestas biológicas masculinas se caracterizan por la respuesta de «luchar o huir», en la que el cortisol canaliza la glucosa hacia los músculos y la adrenalina hace que suba la presión sanguínea y la frecuencia cardíaca. La mayoría de las descripciones de este proceso nos invitan a que pensemos en nuestros antepasados de las cavernas, detallan la forma en que esta respuesta les insuflaba energía para que pudieran correr más que el búfalo o luchar contra las tribus enemigas. Una vez que regresaban sanos y salvos a su cueva o derrotados por la otra tribu, cuando había pasado el peligro, su sistema interior volvía a la normalidad.

La historia de la respuesta del eje HHA en las mujeres ha hecho correr mucha menos tinta (¡no es de extrañar!). Con anterioridad a 1995, en la mayoría de las investigaciones sobre la respuesta al estrés, solo habían participado hombres, y esta, en parte, es la razón por la que la respuesta de lucha o huida se ganó su lugar en nuestro condicionamiento cultural. Las investigaciones más recientes, incluido un estudio del año 2000, publicado en *Psychological Review*, parece indicar que nuestra biología no siempre sigue el mismo patrón masculino. Las mujeres, por el contrario, tendemos a «cuidar-y-hacer amistades» como respuesta al estrés. En esos momentos, es más probable que ayudemos a los más pequeños y busquemos alianzas para incrementar nuestras posibilidades de supervivencia, no solo la nuestra, sino la de nuestra prole. Basta con que observes con qué facilidad recurrimos las mujeres al *crowdfunding* para recaudar fondos para un desastre u organizamos donaciones para las víctimas de los huracanes, terremotos e incluso ataques terroristas. En el plano biológico, nuestras hormonas sexuales femeninas puede que amortigüen la subida de adrenalina que suelen sentir los hombres cuando se enfrentan a una amenaza externa o a una situación estresante. En los momentos de estrés, nuestro cerebro también libera la sustancia neuroquímica del bienestar, la oxitocina, que se conoce como la hormona de la unión. El estrógeno promueve la secreción de oxitocina, mientras que la testosterona la bloquea. Las mujeres y los hombres no secretan los mismos niveles de estas hormonas, que activan distintas áreas del cerebro.

Cómo afecta el ciclo a tu respuesta al estrés

Durante la semana anterior a tu periodo, ¿estás más estresada? ¿Te cuesta más acabar esa cantidad de trabajo extra que te han asignado? ¿Te despiertas a medianoche pensando en la discusión que has tenido con tu hermana? No eres la única, y no, no es todo mental. La ciencia respalda lo que siempre has sabido. Nuestra biología está programada para ensalzar más nuestra respuesta al estrés en la segunda mitad del ciclo, en comparación con la primera mitad, según un estudio de 2017, publicado en la revista *Physiology & Behaviour*. Una investigación anterior, de un número del año 2013, de la revista *Psychoneuroendocrinology*, concluyó que las mujeres liberaban mayor cantidad de cortisol, la hormona del estrés, durante la segunda mitad del ciclo que durante la primera. Es probable que esta respuesta aumentada sea la forma que tiene la naturaleza de ayudar a proteger al óvulo fecundado, en caso de que se produjera el embarazo.

Qué pasa cuando no tenemos en cuenta nuestra naturaleza cíclica

El estrés puede jugarle una mala pasada al cerebro. Según un artículo de 2015, de la publicación *Journal of Endocrinology*, el estrés afecta al circuito neuronal responsable de la función cognitiva, la toma de decisiones y los estados de ánimo, que a su vez puede alterar otros sistemas biológicos, como los sistemas nervioso e inmunitario y el metabolismo. Una revisión publicada en el *Industrial Psychiatry Journal* revelaba que la respuesta al estrés provoca el inicio de la actividad en diferentes regiones del cerebro de las mujeres (sistema límbico) y de los hombres (una zona del córtex prefrontal). Un receptor del hipotálamo, responsable del apetito y la saciedad, también reacciona de manera diferente en las mujeres que en los hombres, cuando el estrés aprieta. El apetito disminuye en las mujeres, pero no en los hombres, que puede que sea la causa por la que las mujeres tienen mayor tendencia a los trastornos alimentarios, según una investigación publicada en *Cell Metabolism*, en 2016.

Demasiado estrés también puede alterar tu vida sexual y tu fertilidad. Las sustancias químicas liberadas en las etapas de estrés interfieren en la producción de estrógeno, progesterona, hormona luteinizante, hormona foliculoestimulante y prolactina. Un exceso de estrés puede alterar completamente tus niveles hormonales y provocar periodos irregulares, problemas de fertilidad y una libido apagada. Un estudio publicado en el *Journal of Sexual Medicine*, en 2013, concluyó que el efecto del estrés crónico va más allá de la pérdida del deseo de jugar en el dormitorio. El estrés crónico también nos afecta en un plano fisiológico. De hecho, las mujeres con altos niveles de estrés crónico tienen niveles más bajos de excitación sexual.

La exposición al estrés crónico puede agotar nuestras defensas, hacer que estemos siempre cansadas y convertirse en el síndrome de la trabajadora quemada. Tal vez creas que el estrés crónico te provocará fatiga suprarrenal, pero los médicos tradicionales no la reconocen como una enfermedad real. Sin embargo, no te equivoques, porque los síntomas son muy reales. Si le pides a un médico que te haga pruebas para revisar si tienes fatiga suprarrenal, es posible que te diga, «Estás bien, todo es mental». Algunas personalidades del campo de la medicina, como la doctora Aviva Romm, sugieren que la fatiga suprarrenal podría ser algo que se denomina carga alostática. Los investigadores dicen que la carga alostática es un biomarcador del grado de «desgaste» del cerebro y del resto del cuerpo que afecta a nuestra salud general. En 2017, un artículo publicado en *PLOS ONE* concluyó que cuanto más elevada era la carga alostática, peor era nuestro estado de salud.

El ciclo hormonal de respuesta al estrés es una calle de doble sentido. Así como tu ciclo hormonal influye en tu respuesta al estrés, tu periodo puede verse alterado cuando esta respuesta está fuera de control. Aquí tienes cinco formas en que un aumento del cortisol puede afectar a tu ciclo mensual:

- **Interfiere en la insulina:** el aumento del cortisol altera la capacidad de la insulina de controlar los niveles de azúcar en sangre. Esto, a su vez, altera la ovulación y la menstruación.
- **Reduce la progesterona:** el cortisol interfiere en la producción de progesterona, lo cual puede alterar tu ciclo. Cuando el cuerpo se estresa, utiliza la progesterona para fabricar más cortisol, en vez de lo que se supone que ha de hacer. Si estás intentando ser madre, ten en cuenta que un nivel insuficiente de progesterona puede reducir tus posibilidades de quedarte embarazada y dificultar que el embarazo llegue a término.
- **Retrasa la ovulación:** si el estrés ataca cuando te estás acercando a la fase ovulatoria, un nivel alto de cortisol podría retrasar o incluso impedir la liberación del óvulo hacia el útero. Desde una perspectiva biológica, puedes entender por qué tu cuerpo no querrá favorecer el embarazo durante un periodo de mucho estrés. Esta es la forma que tiene nuestro cuerpo de conservar la energía para manejar el estrés, al que considera

un riesgo inminente. Una vez que desaparece la amenaza, tu cuerpo puede preparar el terreno para que tenga lugar la concepción.

- **Cambia la duración y las fechas de tu periodo:** el estrés que tiene lugar tras la fase ovulatoria puede provocar un desequilibrio hormonal, que podría conducir a una serie de cambios en tu periodo. Entre ellos se incluyen el sangrado intermenstrual, periodos más frecuentes, sangre más espesa o acuosa de lo normal o cambios en el color o en la duración. Este desequilibrio también puede predisponerte a que tengas síntomas, como menstruaciones dolorosas, aunque no suelas tener menstruaciones dolorosas. Un estudio de 2004, publicado en la revista *Women's Health Issues*, concluyó que las mujeres con altos niveles de estrés tienen intervalos más cortos entre ciclos y menstruaciones más cortas, en comparación con las que no padecen grandes niveles de estrés. Otros estudios revelan que los factores de estrés comunes, como ir a la universidad, pueden provocar ciclos más largos, según investigaciones publicadas en *American Journal of Epidemiology*.

- **Tu periodo puede perderse en el limbo:** después de una etapa especialmente estresante, puede que el sangrado se retrase. Pero ¿sabías que una menstruación tardía puede que no sea un auténtico periodo? Si no has ovulado, tus hormonas no pasaron por el proceso habitual para provocar la menstruación. En este caso es más como una hemorragia para deshacerse del revestimiento endometrial que ha acumulado el útero. Si no has ovulado, no es un periodo fisiológico. Sin embargo, tu útero se desprenderá de todos modos de cualquier tejido extra que haya formado. Un periodo tardío no es solo una molestia que puedes pasar por alto, es tu cuerpo que te está diciendo que está bajo niveles constantes o crónicos de estrés y que es incapaz de funcionar correctamente. A fin de realizar las incontables funciones necesarias para mantenerte con vida, tu cuerpo interrumpe la ovulación para conservar recursos y energía. Si no estás intentando concebir, tal vez pienses que esta falta de ovulación no es importante. Pero piénsalo bien: cuando tu cuerpo no ovula, el terreno está preparado para que se produzcan más síntomas hormonales y problemas con el periodo, cualquier cosa desde el SPM hasta acné y menstruaciones dolorosas. Un retraso en la menstruación debido al estrés es más que un inconveniente: es el precursor de una larga lista de problemas de salud graves.

La ventaja del FLO

No has de dejar que el estrés domine la segunda mitad de tu ciclo o que se convierta en una condición crónica. Puedes controlar el estrés, en vez de dejar que este te controle a ti. En la siguiente parte de este libro, verás cómo el Método de Sincronización del Ciclo™ puede ayudarte a manejar el estrés en la fase lútea; respetar tu segundo reloj pone freno al estrés crónico y *biohackear* como mujer hace que el cortisol no se descontrole.

La versión feminista: diferentes e iguales

Tal vez ver todas estas pruebas científicas sobre las diferencias biológicas fundamentales entre mujeres y hombres, y las diferentes y múltiples formas en las que te afectan, te haya servido para corroborar muchas cosas. No obstante, puede que también sientas cierta preocupación, porque hemos estado muchas décadas luchando para demostrar que todos somos iguales como seres humanos. Por supuesto que somos iguales y merecemos ser tratadas igual en nuestros puestos de trabajo, en el ámbito de la política y en la sociedad en general. No hay nada en nuestra biología distintivamente femenina que nos impida estar al mismo nivel que los hombres o poder acceder a las mismas oportunidades. Pero desde la perspectiva de la salud, nos merecemos más. La medicina se está encaminando hacia los tratamientos bioindividuales. El concepto de tratamientos generalizados empieza a ser cosa del pasado. Por ejemplo, los tratamientos contra el cáncer están cada vez más focalizados en la expresión genética de la persona y en la forma individualizada en que se presenta la enfermedad. El paso siguiente es que la sanidad incorpore nuestra biología y las fluctuaciones de nuestro ciclo hormonal en el lote, en lo que respecta a nuestros cuidados sanitarios y nuestro bienestar.

También puede darnos la impresión de que los hombres y las mujeres tengamos menos voluntad propia de lo que imaginábamos, debido a la gran influencia de las hormonas en nuestras experiencias. Lo cierto es que somos nosotras las que tenemos la capacidad para expresarnos trabajando con estos ritmos biológicos, y viceversa: tu experiencia puede estar más limitada negativamente si no favoreces tus ritmos biológicos. Esta es la realidad tanto para los hombres como para las mujeres. Cuando experimenté por primera vez este poderoso cambio de visión, sentí que era profundamente liberador. Al final, pude liberarme del concepto de que, de alguna manera, tenía que forzarme a ser igual todos los días, que acababa transformándose en la idea de que tenía que ser perfecta. Después de tantos años trabajando con mujeres, sé muy bien que esta sensación de alivio es una reacción muy común. Aprender sobre mi bioquímica femenina despertó más mi compasión hacia mí misma y desarrollé más comprensión y amor por la forma en que funcionan mi cerebro, el resto de mi cuerpo y mis sistemas biológicos. Y hubo algo que me quedó totalmente claro: una vez que aceptas tu naturaleza bioquímica y hasta qué extremo influye en tu vida, te quedas con una sencilla decisión: ¿vas a ir en contra de tu naturaleza o a su favor? Tu estilo de vida diario y las elecciones que haces en tus cuidados personales bien van a tu favor o en contra de tu naturaleza cíclica y, o producen síntomas, o la favorecen y mejoran las facultades cognitivas, revitalizan tu energía y suben tu estado de ánimo. No hay que pensárselo dos veces.

MANIFIESTO DEL FLO

Reconozco que mi ciclo tiene cuatro patrones hormonales distintos.

Cada una de estas fases precisa alimentación y cuidados específicos.

Apoyar cada fase es la clave para gozar de una salud óptima.

Sincronizar cada fase me permite conectar con mi creatividad para optimizar mi trabajo, mi papel de madre y mis relaciones a mi propia manera.

Vivir de acuerdo con mis tiempos rítmicos biológicos me ayuda a recuperar mi soberanía y hace que me sienta más libre.

Ahora que entiendes tu maravillosa realidad biológica, ha llegado el momento de descubrir los alimentos, las rutinas de ejercicio y las estrategias específicos para cada fase, a fin de gestionar tu energía y *biohackear* tu nutrición, tu ejercicio físico y tu agenda. La siguiente parte te desvelará los sencillos pasos que has de dar para empezar a sincronizar tu ciclo ¡y para que puedas optimizar tu salud y tu vida ahora!

PARTE 2

DEJA QUE TU CUERPO FLUYA CON EL PROTOCOLO FLO

Y le dije dulcemente a mi cuerpo: «Quiero ser tu amiga». Respiró profundo y respondió: «¡Llevo esperando esto toda mi vida!».

NAYYIRAH WAHEED

CAPÍTULO 4

Se acabaron las dietas

Cuando dejamos de hacer dieta, recuperamos algo que habíamos entregado cuando, probablemente, éramos demasiado jóvenes para saber que lo hacíamos: nuestra propia voz. Nuestra facultad para decidir qué y cuándo comer. Nuestra fe en nosotras mismas. Nuestro derecho a decidir lo que llega a nuestra boca... Puedes confiar en tu cuerpo... Si lo escuchas, te hablará.

GENEEN ROTH

¿Estás dispuesta a convertirte en una *biohacker* cíclica? Considera el *biohacking* como un experimento en el que rastreas biomarcadores para modificar tu dieta, tu rutina de ejercicio y tus hábitos de estilo de vida, con el fin de encontrar las mejores formas de conseguir la salud hormonal, los sistemas biológicos y la creatividad óptimos. Mucho antes de que este popular tema pasara a formar parte del léxico cotidiano, yo intentaba desesperadamente biohackear mi camino hacia la buena salud, procuraba equilibrar mis hormonas y curarme de mis síntomas del síndrome de ovario poliquístico. Me gasté miles de dólares en productos que prometían acabar con el acné y probé todas las dietas que había sobre la faz de la Tierra. Un médico que me estuvo tratando me aconsejó tomar cada mañana un zumo de zanahoria con verduras en polvo —el zumo parecía un estanque sucio— y al cabo de unos pocos meses, ¡se me puso la piel de color naranja! No me sirvió de nada para el acné, ni tampoco perdí peso con ninguna de las dietas que probé. Era muy frustrante, sentía que era una fracasada. No podía entender por qué no me funcionaba nada. Ojalá hubiera sabido entonces lo que sé ahora. Ninguno de esos remedios que probaba tenía en cuenta mis patrones hormonales mensuales. En la sección anterior, hemos visto que a las mujeres se nos ha considerado la versión pequeña de nuestros homólogos masculinos. A excepción de nuestras partes anatómicas y hormonas sexuales, se ha dado por sentado que nuestro cuerpo funciona y responde parecido al del hombre. Esto ha conducido a la creencia general de que lo que es bueno para el uno es bueno para la otra. ¡Error! Tal como me enseñaron mis primeros experimentos de *biohacking*, muchas de las que parecían «soluciones seguras» simplemente no me hacían nada porque estaban diseñadas pensando en los hombres y en su reloj de veinticuatro horas. Esas soluciones son específicamente inadecuadas para las mujeres que pretenden adelgazar.

Nada acababa de cuadrar hasta que me di cuenta de que aunque las mujeres hayamos demostrado que somos capaces de hacer todo lo que hacen los hombres e incluso más, no somos criaturas bioquímicamente idénticas a ellos. Y además, debido a nuestras fluctuaciones hormonales, ni siquiera somos las mismas de un día para otro. Era una locura pensar que tenía que seguir con la misma rutina de cuidados diarios o haciendo estrategias de *biohacking* creadas para los hombres. La respuesta estaba en encontrar herramientas que funcionaran con nuestra bioquímica, nuestro ritmo corporal cíclico, nuestros sistemas biológicos y los cambios hormonales que tienen lugar en nuestro reloj de veintiocho días. Pero ¿cuáles eran esas herramientas?

Muchas de las cosas del ámbito del *biohacking* actual —como el ayuno intermitente y las dietas *keto*, por nombrar un par— se quedan cortas para las mujeres. ¿Por qué? Estas herramientas están orientadas al reloj de veinticuatro horas y a ayudar a los hombres a tener más energía, concentración y fondo todos los días. Las mujeres, con nuestro reloj de veintiocho días, necesitamos algo diferente y menos extremo. La clave para que nosotras podamos optimizar nuestro organismo y acceder a sus beneficios reside simplemente en apoyar y favorecer nuestros ritmos cíclicos naturales. Con unos sencillos retoques, puedes *biohackear* tu camino para gozar de un periodo sin síntomas, aumentar tu productividad, estar de mejor humor, ser más creativa y mejorar tus relaciones; además, puedes obtener estos resultados en muy poco tiempo. En esta parte del libro, en vez de intentar *biohackear* de la misma manera que los hombres, utilizando fuentes externas para conseguir más energía durante sus veinticuatro horas, nosotras adoptaremos el concepto de *biohacking* orientado a la mujer, en el que fomentaremos nuestra propia energía interna natural y desbloquearemos nuestros dones biológicos, restaurando nuestros niveles de micronutrientes y sincronizando nuestra dieta, ejercicio físico y estilo de vida con nuestra naturaleza cíclica.

En esta parte del libro, te enseñaré paso a paso a usar el Método de Sincronización del Ciclo™. Aquí aprenderás a utilizar los alimentos para favorecer tus hormonas y sistemas biológicos durante cada fase de tu ciclo menstrual. En el capítulo cinco descubrirás los secretos para hacer ejercicio al ritmo que necesita tu cuerpo, para obtener mejores resultados con menos esfuerzo. En el capítulo seis conocerás las herramientas de planificación de los momentos oportunos, que te ayudarán a hacer más con menos esfuerzo. Estos son los pilares para pertenecer al Club de la Sincronización del Ciclo. También te ayudaré a encontrar formas sencillas de empezar con la sincronización, aunque tengas un desequilibrio hormonal, periodos irregulares o ausencia de la menstruación. Adoptar una forma de vida cíclica es el cambio más revolucionario que puedes hacer para superar la des-educación y los condicionamientos culturales a los que te has enfrentado en tu vida. Es la manera más eficaz de mantener sanos tus dos relojes biológicos y es la puerta para vivir de acuerdo con el ritmo interno de tu cuerpo, para así dar rienda suelta a tu creatividad, reivindicar tu poder y ganar impulso en tu vida.

Considera el Método de Sincronización del Ciclo™ como la «antidieta», que te ayuda a conectar con tu sistema de *biofeedback** natural, para el que tanto el cerebro como el resto del cuerpo están diseñados. La esencia del método tiene algo que ningún otro programa de bienestar, dieta o ejercicios incluye: ¡a *ti*! Esto implica un cambio de enfoque radical, en el que ocupas el asiento del conductor. Estar sana y sentirte bien trabajando con tu cuerpo va en contra de la idea que hemos aprendido de que tenemos que controlarlo porque es impredecible y no se puede confiar en él. La práctica de este autocuidado cíclico que describo en esta parte del libro sanará tu relación con tu cuerpo. Has de vivir en él: cuidarlo, nutrirlo, proporcionarle descanso, moverlo y amarlo.

La única forma de obtener los resultados deseados es estar en sintonía con tu biología. Cuando no te encuentres bien, has de parar, examinar qué te está sucediendo y empezar a resolver la causa del problema. Este es el principio por el que se guía el *biohacking* femenino: estar en estado de observación y respuesta constante y profunda respecto a tu propio cuerpo, o lo que yo llamo escucha activa y respuesta compasiva. Recuerda que tu cuerpo es el recipiente del experimento y que tú eres la ciudadana científica que interpreta los resultados. Tus niveles de energía, productividad laboral, humor y síntomas hormonales son los resultados del experimento que te guiarán a través del proceso. En poco tiempo, entender lo que le sucede a tu cuerpo y saber cómo auxiliarlo de la mejor manera posible se convertirá en algo natural. A fin de cuentas, nadie conoce mejor tu cuerpo que tú.

Nota importante: *si te han diagnosticado un trastorno hormonal, como síndrome de ovario poliquístico, endometriosis, amenorrea o miomas, ten en cuenta que deberás realizar un trabajo esencial previo, antes de iniciar la sincronización del ciclo. Ver la sección de kit de herramientas de* biohacking,

---

* El *biofeedback* es una técnica que se emplea para controlar las funciones fisiológicas de nuestro organismo, mediante el uso de un sistema de retroalimentación que nos informa sobre la función que deseamos controlar. Fuente: Wikipedia. (N. de la T.)

para ir paso a paso en el proceso de tomar el camino que te conducirá desde las fases problemáticas a la sincronización del ciclo.

La conexión hormonas-alimentos

En este capítulo, expondré la primera parte del Método para la sincronización del ciclo™ y trataré el tema de la alimentación: la medicina decisiva para tu cuerpo, tu mente y tus hormonas. La mayoría de mis pacientes empiezan su aventura por el estilo de vida cíclico con la alimentación. Incluso aunque solo cambies un alimento por fase o te concentres únicamente en tomar los alimentos recomendados para cada fase, comenzarás a observar grandes cambios. Por ejemplo, veamos el caso de Allie. A los veintiséis años dejó de tomar la píldora y le desapareció la menstruación. Como chef de comida biológica, le atraía la idea de equilibrar sus hormonas a través de la comida. En general, ya comía muchos de los alimentos saludables que recomiendo, pero tomaba cafeína, chocolate y dulces siempre que necesitaba un aporte extra de energía, a pesar de que detestaba el bajón que venía un rato después de su ingesta. Cuando tomó la decisión de probar la alimentación basada en el ciclo, dejó de comer esos tres alimentos, que sustituyó por opciones más nutritivas que le aportaban una energía más duradera, en vez de ser un remedio rápido, y empezó a adaptar las comidas a las fases de su ciclo.

Con estos pequeños cambios, solo tardó un par de meses en que su periodo volviera a su ciclo de veintiocho días y observó que se hinchaba menos y que le dolían menos los senos durante la fase lútea. ¿Y el malestar que solía tener en la parte inferior del abdomen? Ahora, dice que es más bien como «un zumbido, como un canto, en vez de contracciones dolorosas», todo esto solo por hacer unos pequeños cambios en su dieta. Estos son el tipo de resultados que puedes observar cuando lo que comes está en armonía con tu ciclo. Esto se debe a que lo que comes te aporta la base que tu cuerpo necesita para mantener el equilibrio hormonal. Comer los alimentos incorrectos o eliminar por completo toda una categoría de macronutrientes de tu dieta puede privar a tu organismo de la materia prima que necesita para producir hormonas saludables, que desempeñan un papel fundamental en nuestra salud física, función cognitiva, estado de ánimo y longevidad.

La alimentación tiene un profundo efecto en el ciclo menstrual y en la fertilidad, pero cuando tenemos problemas hormonales, suelen decirnos que no podemos hacer nada más que tomar anticonceptivos con hormonas sintéticas, hacer uso de la cirugía o invertir en caros tratamientos para la fertilidad. Nadie nos informa de que los alimentos que tomamos podrían ser la causa del problema o que podemos corregir nuestros síntomas simplemente cambiando nuestro hábitos alimentarios. Pero la ciencia ha demostrado que es cierto. ¿Quieres pruebas? Aquí tienes unos ejemplos de cómo influye la comida en nuestra salud hormonal.

Menarquía: varios estudios han relacionado claramente el consumo de ciertos alimentos —incluida la carne, las bebidas con cafeína, los refrescos edulcorados y otras bebidas— que contienen edulcorantes artificiales con una menarquía precoz, es decir, la primera menstruación. En un estudio de 2015, publicado en la revista *Human Reproduction*, los investigadores hicieron seguimiento a 5.583 adolescentes durante cinco años, para determinar los efectos de beber bebidas edulcoradas —zumos de fruta no carbonatados, refrescos y té helado— en la edad de la menarquía, ¿y sabes qué? La menarquía de las jóvenes que tomaban más de 1,5 raciones de bebidas azucaradas al día se adelantó unos 2,7 meses con respecto a las demás.

La edad en que tienes tu primer periodo es importante: es uno de los primeros signos de bienestar hormonal; una menarquía precoz se ha asociado a un mayor riesgo de padecer enfermedades cardiovasculares, diabetes, obesidad y cáncer de mama.

SPM: los alimentos que comes también pueden afectar a los síntomas premenstruales. Al final de la fase lútea, justo antes de que llegue el periodo, el descenso de los niveles de estrógeno puede provocar una disminución de los niveles de serotonina, que podrían aumentar tus antojos de tomar hidratos de carbono simples. Pero la ciencia nos ha demostrado que estos alimentos es probable que exacerben los síntomas del SPM. Por ejemplo, engullir una bolsa de *snacks* salados para satisfacer tus antojos premenstruales hará que tu cuerpo retenga líquidos para contrarrestar la cantidad de sodio extra en la que está nadando tu sangre, lo cual termina desencadenando el factor hinchazón. Ceder a tus antojos de galletas, pastas o caramelos puede suponer un alivio inmediato para tu estado de ánimo, porque tu cuerpo utiliza los hidratos de carbono para producir serotonina, pero este parche rápido va seguido de un acentuado bajón en los niveles de azúcar y energía. Esto te conduce a una verdadera montaña rusa del nivel de azúcar en la sangre, que podría exacerbar los síntomas del SPM, desde altibajos emocionales, irritabilidad y nerviosismo hasta acentuar esos antojos. Por el contrario, hay ciertos alimentos que tienen la propiedad de calmar los síntomas premenstruales. Por ejemplo, según un estudio de 2015, publicado en *Archives of Internal Medicine*, las mujeres cuya dieta incluía dosis más altas de calcio y de vitamina D tenían menor riesgo de padecer el SPM que las que consumían menos de estos micronutrientes a través de la alimentación.

Fertilidad: si perteneces al grupo de más de seis millones de mujeres estadounidenses de entre quince y cuarenta y cuatro años que tiene problemas para quedarse embarazada, es importante que revises tu dieta, además de otras posibles causas. Investigadores de la Facultad de Salud Pública de la Universidad de Harvard hicieron seguimiento, durante ocho años, a 17.554 mujeres casadas en sus intentos o éxitos de quedarse embarazadas. En el estudio, de 2007, que publicaron en *Obstetrics & Gynecology*, estos investigadores observaron que las mujeres que siguieron una «dieta para la fertilidad», combinada con actividad física y control de su peso, experimentaron una disminución de hasta el sesenta por ciento en el riesgo de padecer infertilidad, a causa de problemas ovulatorios. Según el estudio, los problemas ovulatorios suponen del dieciocho al treinta por ciento de los casos de infertilidad. La dieta de la fertilidad incluía los siguientes hábitos alimentarios:

- Mayor consumo de grasas monoinsaturadas (**aceite de oliva**, **aguacates**, **semillas de calabaza**) en lugar de grasas trans (**margarina**, **galletas** *crackers* y **dónuts**).
- Mayor consumo de hidratos de carbono de bajo índice glucémico (**legumbres**, **brócoli**, **espinacas**).
- Más proteínas vegetales en vez de animales.
- Más hierro (**espinacas**, **marisco** y **legumbres**).
- Más fibra (**garbanzos**, **alcachofas**, **coles de Bruselas**).
- Más productos lácteos con toda su grasa, en vez de bajos en grasa (*esto sorprendió a los investigadores*). Si vas a consumir lácteos, que sean de oveja, cabra, búfala o camella, porque contienen proteínas A2, a diferencia de las A1, que se han asociado al síndrome del intestino permeable).
- Más complejos vitamínicos.
- Tener un índice de masa corporal más bajo (IMS).
- Hacer actividad física durante más tiempo cada día.

Perimenopausia y menopausia: la alimentación también afecta a tu ciclo hormonal en el otro extremo del espectro menstrual. La queja más común que escucho de las mujeres que entran en la perimenopausia son los famosos sofocos. La mayoría creen que se producen en la posmenopausia, pero pueden pasar años, incluso décadas o más, antes de que dejes de tener la regla. De hecho, hay muchas mujeres jóvenes que me han dicho que tienen sofocos poco antes de que les venga el periodo. Esto es normal porque es cuando nuestro cuerpo experimenta el mayor descenso de estrógeno, justo antes de empezar a desprenderse del revestimiento uterino, que significa que puedes sufrir un cambio de temperatura que exacerbe el factor calor.

¡La alimentación puede ayudarte! En 2015, una revisión de estudios realizados, publicada en *Climateric*, concluyó que los fitoestrógenos —compuestos vegetales que imitan el estrógeno natural— reducen significativamente la frecuencia de los sofocos. Introducir fitoestrógenos —como los que tiene el tempeh, miso y las semillas de lino— en tus comidas durante la fase correcta de tu ciclo es la clave para mantener a raya los sofocos. Pronto aprenderemos más cosas sobre este tema.

Todas estas investigaciones confirman lo que he comprobado por mí misma en todos mis años de carrera: la dieta tiene un profundo efecto en la función hormonal. A medida que aumentan las investigaciones que confirman los resultados reales que he visto en mis pacientes, el concepto de usar alimentos en vez de hormonas sintéticas para equilibrar tu sistema hormonal dejará de resultar extraño. Espero con entusiasmo el día en que la dietoterapia, como la que ofrecemos en FLO Living, que estás conociendo en este capítulo será un factor más que incluir en tu revisión ginecológica anual. Pero lo más importante es que esta investigación deja al descubierto los perjudiciales mitos existentes en torno a que el periodo nos hace víctimas de nuestras hormonas. No es inevitable sufrir un desequilibrio hormonal. Puedes ayudar a tu organismo a tener un periodo más benigno a través de la comida. Sincronizar tu ciclo es la forma de hacerlo.

Alimentos para cada fase de tu ciclo

Tu cuerpo no es el mismo cada día; por consiguiente, ¡tampoco debería serlo tu dieta! Sí, comer a intervalos regulares para satisfacer tu reloj de veinticuatro horas es importante, pero a medida que tus ovarios y tu útero van encadenando distintas funciones cada semana del ciclo, varía tu necesidad de micronutrientes. Has de comer alimentos que refuercen cada fase de tu ciclo. Estas fases no son compartimentos separados, tu ciclo fluye de una fase a otra, y cada una de ellas influye en la siguiente. Comer los alimentos correctos en cada fase nos aporta recompensas inmediatas, pero eso no es todo. Considéralo como un regalo que se multiplica. Comer los alimentos adecuados para cada fase ayuda a que tu biología funcione de manera óptima en la siguiente fase e, incluso, aporta beneficios en las siguientes. Consumir alimentos específicos para cada fase no solo elimina los problemas con el periodo, sino que contribuye a nuestra biología con el refuerzo que necesita para nuestros ciclos hormonales, ayudándonos a ser nuestra mejor versión, puesto que mantiene y aumenta la energía de la que disponemos para hacer lo que deseamos. Esta información es totalmente opuesta a la que habías recibido hasta ahora; eso de que las hormonas son un inconveniente y que hemos de desactivarlas, ¡es completamente falso!

El concepto de comer de acuerdo con tu ciclo es simple. Cada fase de tu ciclo menstrual se correlaciona con diferentes proteínas, cereales, verduras, frutas y otros alimentos que favorecen los cambios hormonales que experimenta tu cuerpo. Ciertos alimentos están incluidos en fases específicas teniendo en cuenta su capacidad para metabolizar el estrógeno, apoyar la producción de progesterona y estabilizar los niveles de azúcar en la sangre. A lo largo del mes comerás una amplia variedad de alimentos nutritivos y tendrás mucha flexibilidad en lo que respecta a la planificación de comidas. El Método de Sincronización del Ciclo™ está diseñado para ser conveniente y también te ayuda a ahorrar. Olvídate de las dietas que te aconsejan que comas solo medio pomelo para almorzar, un día a la semana. Siempre me he preguntado qué caray se supone que he de hacer con la otra mitad. Quizás lo mejor de esta forma de comer es que es radicalmente liberadora. No estarás contando calorías, porque este método no se basa en la cantidad, sino en el tipo de alimentos que tomas para cada ocasión. Cuando tengas práctica, esta forma de comer te resultará natural. Aprenderás a escuchar a tu cuerpo para saber qué necesita y tendrás ganas de comer alimentos saludables, en lugar de alimentos que sabotean tu organismo. Veamos cómo comer para lograr la salud hormonal en cada fase de tu ciclo.

Los orígenes de la tabla de alimentos

He creado este programa de alimentación cíclica basándome en mis investigaciones sobre medicina china y nutrición funcional, en las que se utilizan micronutrientes, alimentos y plantas medicinales para reforzar y nutrir nuestro cuerpo y sus órganos —incluidas las glándulas endocrinas y las hormonas—. Según la antigua medicina china, cada órgano tiene una estación dominante durante la cual están más activos y receptivos. En mi investigación sobre el tema de las cuatro fases del ciclo hormonal, observé paralelismos entre estos alimentos estacionales y las cuatro «estaciones» de nuestro ciclo mensual. Los alimentos que recomiendo en este programa surgen de la combinación de la teoría de la medicina china de ayudar a nuestros órganos mediante la alimentación y la estacionalidad del ciclo para regular el nivel hormonal durante todo el mes.

Por ejemplo, los alimentos de la fase folicular podrían compararse con nuestra primavera interior. Estos alimentos suelen ser más ligeros, lo cual encaja con esta fase en que el metabolismo es un poco más lento. Los alimentos foliculares también son un poco astringentes, lo que está especialmente indicado para la función hepática y de desintoxicación. En la fase ovulatoria, que es nuestro verano interior, los alimentos ayudan a nuestro cuerpo a equilibrar el pico de estrógeno y refuerzan el corazón. En la fase lútea, que corresponde al otoño interior, los alimentos ricos en fibra ayudan al intestino grueso a incrementar el tiempo de tránsito, que es esencial en esta fase, en que los niveles de progesterona aumentan y la digestión se vuelve más lenta. Aquí la ingesta de estos alimentos ricos en nutrientes se justifica porque el metabolismo se acelera espontáneamente en esta fase. Durante la menstruación, que corresponde a nuestro invierno interior, es importante almacenar micronutrientes que favorezcan la producción de sangre, porque al desprendernos del revestimiento uterino la estamos perdiendo. Estos alimentos también benefician a los riñones y ayudan a equilibrar las hormonas, a medida que bajan sus niveles durante el sangrado mensual.

Alternar los alimentos basándonos en las estaciones interiores o las fases hormonales tiene mucho sentido. La bioquímica del funcionamiento hormonal exige que tomemos ciertos alimentos en muchos niveles distintos, desde los que fomenten la producción hormonal hasta los que favorezcan su eliminación, nos ayuden a afrontar los cambios en nuestro metabolismo y a estabilizar el azúcar en la sangre y nos recarguen de micronutrientes. Es más que razonable que no comas siempre lo mismo, día y noche.

Fase folicular

Los alimentos frescos, vibrantes y ligeros te darán más energía durante esta fase, cuando todos los niveles hormonales empiecen a subir. Esta semana te interesará centrarte en los fitoestrógenos que he mencionado antes, que son compuestos vegetales a semejanza del estrógeno natural que produce nuestro cuerpo. No te interesará comerlos cuando tus niveles ya sean altos, sino durante este periodo en que estás baja de estrógeno, ya que tienen potencial para equilibrarte y ayudarte. Por ejemplo, las ensaladas con fermentados (**kimchi**[*] y **chucrut**); muchas verduras (**judías verdes, calabacines, zanahorias**); proteínas magras (**pollo, trucha**); germinados y semillas, y cereales ricos en nutrientes y energéticos, como los **copos de avena**. Las nuevas investigaciones indican que los suplementos de probióticos –y, yo añadiría, alimentos ricos en probióticos, como los que comes en esta fase– ayudan a equilibrar el estroboloma. Además los alimentos que consumes en la fase folicular preparan el terreno para la ovulación. Al comer alimentos fermentados cargados de bacterias, también preparas el microbioma y el estroboloma para este proceso.

---

[*] Es un preparado fermentado, típico de Corea, cuyo ingrediente básico es la col china, aunque también puede ser de otras verduras, como rábano o pepino; tiene un sabor salado y picante. (N. de la T.)

Fase ovulatoria

Gracias a la oleada de estrógeno, tus niveles de energía deberían ser elevados y tu estado de ánimo estable durante la fase ovulatoria del ciclo. Sin embargo, sin el apoyo de una dieta apropiada, ese subidón puede ser desproporcionado y hacerte vulnerable a experimentar síntomas de exceso de estrógeno, como el acné. Según la medicina tradicional china, es una fase caliente del ciclo por el cambio de temperatura que se produce en la ovulación, así que puedes seguir tomando la mayor parte de los alimentos crudos en esta fase. Toma muchas verduras (**pimiento rojo, espinacas, tomate, vegetales de hoja verde**) y fruta (**frambuesas, fresas**) por su efecto refrescante y por su fibra. Estos alimentos también aportan mucho glutatión, un potente antioxidante que ayudará a tu hígado a metabolizar el exceso de estrógeno de tu cuerpo con mayor eficiencia. Recuerda que tu metabolismo es más lento durante la primera mitad de tu ciclo, así que no te hacen falta tantas calorías y te sentirás bien comiendo más ligero. No necesitas tantos hidratos de carbono, así que puedes saciarte con cereales más ligeros, como la **quinoa** y el **maíz**. Los alimentos ovulatorios promueven el bienestar antioxidativo y el refuerzo vascular para tus ovarios, de modo que tu cuerpo pueda crear el mejor de los óvulos. Estos alimentos también mantendrán a raya los síntomas derivados del estrógeno, como el acné y la hinchazón. Al comer muchos alimentos ricos en fibra en esta fase, también ayudas al intestino grueso a mejorar su tiempo de tránsito y facilitas la expulsión del estrógeno que el hígado está intentando metabolizar con tanto esfuerzo.

Fase lútea

En la fase lútea, tu cuerpo necesita más calorías —recuerda lo que viste en el capítulo anterior, el artículo del *American Journal of Clinical Nutrition* que concluía que nuestro metabolismo se acelera espontáneamente durante esta fase— y vitaminas del grupo B para impulsar la producción de progesterona y estabilizar los niveles de azúcar en la sangre. No seguir estas directrices puede provocar antojos de comer dulce. Para controlar los antojos, has de comer proactivamente hidratos de carbono de absorción lenta (como **arroz integral** o **boniato**) durante el día y cambiar tu dieta a otra más rica en vitaminas del grupo B, calcio, magnesio y fibra. Come verduras de hoja verde cocidas, como **berza**, **hojas de la planta de la mostaza** y **berros**, ricos en calcio y magnesio, para reducir la retención de líquidos, que es algo que afecta a muchas mujeres en esta fase. El consumo de alimentos ricos en fibra, como los **garbanzos**, las **peras**, las **manzanas** y las **nueces**, ayudará a tu hígado y a tu intestino grueso a eliminar el estrógeno con mayor eficacia, reduciendo de este modo sus efectos nocivos cuando está en exceso. En la segunda mitad de la fase lútea, cuando bajan los niveles de estrógeno, aumenta tu ingesta de azúcares naturales saludables, como hortalizas asadas o al horno. Procura llenarte con hidratos de carbono complejos, como el **mijo**, para estabilizar los niveles de serotonina y dopamina, y ayudar a prevenir los cambios de humor bruscos. Comer más alimentos ricos en nutrientes que aportan más calorías en la fase lútea te ayudará a prevenir los bajones de energía durante la menstruación. Los alimentos recomendados para esta fase te ofrecen una ventaja extra: ¡mejor peristaltismo intestinal! El aumento de la progesterona durante la segunda mitad del ciclo retrasa el tiempo de tránsito intestinal y puede ocasionar estreñimiento.

Fase menstrual

Durante la menstruación es cuando nuestros niveles hormonales están más bajos, pero puedes compensarlo aumentando tu ingesta de proteínas y grasas saludables. Esto hará que tu energía y tu humor estén estables, mientras tu cerebro se adapta al bajón hormonal. Las proteínas son ricas en aminoácidos, que están implicados en la síntesis de hormonas. Además, comer estos nutrientes te puede ayudar a prepararte para una fase ovulatoria más saludable en tu próximo ciclo. La razón es que el consumo de grasa se ha asociado al aumento de la progesterona y la testosterona, y a un menor riesgo de problemas ovulatorios, según una investigación de 2016, publicada en el *American Journal of Clinical Nutrition*. Y en un ensayo de 2013, realizado con animales y publicado en el *European Journal of Experimental Biology*, se observó que las grasas de la dieta y los ácidos grasos aumentaban la liberación de estrógeno y progesterona, y mejoraban la calidad del óvulo y del embrión. Cuando tu cuerpo está inmerso en el intenso proceso de la menstruación —desprendiéndose del revestimiento uterino— es especialmente importante que tomes alimentos ricos en nutrientes, como **carne roja**, **alubias rojas** y **trigo sarraceno**. Según la medicina tradicional china, esta es la parte más fría del ciclo, así que los alimentos con propiedades calientes son ideales para esta etapa. Proteínas, grasas, verduras y frutas con bajo índice glucémico —como los **arándanos** y las **moras**— mantienen estable tu nivel de azúcar en la sangre, a la vez que aportan fibra y antioxidantes. El **pescado**, el **alga kelp** y la **nori** tienen propiedades remineralizantes, pues contienen hierro y zinc, que son minerales que perdemos durante la menstruación. Estos alimentos son sumamente restauradores para la sangre y los riñones, e ideales para cuando estás menstruando. Si observas que tus deposiciones son más blandas al inicio del periodo, se debe a la falta de progesterona, que no puede retrasar el tiempo de tránsito en el intestino, y a la introducción de prostaglandinas para estimular el útero. Adaptar tu alimentación al ciclo también te ayudará a aliviar la desagradable experiencia de ir al baño durante tu periodo.

MÉTODO DE SINCRONIZACIÓN DEL CICLO™: ALIMENTOS FLO				
	Fase folicular	Fase ovulatoria	Fase lútea	Fase menstrual
Cereales	Cebada. Avena. Centeno. Trigo.	Amaranto. Maíz. Quinoa.	Arroz integral. Mijo.	Alforfón (*Kasha**). Arroz salvaje.

---

* Plato de origen ruso, son cereales cocidos con leche, una especie de gachas o *porridge* anglosajón. (N. de la T.)

MÉTODO DE SINCRONIZACIÓN DEL CICLO™: ALIMENTOS FLO				
	Fase folicular	Fase ovulatoria	Fase lútea	Fase menstrual
Verduras	Alcachofa. Brócoli. Zanahoria. Lechuga: francesa, Boston, romana. Perejil. Guisante: verde. Ruibarbo. Judías verdes. Calabacines.	Espárragos. Pimientos morrones rojos. Coles de Bruselas. Acelgas. Achicoria. Cebollinos. Diente de león. Berenjena. Endivia. Escarola. Ocra. Cebolleta. Espinacas. Tomate.	Repollo. Coliflor. Apio. Berza. Pepino. Nabo *daikon*. Ajo. Jengibre. Puerros. Hojas de la planta de mostaza. Cebolla. Chirivía. Calabaza de piel gruesa y redonda. Rábano. Calabaza cacahuete (de piel fina y alargada). Boniato. Berros.	Remolacha. Bardana. Alga *dulse*. Alga *hijiki*. Col *kale*. Alga *kelp*. Alga *kombu*. Setas: champiñones, *shiitake*. Alga *wakame*. Castaña de agua.
Frutas	Aguacate. Pomelo. Limón. Lima. Naranja. Ciruela. Granada. Cereza ácida.	Albaricoque. Melón *cantalupo*. Coco. Higo. Guayaba. Caquis *persimon*. Frambuesa. Fresa.	Manzana. Dátiles. Melocotón. Pera. Uvas pasas.	Mora. Arándano. Uva *concord*. Sandía.
Legumbres	Alubias carilla. Lenteja verde. Alubias garrofón (de Lima). Alubias mungo. Guisantes partidos.	Lenteja roja.	Garbanzos. Alubia *Great northern*.* Alubia blanca pequeña.	Alubias *azuki*. Soja negra. Alubia negra. Alubias rojas.

* Similar a la alubia de la fabada asturiana española. (N. de la T.)

MÉTODO DE SINCRONIZACIÓN DEL CICLO™: ALIMENTOS FLO				
	Fase folicular	Fase ovulatoria	Fase lútea	Fase menstrual
Frutos secos y semillas	Nueces de Brasil. Anacardos. Semillas de lino. Lichi. Semillas de calabaza.	Almendras. Semillas de lino. Nueces pecanas. Pistachos. Semillas de calabaza.	Nueces pecanas. Piñones. Semillas de sésamo. Semillas de girasol. Nueces.	Castaña. Semillas de sésamo. Pipas de girasol.
Carne	Pollo.	Cordero.	Buey. Pavo.	Pato. Cerdo.
Pescado	Almeja de mar. Cangrejo de costra blanda. Trucha.	Salmón. Langostino. Atún.	Bacalao. Lenguado. Fletán.	Siluro. Almejas. Cangrejo. Langosta. Mejillones. Pulpo. Ostras. Sardinas. Vieiras. Calamar.
Otros	Mantequilla de frutos secos. Aceitunas. Encurtidos. Chucrut. Vinagre. Huevos.	Alcohol, con moderación. Chocolate. Café. Kétchup. Cúrcuma.	Menta. Menta piperita. Espirulina.	Té *bancha*. Café descafeinado. Miso. Sal. *Tamari*.

Nota: puedes obtener más información en la a plicación MyFLO (www.MyFLOtracker.com) y en www.cyclesyncingmembership.com/bonus.

Cómo refuerza tus cinco sistemas biológicos la alimentación cíclica

La belleza de la «dieta» cíclica es que comer alimentos específicos para cada fase que equilibran el sistema hormonal alivia el SPM, mejora la fertilidad, ayuda a adelgazar y a mantener el peso, aclara la piel, hace que los periodos sean más llevaderos, mejora el humor e incrementa la energía. Considera comer de manera cíclica como una preparación para tu cuerpo físico, tu cerebro y tu fortaleza mental, y para ser más productiva, creativa y feliz. Estos son los principios científicos que respaldan el efecto de los alimentos sobre nuestra biología:

Sistema biológico 1: el cerebro

El estrógeno en el cerebro tiene profundos efectos sobre la memoria, el aprendizaje y los estados de ánimo. Como habrás visto en la fase ovulatoria, los niveles altos de esta hormona mejoran tus habilidades verbales y sociales. Te preguntarás: si los niveles altos de estrógeno incrementan estas características positivas, ¿por qué ibas a desear reducirlos? En el caso de las hormonas, puede pasar que demasiado de algo bueno no sea lo mejor. Es una situación que hemos de abordar con cautela: demasiado estrógeno puede provocar ansiedad y nublar la mente. Su deficiencia puede provocar irritabilidad. Necesitas la dosis correcta para mantenerte en el punto de equilibrio. Lo que comes puede afectar a tu estado hormonal: demasiado, demasiado poco, o correcto. Por ejemplo, ese batido de kale que te tomas, porque crees que es bueno para ti. Es *magnífico* para ti durante la fase ovulatoria, cuando tus niveles de estrógeno están altos, pero tiene un efecto contrario durante tu fase menstrual, cuando el estrógeno cae en picado. Tu dieta también afecta a la producción de esos neurotransmisores que influyen en el estado de ánimo, como la serotonina. Cuando los niveles de serotonina bajan de forma natural, durante la fase lútea, puedes sentir la tentación de recurrir a la satisfacción inmediata, como unas galletas con *chips* de chocolate, un puñado de palomitas dulces o un *cupcake*. El *Indian Journal of Psychiatry* y *Public Health Nutrition* publicaron una investigación, donde se observó que las malas elecciones alimentarias están relacionadas con trastornos emocionales, como la depresión, que en parte se debe a unos niveles de serotonina más bajos de lo normal. Si tu alimentación no es cíclica, tus elecciones alimentarias podrían alterar tu número de neurotransmisores, lo cual afectaría a tu forma de pensar, impulsividad y humor, especialmente en la segunda mitad de tu ciclo. Este efecto nos ayuda a entender por qué muchas creemos el mito de que estamos destinadas a encontrarnos bien en la primera mitad del ciclo y fatal en la segunda. Como viste en el capítulo tres, este mito no es cierto. El exceso de estrógeno despierta ansiedad, cuando sube en la fase ovulatoria; posteriormente, tal vez te deprimas cuando baja en la fase lútea. Estos altibajos se pueden equilibrar corrigiendo lo que comes.

La ventaja cíclica: sincronizar tu alimentación con tu ciclo mejora el funcionamiento de las sustancias químicas del cerebro. En la fase folicular, tomarás alimentos que favorecen el metabolismo del estrógeno para evitar una proliferación de esta hormona en el intestino, que desempeña un papel muy importante en la producción de serotonina. Cuando suba el estrógeno en la fase ovulatoria, te centrarás en el consumo de alimentos crudos, para eliminar la hormona y calmar la ansiedad. En la fase lútea, tomarás hidratos de carbono complejos de absorción lenta (alias «alimentos para el estado de ánimo») que estabilicen los niveles de azúcar y favorezcan el neurotransmisor del bienestar, la serotonina, que actúa como estabilizador del estado de ánimo y supresor del apetito. Una de las principales prioridades del sistema endocrino es salvaguardar el aporte de glucosa al cerebro, de modo que si quieres tener la oportunidad de disfrutar de un humor saludable, has de asegurarte de que el cerebro obtiene la dosis adecuada de glucosa de hidratos de carbono complejos.

Sistema biológico 2: el sistema inmunitario

Los alimentos juegan un papel principal en tu sistema inmunitario para que conserves la salud. Las investigaciones han demostrado que nuestro sistema inmunitario funciona a toda máquina durante la primera mitad del ciclo, alejando a los virus de nuestro organismo, pero durante la segunda mitad del ciclo decae. Si no compensas estos cambios comiendo de acuerdo con tu ciclo, eres más propensa a agarrar ese resfriado que corre por la oficina. Según un estudio publicado en el *European Journal of Clinical Nutrition*, en 2002, las deficiencias en micronutrientes –especialmente zinc, selenio, hierro, cobre y vitaminas A, C, E, B_6 y ácido fólico– pueden deprimir el sistema inmunitario.

La ventaja cíclica: los alimentos ricos en nutrientes que tomarás en este programa aportan los micronutrientes que necesitas para reforzar tu sistema inmunitario. Son especialmente importantes durante la fase lútea, que es cuando este sistema necesita más refuerzo. Durante este tiempo, evitarás los alimentos crudos –adiós, ensaladas– a favor de otros más cocinados, como las **sopas** y el **brócoli al vapor**, porque el proceso de cocción hace que los micronutrientes sean más biodisponibles y fáciles de absorber. Extra: si padeces algún trastorno autoinmune, comer los alimentos correctos para tu ciclo equilibra el estrógeno, que puede ayudar a aliviar los síntomas.

Sistema biológico 3: el metabolismo

Como hemos visto en el capítulo tres, nuestra capacidad para quemar calorías depende de la fase del ciclo en que nos encontremos. En la primera mitad, cuando aumentan los niveles de estrógeno, tenemos menos apetito y nuestro metabolismo se vuelve más lento. En la segunda mitad, cuando baja el estrógeno y sube la progesterona, nuestro cuerpo quema espontáneamente del ocho al dieciséis por ciento más de calorías, pero este cambio viene acompañado de un aumento del apetito. Las dietas restrictivas, las dietas milagro y todas las que te obligan a eliminar grupos de alimentos básicos –como hidratos de carbono y grasas– impiden que tu cuerpo fabrique las hormonas que necesita para que siga funcionando tu metabolismo y quemando con eficiencia. Estas dietas restrictivas van en contra de tu sistema para quemar grasa.

La ventaja cíclica: a fin de activar tu sistema para quemar grasa, has de alimentar tu cuerpo con el tipo de alimento correcto y las raciones óptimas de comida durante las fases adecuadas. Durante la primera mitad del ciclo, el aumento de estrógeno frena tu apetito y estabiliza tus niveles de azúcar en sangre, así que puedes comer menos –ensaladas, batidos– y concentrarte en comidas con hidratos de carbono de absorción lenta, como **pollo con espinacas** y **lentejas**. En la segunda mitad, sin embargo, has de comer lo suficiente como para satisfacer tus necesidades calóricas adicionales. Intentar privarte de alimentos en esta etapa tendrá un efecto búmeran: tu cuerpo activará sus mecanismos de almacenamiento de grasa. Aquí necesitas muchas proteínas e hidratos de carbono de absorción lenta, como **alubias**, **cereales** y **hortalizas de raíz**.

Sistema biológico 4: el microbioma

Cuando no comemos respetando nuestro ciclo, el equilibrio de nuestro microbioma puede verse alterado, lo cual puede tener una serie de consecuencias, como dominancia de estrógeno, problemas con el periodo, trastornos digestivos, mayor tendencia a enfermar, niebla mental, ansiedad, depresión y otros.

La ventaja cíclica: los alimentos fermentados recomendados para la fase folicular ayudan a implantar bacterias buenas en tu microbioma. Equilibrar tu azúcar en la sangre evitando los azúcares refinados y los hidratos de carbono simples, y optando por hidratos de carbono complejos (**avena** y **cebada**), frutas de bajo índice glucémico (**pomelo** y **ciruelas**) y hortalizas (**zanahoria** y **guisantes**) te protege de desarrollar bacterias nocivas y ayuda a que tu microbioma trabaje a tu favor, en lugar de hacerlo en tu contra. El equilibrio del microbioma propiciará la mejoría de la salud hormonal y reducirá el riesgo de que se produzca un exceso de estrógenos, te ayudará a eliminar tus problemas del SPM y tendrás la mente más clara, estarás de mejor humor y disfrutarás de mayor energía. Y puesto que irás variando de alimentos cada semana, y pasando de los alimentos crudos, durante la fase ovulatoria, a los cocinados, durante la fase menstrual, tu intestino nunca estará sobreexpuesto a ningún alimento en particular que pudiera provocarte una respuesta inflamatoria. Es como si de cosechas rotativas se tratase; esta es una de las claves para mejorar la salud intestinal.

Sistema biológico 5: la respuesta al estrés

Los estudios científicos han concluido que ciertos alimentos y nutrientes son esenciales para gestionar el estrés. Los hidratos de carbono complejos, en particular, y las proteínas, la vitamina C, vitamina B, el magnesio y el selenio –todos ellos en abundancia en este plan de alimentación cíclica– desempeñan un papel importante en la reducción del estrés, puesto que bajan el cortisol y la adrenalina, según una investigación de 2016, publicada en el *Journal of Nutrition & Food Sciences*. Cuando no escuchas las necesidades cíclicas de tu cuerpo, puede que no estés ingiriendo las cantidades correctas de micronutrientes en los momentos adecuados, lo que a su vez puede provocar que se dispare tu estrés, especialmente en la segunda mitad del ciclo, que es cuando las mujeres liberamos más cortisol. Cuando no te alimentas cíclicamente, tu cuerpo hará picos de cortisol para compensar las fluctuaciones de los niveles de azúcar en la sangre, cuando la insulina no da más de sí. Algunas mujeres no metabolizan bien el estrógeno y pueden padecer ansiedad durante la ovulación, cuando los niveles hormonales están más altos. Y a medida que el estrógeno retrocede drásticamente, conduciéndote hacia tu periodo, puedes sentirte deprimida. Comer cierto tipo de alimentos, como suele suceder en muchas dietas populares, reduce tu exposición a los micronutrientes, creando estrés físico.

La ventaja cíclica: cuando conectas con tu naturaleza cíclica comiendo los alimentos correctos en las fases adecuadas, garantizas el aporte de los micronutrientes que necesita tu cuerpo para no estresarse, incluso durante los días anteriores a la menstruación. Cuando estés agotada, el pescado, el aguacate y el chocolate negro calmarán tu organismo.

TU HUELLA GENÉTICA

Tu constitución genética individual puede ofrecerte mucha información sobre tu salud. Actualmente, gracias a las empresas que ofrecen pruebas genéticas, es fácil descubrir predisposiciones a enfermedades, como cáncer de mama y ovarios, alzhéimer y enfermedad celíaca. Lo que puede que no sepas es que estas pruebas también nos dan pistas sobre nuestra salud hormonal. Por ejemplo, en 2016, los investigadores de una edición de la revista *PAIN* señalaron una variante genética asociada a las menstruaciones dolorosas severas. La revista *Nature Genetics*, en un número de 2009, publicó un artículo de unos científicos genetistas que habían identificado diez variantes genéticas que determinan la edad del primer periodo y otras trece variantes vinculadas a la edad de la menopausia. Ciertas mutaciones pueden apuntar a una predisposición a la sensibilidad hormonal. La empresa de diagnóstico genético de ADN 23andMe realiza test para valorar el riesgo genético de formación de coágulos de sangre, que podría indicar que no eres una buena candidata para los anticonceptivos con hormonas sintéticas. Holly Grigg-Spall, en su libro *Sweetening the Pill* [Endulzando la píldora], explica con detalle cómo los médicos recetan la píldora a la ligera, sin dar demasiadas explicaciones de que puede que sea peligrosa según la genética de cada paciente. En la actualidad, con las pruebas genéticas, hasta puedes descubrir que estás mejor no tomando cafeína. (Exploraremos la conexión cafeína-genes con más detalle a continuación).

Imagina que dispusieras de esta información *antes* de que tus hormonas se descontrolaran por completo, *antes* de que la píldora haya causado estragos en tu organismo, *antes* de que te hayas convertido en una yonqui de la cafeína. Cuanto antes tengas este conocimiento, antes podrás empezar a dar los pasos necesarios para evitar el desarrollo de síntomas hormonales. Las investigaciones han demostrado que podemos influir positivamente en la expresión de nuestros genes con la dieta y el estilo de vida. Si ya padeces problemas menstruales, agotamiento o cualquier tipo de trastorno físico o mental, las pruebas genéticas pueden proporcionarte la confirmación que necesitas para empezar a sincronizar tu ciclo.

La cafeína: ¿prodigio del *biohacking* o bloqueador del FLO?

El café, especialmente si te tomas la famosa mezcla elaborada con mantequilla o *ghee* (mantequilla clarificada), se ha puesto de moda entre los *biohackers* como herramienta para obtener un alto rendimiento, quemar grasa, tener más energía y controlar los antojos, y si vas a tomarlo para eso, está bien. Pero gran parte de las investigaciones realizadas en este campo, una vez más, han sido con hombres y no se ha tenido en cuenta el factor hormonal. Entonces, ¿cuál es la verdadera relación entre la cafeína y las mujeres? Voy a contarte una historia que cambió para siempre mi relación con la cafeína. Yo tendría unos veintitantos años, cuando fui a hacerme una revisión ginecológica anual. Durante la palpación de los senos, la doctora descubrió un nódulo y pidió a un par más de doctores que me examinaran. Si alguna vez tu ginecóloga te ha dicho que tienes un bulto en el pecho, ya sabrás lo aterrador que puede ser. Tras lo que a mí me pareció una eternidad, me informaron de que solo se trataba de un quiste. Un quiste es una bolsa llena de líquido de carácter benigno que podemos tener mujeres de cualquier edad. Me sentí profundamente aliviada al saber que no era maligno, pero quería saber qué lo había provocado. «¿Consumes mucha cafeína?», me preguntó la doctora. Estaba estudiando en la universidad y era la etapa de los exámenes finales. ¡Por supuesto que tomaba mucha cafeína! Cuando me dijo que la cafeína aumenta la tendencia de que los tejidos mamarios formen quistes, tuve que pasar el mono de dejar de tomar cualquier tipo de cafeína y no he vuelto a hacerlo desde entonces. Y según las investigaciones que se siguen realizando, estoy muy contenta de haber escuchado esa temprana advertencia que me hizo mi cuerpo.

Todas sabemos que no hemos de tomar cafeína cuando estamos embarazadas o amamantando, pero la ciencia ha demostrado que tanto el café como otras bebidas con cafeína, como bebidas energéticas y refrescos, son nefastos para nuestro ecosistema en cualquier etapa.

Aquí tienes cinco razones por las que deberías evitar el café y la cafeína en general, especialmente si tienes SPM, estás intentando concebir o te han diagnosticado algún problema menstrual:

1. *La cafeína puede conducir al desarrollo de quistes en las mamas o en los ovarios.* Para las mujeres con el síndrome de ovario poliquístico, miomas, endometriosis, quistes ováricos o mamas fibroquísticas, el consumo de cafeína es una vía segura hacia el desarrollo de quistes benignos. En las mujeres a las que no se les ha diagnosticado algún trastorno hormonal, pero que tienen sensibilidad hormonal, tomar bebidas que dan subidón tal vez no les ocasione quistes, pero puede trastocar su ciclo mensual.

2. *Tus genes influyen en tu capacidad para metabolizar la cafeína con seguridad.* ¿Eres de esas personas que se pueden tomar un expreso doble después de cenar y dormir como un bebé o eres de las que un solo *latte* no les deja dormir en toda la noche? Eso depende de tu genética. Las investigaciones más recientes sobre genética han localizado un gen llamado CYP1A2, que controla una enzima del mismo nombre, que se encarga de la ruptura de la cafeína en el hígado. Las variantes de este gen dictaminan la eficiencia con la que tu hígado rompe y elimina la cafeína de tu organismo. Según tu variante del gen, tu cuerpo producirá muchas de estas enzimas y serás una «metabolizadora rápida» (y una buena bebedora de cafeína) o tan solo producirá unas pocas, lo que te situará en la categoría de «metabolizadora lenta». Menos de la mitad de la población produce suficiente cantidad de esta enzima, según la empresa de diagnóstico genético 23andMe. ¿Qué tiene que ver esta información con tu ciclo? El gen CYP1A2 también está implicado en la metabolización del estrógeno. Si eres una metabolizadora de cafeína lenta, probablemente también lo serás del estrógeno. Cuando bebes café o bebidas energéticas, tu hígado ha de trabajar el doble para eliminar la cafeína y puede que

no tenga disponible la reserva de micronutrientes necesarios para expulsar el exceso de estrógeno de tu organismo. Si eres una metabolizadora lenta, toma nota. La revista *JAMA* (*Journal of the American Medical Association*) publicó un estudio de 2006 que demostraba que las metabolizadoras lentas que beben dos o más tazas de café al día tienen mayor riesgo de padecer un infarto de miocardio no letal. Con un mayor riesgo de tener exceso de estrógeno y padecer un infarto de miocardio, sería conveniente que averiguaras si eres una metabolizadora lenta, antes de engancharte a la cafeína.

3. *La cafeína reduce los índices de fertilidad.* El efecto negativo de la cafeína sobre la fertilidad, tanto en mujeres como en hombres, es alarmante. Si estás intentando concebir, ¡rompe el hábito ahora! Aquí tienes algunos de los últimos descubrimientos relacionados con la ingesta de cafeína, la infertilidad y el aborto espontáneo:

- La cafeína aumenta los niveles de cortisol y fatiga las glándulas suprarrenales, interfiriendo en la ovulación.
- La cafeína consume vitaminas y minerales esenciales, incluidas las vitaminas del grupo B y los folatos, necesarios para la ovulación y una fertilidad saludable.
- Tomar tres o más bebidas con cafeína al día, antes de concebir, incrementa el riesgo de sufrir un aborto, en un 74 %, según una investigación de 2016, publicada en *Fertility and Sterility*.

4. *La cafeína agota los micronutrientes esenciales para el equilibrio hormonal.* La cafeína puede reducir la absorción de nutrientes y minerales esenciales, como el magnesio y las vitaminas B, imprescindibles para el equilibrio hormonal.

5. *La acidez del café puede alterar el microbioma.* La alta acidez del café puede provocar desequilibrios en la flora intestinal, lo

cual reduciría la capacidad de tu cuerpo para absorber los micronutrientes. Aunque comas alimentos saludables, puede que tu cuerpo no se beneficie de las vitaminas y minerales que contienen. Sin los micronutrientes adecuados, a tu sistema endocrino le cuesta más equilibrar tus hormonas.

Ahora que ya conoces la base científica que hay en una taza de café, ¿todavía dudas sobre dejarlo? Puedes estar segura de que bajarte de la montaña rusa de la energía-cafeína es mucho más sencillo cuando sincronizas tu ciclo, porque estabilizas tus niveles de azúcar en la sangre y tu energía. Para las clientas que están enganchadas a la cafeína, suelo recomendar no dejarlo de golpe, pasar a medio descafeinado, luego a descafeinado y por último tomar *rooibos*. Esto funciona, incluso cuando tomas ocho tazas diarias, como hacía mi paciente Lucinda. Tenía toda una serie de síntomas hormonales, y cuando se enteró de que la cafeína podía estar detrás de esos síntomas, se propuso dejarlo. Empezó a sincronizar su ciclo, a la vez que iba reduciendo su dosis de café; a los pocos meses, ya no tomaba nada. Estaba encantada al comprobar que a medida que reducía su consumo de cafeína, también lo hacían sus síntomas.

Estar en sintonía con tu bioquímica cíclica refuerza espontáneamente tus reservas de energía, así que no necesitas recurrir a fuentes externas, como el café o las bebidas energéticas, para un aporte de energía rápido. Cuando notes que te empiezan a faltar las fuerzas, te darás cuenta de que es tu cuerpo que te está indicando que has de descansar y recargarte. Si desatiendes la señal y recurres a una bebida con cafeína para seguir en estado productivo, esa cafeína puede tener repercusiones hormonales e inflamatorias a corto y largo plazo en tu estado de salud general, humor y fertilidad.

¡A cocinar!

No se trata solo de qué y cuándo, también es importante *cómo* preparamos la comida. Según la medicina tradicional china, los alimentos tienen propiedades de calentar o enfriar el cuerpo. Estas propiedades cumplen su función en el ciclo hormonal. Cuando sube el estrógeno en las fases folicular y ovulatoria, el cuerpo está más caliente. Si sigues este programa cíclico, la mejor forma de contrarrestar esta situación es consumiendo alimentos que enfrían, como verduras crudas. Por otra parte, cuando los niveles de estrógeno descienden, en las fases lútea y menstrual, puedes ayudar a tu cuerpo tomando alimentos y usando métodos culinarios con propiedades de calentar.

- **Folicular:** a medida que los niveles de estrógeno empiezan a subir durante la fase folicular, deberías optar por métodos culinarios más ligeros, como el vapor o el salteado.
- **Ovulatoria:** al subir el estrógeno, nuestro cuerpo está en su fase de máxima temperatura. Es el momento ideal para disfrutar de alimentos crudos y frescos, como verduras, frutas y ensaladas. Los zumos y los batidos son también grandes recursos para refrescar. Cuando cocines, cíñete a tipos de preparación suaves, como el vapor o pochar.
- **Lútea:** cuando bajan los niveles de estrógeno en esta fase, utiliza métodos de cocinar que calienten, como asados u horneados.
- **Menstrual:** tu cuerpo está en la etapa más fría, así que te conviene preparar comidas calientes, como sopas y estofados.

Perder peso, y por qué las tendencias dietéticas te hacen sentir que has fracasado

¿Eres de las que han probado todas las dietas, sin éxito? ¿O tal vez has perdido algo de peso, pero te sentiste fatal, empezaste a tener problemas y terminaste recuperando todo lo que habías perdido? Este es el tipo de historia que me cuentan habitualmente las pacientes que vienen a mi consulta. Adelgazar puede ser engañoso por una serie de razones ¡que nada tienen que ver con la fuerza de voluntad! Esto es un hecho:

- **Las dietas de moda no tienen en cuenta las fluctuaciones hormonales.** Se espera que comas lo mismo cada día. Como has visto en este capítulo, no tiene sentido consumir los mismos alimentos día tras día. Muchas dietas de moda —como las bajas en hidratos de carbono, el ayuno intermitente y las *keto*— no fueron diseñadas para la bioquímica y los ciclos hormonales de la mujer. Basta con comprobar los estudios realizados sobre el ayuno intermitente, y te darás cuenta de que la mayoría se han realizado solo con hombres o con mujeres posmenopáusicas. Más adelante verás que los pocos estudios que incluyen mujeres —o ratas hembras— muestran claramente que no obtenemos los mismos resultados que los hombres. De hecho, algunas de estas dietas pueden alterar nuestro ciclo, interferir en nuestros sistemas biológicos y prepararnos para el fracaso.
- **Tus necesidades calóricas cambian durante el ciclo.** En la segunda mitad del ciclo quemas espontáneamente de ochenta y nueve a doscientas setenta y nueve calorías más al día y tienes más apetito, pero las dietas no tienen en cuenta esta diferencia.
- **Hay más oportunidades de quemar grasa en la primera mitad del ciclo.** Aprovechar esta ventaja es la clave para no recuperar el peso perdido.
- **Primero equilibra tus hormonas.** Si tienes problemas menstruales, has de concentrarte primero en equilibrar tu sistema hormonal, *antes* de pensar en reducir calorías, eliminar hidratos de carbono o seguir cualquier otro tipo de dieta. De lo contrario, no te desharás de esa grasa testaruda y es probable que tus síntomas menstruales empeoren. Como expaciente del síndrome de ovario poliquístico, sé por experiencia propia lo importante que

es equilibrar tu sistema hormonal antes de intentar adelgazar. He llegado a pesar más de noventa kilos, y probé todas las dietas habidas y por haber. Las seguía al pie de la letra, tanto si implicaban contar calorías como pesar la comida o eliminar grupos enteros de alimentos. Pero nada me funcionó. No podía bajar de peso y mis síntomas hormonales empeoraron. Era sumamente frustrante, y durante mucho tiempo pensé que el problema era *yo*. Lo que posteriormente aprendí fue que la premisa de separar el peso, los problemas dermatológicos, los de la menstruación y los estados de ánimo, como cualquier otro tema de salud, no refleja el funcionamiento de nuestro cuerpo. Todos los aspectos de nuestra salud están interconectados con nuestro ciclo hormonal y nuestros ritmos biológicos naturales. Intentar resolver un tema sin abordar las causas hormonales subyacentes nos conduce al fracaso. Cuando le aportas a tu bioquímica la ayuda que necesita y tus sistemas empiezan a reactivarse, hasta puede parecerte magia, y tus problemas de peso, de piel y de energía ya no serán tan acuciantes.

Te ruego que no me malinterpretes: hay muchas dietas populares que tienen beneficios para nosotras, *si* no te olvidas de tu biología. Si estás interesada en probar una de las tendencias actuales (*keto*, ayuno intermitente, sin cereales, crudivegana, macrobiótica o de restricción de calorías), observa primero qué efecto tienen en tus hormonas y cómo puedes utilizarlas a tu favor.

La dieta *keto*

La dieta *keto* o cetogénica es un programa pobre en hidratos de carbono y rico en grasa. Su objetivo es desencadenar la cetosis, un estado metabólico natural que se produce cuando no tomas suficientes hidratos de carbono, que son la fuente principal de energía de tu organismo. Cuando nuestro cuerpo no tiene hidratos de carbono para quemar y conseguir energía, pasa a utilizar la grasa como fuente energética. El concepto es simple: quema grasa, vuélvete más estilizada y pierde peso. Hay varias modalidades de la dieta *keto*, pero la más común —la dieta cetogénica estándar— recomienda que consumas un setenta y cinco por ciento de grasa, un veinte por ciento de proteína y no más del —¡uf!— cinco por ciento de hidratos de carbono. Esa proporción suele suponer consumir menos de cincuenta gramos de hidratos de carbono (o en algunos casos, tan solo veinte gramos) al día. Para interpretar esas cifras, cuenta con que una taza de copos de avena cocidos aporta unos treinta gramos de hidratos de carbono. La dieta *keto* es como una versión extrema de la dieta paleolítica o la de Atkins: ambas hacen hincapié en la proteína y la grasa por encima de los hidratos de carbono.

- **Ventaja:** llenarte de proteína y grasa te ayuda a sentirte saciada y centrarte en alimentos frescos e integrales reduce la cantidad de comida basura procesada que comerías.
- **Desventaja hormonal:** quemar grasa parece una buena cosa, pero la dieta *keto* tal vez no sea muy indicada para las mujeres. Las dietas ricas en proteína animal también pueden congestionar el hígado y provocar exceso de estrógeno, que es el principal culpable de la disfunción hormonal. Mark Sisson, autor de *La dieta keto*, dice: «Las mujeres han de tomar precauciones especiales para seguir una dieta *keto*». Entiende que nuestra biología es más sensible a la restricción calórica, porque nuestro cuerpo está diseñado expresamente para conservar los nutrientes para la fertilidad. Para adaptar una dieta *keto* a la bioquímica femenina, nos dice que evitemos la restricción de calorías, combinando esta dieta con el ayuno intermitente, o que no seamos demasiado estrictas. Otra razón para pensárselo dos veces antes de iniciar esta dieta es por el potencial efecto que puede tener sobre la salud de nuestra glándula tiroides. Los estudios no se ponen de acuerdo, pero muchos de ellos sugieren que esta dieta afecta

a la producción de la hormona tiroidea T3. Es importante tener esto en cuenta, porque los problemas de tiroides son cinco veces más comunes en mujeres que en hombres, y muchas mujeres tienen que luchar contra el hipotiroidismo, lo cual dificulta la pérdida de peso.

El ayuno intermitente

El ayuno intermitente (AI) es una dieta popular que implica alternar entre comer y ayunar. Este concepto se basa en que nuestros antepasados cavernícolas unas veces se daban atracones —después de una buena caza— y otras ayunaban—. Los defensores de esta dieta dicen que nuestro cuerpo está diseñado para esto y que puede ayudar a regular el azúcar en la sangre y a quemar grasa. El AI puede asumir muchas formas. Algunas de las estrategias más comunes son ayunar dos días a la semana y comer normalmente los otros cinco, o comer durante un periodo de ocho horas al día y ayunar las otras dieciséis.

- **Ventaja:** algunos estudios han relacionado el AI con una mayor pérdida de peso, reducción de la grasa corporal, mejor sensibilidad a la insulina, mejor función cognitiva, menor riesgo de contraer varias enfermedades y mayor crecimiento celular.
- **Desventaja hormonal:** el AI afecta a nuestro sistema hormonal y nuestros sistemas biológicos de varias formas. Por ejemplo, Sarah Gottfried, médica y autora de varios libros, incluido *The Hormone Reset Diet* [La dieta del *reset* metabólico], explica que el AI puede tener efectos secundarios en las personas con problemas de azúcar en la sangre. Ayunar hace que se desplome el azúcar y darse atracones propicia que suba de golpe. Cualquier cosa que provoque desequilibrios en el azúcar perjudica al sistema hormonal.

Pero ¿qué me dices de esos estudios que muestran todos los beneficios de esta dieta? Como puedes imaginar, la mayoría de esos estudios se han hecho con hombres, y los pocos que han incluido a mujeres han sacado una conclusión bien distinta. En 2005, un estudio publicado en *Obesity Research* concluyó que el AI mejoraba la sensibilidad a la insulina en los hombres, pero que la empeoraba en las mujeres. *PLOS ONE* publicó otro sobre el AI, realizado en 2013, con ratones de laboratorio, que reveló que las hembras experimentaban una reducción de sus ovarios, dejaban de ovular y tenían trastornos del sueño. Las malas noticias no se quedan ahí. En 2018, investigadores descubrieron que ayunar dos días seguidos causaba un estrés moderado en las mujeres con sobrepeso. Sisson concluyó que en comparación con los hombres: «Tal como están ahora las cosas, diría que estoy de acuerdo en que las mujeres premenopáusicas (y tal vez perimenopáusicas) tienen más tendencia a obtener peores resultados —o al menos diferentes— con el ayuno intermitente (al menos como medio para perder peso)». En mi opinión, el único ayuno seguro y eficaz para las mujeres es evitar comer durante un máximo de doce horas diarias, de 19:00 a 7:00.

La dieta sin gluten ni cereales

Actualmente, es bastante normal encontrar restaurantes que ofrecen menús sin gluten y las estanterías de los supermercados están llenas de productos sin gluten. El gluten, la proteína que se encuentra en el trigo, la cebada y el centeno, se ha convertido en el malo de la película en los últimos años por sus potenciales efectos nocivos para la salud. Aunque todas conocemos su relación con la enfermedad celíaca, y el creciente número de personas que se están dando cuenta de que tienen sensibilidad a esta proteína, lo que no se sabe tanto es que el gluten tiene un efecto negativo en la salud hormonal, que es la razón por la que recomiendo eliminarlo de la dieta cuando estás sincronizando tu ciclo. Muchas dietas, como la paleolítica, optan por excluir todos los cereales, para favorecer la pérdida de peso. Por supuesto, basta con que te ciñas a los cereales que puedas tolerar.

- **Ventaja:** algunas personas han observado que eliminar el gluten o todos los cereales les alivia el dolor estomacal, la hinchazón o incluso la niebla mental, mientras que otras dejan de consumirlos para perder peso más rápido. Si tienes el síndrome del intestino permeable u otras alergias, limitar el consumo de gluten o de cereales puede beneficiarte.
- **Desventaja hormonal:** conozco a muchas mujeres que piensan que dejar de comer gluten pondrá fin a sus antojos y atracones, y luego descubren que no comer cereales no ha hecho más que exacerbar esos antojos y las ha vuelto más vulnerables a los atracones. Este patrón altera sus niveles de insulina, situación que puede interferir en la ovulación, trastocar el metabolismo y frenar la pérdida de grasa. Una dieta sin cereales también puede ser problemática en la segunda mitad del ciclo, cuando los niveles de azúcar en sangre están más bajos. Durante la fase lútea, hemos de consumir más hidratos de carbono complejos para estabilizar la glucosa, la insulina y los niveles de estrógeno. Si has estado haciendo una dieta sin cereales y la idea de incluirlos en la fase lútea te preocupa, experimenta con tubérculos, prueba un cereal fácil de tolerar, como el trigo sarraceno, y observa cómo te encuentras.

La dieta crudivegana

La dieta vegana se basa en hortalizas, frutas, frutos secos, semillas y otros alimentos de origen vegetal. Todos los productos animales están excluidos: ni carne, ni pescado, ni huevos, ni lácteos. La dieta crudivegana además te dice que no puedes calentar ninguno de esos alimentos vegetales a más de 40 o 47 °C. Igualmente, evitarás los alimentos pasteurizados, refinados, tratados con pesticidas o procesados. Los defensores de esta dieta creen que cocinar los alimentos destruye enzimas importantes y reduce su contenido nutricional.

- **Ventaja:** siempre es bueno consumir muchas frutas y verduras biológicas y ricas en fibra. Las hortalizas tienen muchos beneficios para la salud, como una buena digestión, mejor salud cardíaca, colesterol bajo y reducción de la inflamación. Al ser ricas en antioxidantes pueden curar el acné, reducir los signos del envejecimiento y, según algunos estudios, contribuir a la prevención del cáncer.
- **Desventaja hormonal:** la dieta crudivegana puede alterar el ciclo. En un ensayo publicado en *Annals of Nutrition & Metabolism*, casi el treinta por ciento de las mujeres que hacen esta dieta padecen amenorrea. Si la microbiota intestinal no funciona correctamente, a nuestro cuerpo le cuesta absorber los nutrientes saludables que se encuentran en los alimentos crudos. Con el tiempo, esta dificultad puede conducir a una deficiencia de micronutrientes. La deficiencia de nutrientes esenciales para el equilibrio hormonal puede causar estragos en tu ciclo, provocar amenorrea total y aumentar los síntomas del SPM. La carencia de esos nutrientes también puede conducir al aumento de peso, que es todo lo contrario de lo que pretendes conseguir con una dieta. Ceñirte solo a los alimentos crudos durante todo el ciclo enfría demasiado tu organismo, según la medicina china, y puede provocar que tu sistema reproductor se vuelva perezoso, como sucede cuando se retrasan los periodos o la ovulación. Puede que hasta tengas periodos muy cortos y de poco sangrado. A la dieta crudivegana, rica en hortalizas, suelen faltarle los aminoácidos adecuados, necesarios para mantener un nivel hormonal suficiente.

La dieta macrobiótica

Las dietas macrobióticas, que tienen sus raíces en la antigua tradición oriental y en la teoría del yin-yang, se hicieron populares en Occidente en la década de 1960, y sus alimentos básicos son los cereales integrales, las verduras, las legumbres y sus derivados, como la soja y el tempeh. En la dieta macrobiótica no se contempla ingerir carne, alimentos procesados, azúcar refinado, refrescos y café.

- **Ventajas:** se ha observado que las dietas que tienen como base las verduras, ricas en fibra y bajas en grasa, reducen la inflamación y el riesgo de desarrollar enfermedades cardiovasculares y cáncer. Estas dietas también son ricas en micronutrientes.
- **Desventaja hormonal:** la soja procesada es uno de los alimentos menos recomendables para las mujeres. Los productos de soja tienen muchos fitoestrógenos que imitan los estrógenos de nuestro cuerpo. Las mujeres que tienen un desequilibrio hormonal debido al exceso de alguna hormona —como por ejemplo, endometriosis, síndrome de ovario poliquístico, miomas o quistes ováricos— son especialmente sensibles a los fitoestrógenos de la soja procesada. Esta se encuentra en productos sustitutos, como la leche de soja, la carne vegetal, el queso y el yogur de soja. La soja no procesada, biológica y fermentada, como el *tempeh*, el *miso* y el *natto*, pueden ser muy beneficiosa consumida *en pequeñas cantidades*.

La dieta de restricción de calorías

La restricción de calorías (RC) extrema, que habitualmente supone una reducción de calorías de un veinticinco a un cincuenta por ciento, implica comer menos durante el resto de tu vida.

- **Ventaja:** la restricción de calorías se ha relacionado con un menor riesgo de desarrollar enfermedades importantes y con una mayor longevidad.
- **Desventaja hormonal:** puede que adelgaces durante la primera mitad del ciclo, pero lo recuperarás durante la segunda mitad y volverás al punto de partida. Cuando baje tu índice de masa

corporal (IMC) por debajo de cierta cifra, debido a la restricción de calorías, tu ciclo se habrá alterado completamente: habrás dejado de ovular y de tener la menstruación. Las ratas hembras de un estudio realizado en 2006, publicado en el *American Journal of Physiology*, experimentaron un descenso en la fertilidad, una reducción del volumen de sus ovarios, una mayor irregularidad en su ciclo menstrual y un agrandamiento de las glándulas suprarrenales cuando fueron sometidas a una dieta de restricción de calorías. La RC también se ha relacionado con la pérdida de masa ósea en las mujeres.

Rotar por las dietas de moda

¿Implican estas desventajas potenciales que has de prescindir de todas estas dietas? No necesariamente. Pero como has ido viendo en este libro, debes asegurarte de que conoces toda la historia en lo que respecta a tu bioquímica femenina. Ninguna de estas dietas tienen en cuenta nuestras fluctuaciones hormonales cíclicas y solo se guían por el reloj biológico de veinticuatro horas. Las dietas que aconsejan comer los mismos alimentos cada día no están en sintonía con nuestra naturaleza cíclica. Y las que restringen o eliminan macro- y micronutrientes esenciales impiden que tu cuerpo obtenga los nutrientes adecuados para lograr su equilibrio hormonal. La restricción de cualquier grupo de alimentos puede provocarte una deficiencia de micronutrientes, que podría exacerbarse si tu microbioma ya tiene dificultades, has estado tomando la píldora o padeces algún desequilibrio hormonal. Restringir en un área suele implicar cometer excesos en otra, y esto también puede provocar desequilibrios. Puedes beneficiarte de estas dietas populares sin su efecto secundario hormonal cambiando de dieta según la fase de tu ciclo menstrual. A continuación puedes ver cómo integrar las dietas populares de una manera cíclica para aprovechar al máximo su eficacia y ayudar a tus hormonas.

UN PLAN DIETÉTICO CÍCLICO		
Fase	Dieta	¿Por qué funciona?
Folicular	Restricción de calorías/ ayuno intermitente (AI).	Durante la fase folicular, se tiene menos apetito, así que es más fácil para tu cuerpo restringir las calorías, lo cual puede favorecer la pérdida de peso en la primera mitad del ciclo.
Ovulatoria	Crudivegana.	Cuando suben los estrógenos, las verduras ayudan a metabolizarlos para evitar una proliferación excesiva y la dominancia de estas hormonas. Puesto que en esta fase te sube la temperatura, es un momento ideal para reconsiderar una dieta crudivegana.
Lútea	Macrobiótica, hidratos de carbono complejos.	Tu cuerpo necesita más calorías en esta fase, y los hidratos de carbono complejos de absorción lenta y las legumbres aportan calorías, a la vez que estabilizan el azúcar en la sangre.
Menstrual	*Keto*, paleolítica o sin cereales.	Al bajar tus niveles hormonales y tu temperatura corporal, es mejor evitar alimentos que promuevan el metabolismo del estrógeno y ceñirte a alimentos con propiedades de calentar; las dietas *keto*, paleolítica o sin cereales pueden ofrecerle a tu cuerpo lo que necesita durante esta fase menstrual.

Sincroniza tu ciclo en la cocina
Cocinar: ¡no te compliques, sé inteligente!

No es necesario que seas una gran chef para que el Método de Sincronización del Ciclo™ te funcione. A mí no me gusta pasar mucho tiempo en la cocina, ni tampoco me considero una *gourmet*. Para mí cocinar es más concentrarme en el valor nutricional de cada fase en concreto, no en las habilidades culinarias o en el arte del emplatado. En general, procuro que las comidas sean lo más sencillas posible. El concepto de sincronizar tu ciclo se basa en esta filosofía: simplifica tu vida, a la vez que amplías tu salud. Aquí tienes algunas de las cosas que hago para preparar una comida en un suspiro y lo que les aconsejamos a nuestras integrantes del Club de la Sincronización del Ciclo:

- **Sincronizar la compra:** antes de ir a comprar, reviso la tabla de alimentos para el ciclo que hemos visto en este capítulo y hago una lista corta de los ingredientes apropiados para mi fase.
- **Más preparación, menos cocinar:** he diseñado una estrategia para «cocinar» solo dos veces a la semana, en grandes tandas. El domingo me concentro en reunir y preparar los ingredientes necesarios para las comidas de los próximos días; entonces, si es necesario, repito el proceso el jueves. Así es mucho más fácil ordenar rápidamente lo que necesito para los almuerzos y cenas de los días laborables. Siempre preparo cereales, legumbres, alguna proteína y dos tipos de verduras, y con eso, las combinaciones de las potenciales sobras son variadas y sencillas.
- **Cocina en grandes cantidades:** siempre busco la manera de cocinar la cantidad suficiente como para que me dure varios días. Por ejemplo, si el domingo aso un pollo entero, lo utilizo para hacer sopa, bocadillos y ensaladas durante la semana. También lo utilizaré para hacer un nutritivo y saludable caldo de huesos.
- **Simplifica tus combinaciones:** a mí me gusta combinar un máximo de dos o tres elementos principales en mis comidas. Por ejemplo, en la fase lútea, puede que prepare pavo, boniatos y hojas de mostaza. Para que el proceso de cocinar sea aún más rápido, los preparo todos de la misma manera, tanto si es al horno como hervidos, asados o salteados. ¿Ves? ¡Ya te he dicho que era simple!

Ejemplo de planes de comidas diarias para las cuatro fases de tu ciclo

Revisa al final del libro los planes de comidas diarias para cada fase del ciclo y las recetas de muestra del Club de la Sincronización del Ciclo.

¡Pon fin al estrés! Sincronizar tu ciclo es más fácil de lo que piensas

- «¿He de ser totalmente precisa?».
- «¿He de hacerlo todo para obtener resultados?».
- «Si como un alimento que no corresponde a la fase, ¿voy a estropearlo todo?».
- «Tengo un trabajo a tiempo completo y tengo hijos. ¿Me va a suponer mucho tiempo y esfuerzo?».

Estas son algunas de las preguntas más frecuentes que suelen hacerme las mujeres que son nuevas en esta filosofía cíclica de la vida. La respuesta a todas ellas es ¡no! No te estreses buscando la perfección en sincronizar tu ciclo, deja de preocuparte, porque no vas a saber cómo incluirlo en tu agenda. De hecho, si adoptas algunos de los cambios que te aconsejo empezarás a ver y a sentir los beneficios. Y puesto que tu ciclo es fluido por naturaleza y cada fase se transmuta gradualmente en la otra, tienes cierto margen de maniobra. Por ejemplo, aunque estés solo en la fase ovulatoria durante tres o cuatro días, tu cuerpo sigue estando en transición durante unos días antes y después, así que es correcto si dedicas toda una semana a los alimentos apropiados para la ovulación. Incluso aunque estés pasando de la fase folicular a la lútea, todavía puedes beneficiarte de los alimentos de la fase ovulatoria por sus beneficios para reforzar el hígado y para metabolizar el estrógeno. No te castigues con pensamientos de culpa, como: «¡Oh, no! ¿He comido un día más de alimentos de la fase folicular cuando ya estoy ovulando?». Está bien hacer experimentos y descubrir qué es lo que a ti te va bien. La finalidad del Método de Sincronización del Ciclo™ no es intentar ser perfecta o preocuparte cuando te has equivocado. Lo más importante es que aprendas a conocer tu cuerpo y sus necesidades, para que puedas hacerlo mejor el siguiente ciclo. Si quieres más recetas, listas de la compra y consejos en tu proceso de adaptar el ciclo, puedes integrarte en una comunidad de mujeres que estén utilizando esta revolucionaria «antidieta» en www.cyclesyncing-membership.com/bonus. También encontrarás una serie de herramientas útiles e información adicional, incluidas comidas específicas para cada fase, vídeos de ejercicios, planificadores, *coaching* y ayuda en directo.

Por supuesto, si padeces alguna intolerancia alimentaria o estás combatiendo una enfermedad autoinmune, puedes omitir cualquier alimento que esté en tu lista personal de «prohibidos». Este programa cíclico es muy diferente de las dietas tradicionales que dictan lo que puedes y no puedes comer. Este método *—recuerda que es un método, ¡no una dieta!—* pretende incrementar tu ingesta de alimentos que corrijan tus fluctuaciones hormonales. En esencia, este programa es *aditivo*, no *reductor*. Este enfoque refleja tu energía femenina: abundante, generosa y nutritiva. Sincronizar tu ciclo no debería ocasionarte sensación de carencia, sino de bienestar.

NOTA SOBRE LOS TRASTORNOS ALIMENTARIOS

Muchas mujeres con anorexia, ortorexia o bulimia me han dicho que variar cíclicamente los alimentos que comen las ha ayudado a superar su trastorno alimentario. Algunas mujeres desarrollan trastornos alimentarios después de la pubertad, que podría ser una respuesta al mensaje social omnipresente de que hemos de sentir y actuar siempre del mismo modo. Cuando la menarquía despierta nuestra naturaleza cíclica, sentimos la necesidad de hallar formas de negar nuestra realidad biológica y algunas empezamos a mirar lo que comemos. Sincronizar tu alimentación con tu ciclo te autoriza a desvelar el pensamiento que te incita a comer de forma poco saludable.

Cinco estrategias para empezar rápido a introducirte en el Método de Sincronización del Ciclo™

Cuando estás empezando a sincronizar tu alimentación con tu ciclo, no tienes que cambiarlo todo a la vez. Está bien ir pasito a pasito. De hecho, he descubierto que muchas mujeres tienen más éxito cuando hacen solo unos pequeños cambios al inicio y gradualmente van añadiendo cosas, a medida que se van acostumbrando al programa. Date tiempo para familiarizarte con esta nueva forma de pensar, cocinar y comer. Al principio tendrás que pensar un poco, pero enseguida te acostumbrarás. Si quieres meter solo el dedo del pie en esta forma de comer cíclica, antes de tirarte de cabeza, prueba una de las siguientes estrategias. He creado estos planes de comienzo rápido para las mujeres que, como yo, tienen que dirigir un negocio o dedicarse a su profesión, cuidar a su familia e intentar conseguir un poco de tiempo para ellas.

Comienzo rápido 1: varía solo las hortalizas. Las verduras son una forma muy importante de ayudar a tu cuerpo a obtener los micronutrientes que necesita, lo cual es esencial para una producción hormonal óptima, a fin de satisfacer tus sistemas biológicos. Elige unas pocas opciones de la lista que viene a continuación, según la fase en la que te encuentres. ¿Qué puede haber más sencillo?

- *Folicular:* alcachofa, brócoli, zanahoria, guisantes verdes, perejil, judías verdes, calabacines.
- *Ovulatoria:* espárragos, coles de Bruselas, acelga, escarola, cebolleta, espinacas.
- *Lútea:* coliflor, berza, *daikon* (rábano japones), cebolla, nabo, rábanos, calabaza, boniato.
- *Menstrual:* remolacha, col kale, alga kelp, setas.

Comienzo rápido 2: sincroniza cuando ataque el SPM. Muchas mujeres empiezan a sincronizar su ciclo concentrándose en su peor parte: la fase lútea, que es cuando se producen los síntomas del SPM. Añade hidratos de carbono más complejos, como boniatos, arroz integral, garbanzos y manzanas, a tu dieta cuando empiece el SPM y observa cómo te sientes. ¿Eres más feliz? ¿Tienes menos dolores de cabeza? ¿Duermes mejor?

Comienzo rápido 3: sincroniza para aliviar tus dolores menstruales. Si el dolor abdominal es tu problema principal, céntrate en cambiar el tipo de grasas que tomas durante tu fase menstrual. Por ejemplo, alimentos ricos en ácidos grasos omega-3, como el salmón salvaje, son recomendables para combatir este síntoma.

Comienzo rápido 4: sincroniza tus métodos de cocinar. He trabajado con muchas mujeres que empiezan a sincronizar su ciclo concentrándose únicamente en la forma en que preparan la comida, para equilibrar los ritmos naturales corporales de enfriamiento y calentamiento. Aquí tienes unos cuantos trucos:

- *Folicular:* vapor, salteado.
- *Ovulatoria:* crudos, ensaladas, zumos, batidos, vapor, pochado.
- *Lútea:* asado, horneado.
- *Menstrual:* sopas y estofados.

Comienzo rápido 5: prueba diferentes semillas. Algunas mujeres han experimentado una reducción de los síntomas hormonales consumiendo ciertas semillas como parte de su rutina cíclica. Así es como lo hacen:

- *Primera mitad del ciclo:* cuando suben los niveles de estrógeno, consume una cucharada al día de semillas de lino y de calabaza. Las semillas de lino son ricas en lignanos, que actúan como bloqueadores del estrógeno para reducir su exceso. Las semillas de

calabaza son ricas en zinc, mineral que prepara el terreno para la producción de progesterona en la fase lútea.
- *Segunda mitad del ciclo*: cuando suben los niveles de progesterona, cambia a una cucharada al día de semillas de sésamo y de girasol. Los lignanos de las semillas de sésamo —no son tan abundantes como los de las semillas de lino— ayudan a prevenir el exceso de estrógeno, mientras que su contenido en zinc favorece la producción de progesterona. La alta concentración de selenio en las semillas de girasol ayuda al hígado en su proceso de desintoxicación, mientras que la vitamina E contribuye a mantener unos niveles de progesterona saludables.

Mantente en el FLO

El Método de Sincronización del Ciclo™ no es una solución rápida que puedas adoptar temporalmente y luego dejarla. Es un remedio a largo plazo y una forma proactiva de vivir en armonía con tus hormonas. Creé este programa porque después de haber resuelto mis problemas con el síndrome de ovario poliquístico, quería asegurarme de que no iba a tener ningún síntoma de recaída. No quería volver a tener acné quístico, sobrepeso o periodos irregulares. Si volvía a mi antigua dieta y estilo de vida —lácteos, gluten, cafeína, desconexión de mi cuerpo y estrés— estaba segura de que mis síntomas volverían. Quería estar segura de que no me volviese a pasar, porque había ganado una batalla muy reñida, y sincronizar mi ciclo me garantizaba esa protección.

Para ti sincronizar el ciclo es una forma de curar los problemas hormonales y mucho más. Cuando adoptas esta forma de vida, notas los efectos positivos en muchas áreas de tu vida. Conseguirás tu peso saludable, mejorará tu bienestar general, generarás energía, harás más cosas, fluirás y serás más feliz. El Método de Sincronización del Ciclo™ es la mejor póliza de seguros para vivir de una manera óptima.

CAPÍTULO 5

Menos ejercicio y más en forma

Ha llegado la hora de reconocer, tratar, entrenar y motivar a las mujeres como los seres psicológicamente distintos que somos.

STACY T. SIMS

Hace varios años, una mujer llamada Alicia vino a mi centro. Me contó con frustración que se había estado entrenando para un triatlón porque quería perder peso, pero que estaba teniendo el efecto contrario. «No lo entiendo —me dijo—. Estoy haciendo más ejercicio que nunca, pero ¡he engordado casi cinco kilos! ¿Qué me está sucediendo?». No era la única con este problema. Empecé a tener muchas clientas que se quejaban de que a pesar de hacer mucho ejercicio seguían acumulando kilos. Estas mujeres querían saber por qué seguían engordando cuando la creencia general parecía tan simple: si haces ejercicio con más intensidad y frecuencia, adelgazarás. Sus experiencias eran incongruentes y despertaron mi curiosidad por saber qué les estaba pasando. Busqué una respuesta en la ciencia y lo que descubrí cambió radicalmente mi forma de pensar sobre las mujeres y hacer ejercicio.

Si eres como la mayoría de las mujeres que he conocido, procuras hacer ejercicio con regularidad y, tal vez, hasta hayas probado varios tipos de las intensas disciplinas de moda. Probablemente sientas que si fueras capaz de hacer una clase más de *boot camp** a la semana, o si sudaras más en la clase de *spinning*, conseguirías alcanzar tus metas en lo que se refiere a tu forma física. Pero, con frecuencia, aunque tengas tiempo, dinero y motivación para asistir a esas clases, sigues sin ver los resultados que esperabas. Si te partes el trasero en el gimnasio, solo para terminar reventada y no adelgazar nada, o peor aún, para *engordar* una talla de pantalones, ha llegado el momento de que sepas que lo que te está frenando es la estrategia de «para triunfar has de sufrir». A estas alturas esto no debería extrañarte, pero la idea predominante de «o te esfuerzas o te vas a casa» se basa en nuestro reloj biológico de veinticuatro horas y en sobrevalorar la psicología masculina. Forma parte del concepto de cosecha constante que vimos en el capítulo dos. Pero del mismo modo que nuestro cuerpo no está diseñado para estar siempre haciendo cosas, tampoco lo está para hacer ejercicios intensos cada día. Hacer las mismas rutinas todas las semanas no funciona para nuestro reloj de veintiocho días. Como ahora ya entenderás, tu cuerpo no es siempre el mismo, de modo que no tiene sentido ceñirse a la misma rutina sudorífera día tras día. Hemos de aprender a hacer ejercicio a ritmo *con* nuestra naturaleza cíclica, no en su contra, de modo que podamos lograr el máximo rendimiento, sentir más energía después de los ejercicios y bajar de la montaña rusa de perder y ganar peso.

---

* Es una disciplina inspirada en los entrenamientos militares, en la que se emplean todo tipo de utensilios; es similar al *cross fit*, pero se realiza más al aire libre e incluye tanto entrenamiento de fuerza como cardiovasculares. (N. de la T.)

La verdad sobre las hormonas femeninas, el metabolismo y el ejercicio

Como podrás imaginar, cuando estaba investigando en busca de respuestas a por qué mis clientas aumentaban de peso haciendo ejercicio, descubrí que la mayoría de los estudios sobre ejercicio físico que se realizaban eran con hombres o mujeres posmenopáusicas. Por consiguiente, la mayor parte de los consejos de los expertos sobre este tema –cómo hacer ejercicio, cómo esforzarte más, qué disciplinas son las mejores– están orientados para optimizar la forma física de los hombres. Estos consejos no se pueden aplicar a la bioquímica femenina, que es la razón por la que no obtienes los resultados esperados. Las tendencias del *fitness* y las rutinas de entrenamiento, simplemente, no tienen en cuenta el ciclo hormonal femenino. En parte, el problema viene dado por la falta de investigaciones sobre la relación entre los efectos metabólicos y fisiológicos de hacer ejercicio y el ciclo menstrual. En 2017, el *British Journal of Sports Medicine* hizo una revisión de 1.382 estudios de deportes y ejercicios, correspondiente a entre 2011 y 2013, que confirmó que las mujeres no estamos suficientemente representadas en estas investigaciones. Esta revisión reveló que solo el treinta por ciento de los más de seis millones de participantes de dichos estudios eran mujeres. Y entre los que incluían a las del cromosoma XX, la participación se limitaba a las mujeres que estaban a principios de la fase folicular del ciclo, cuando los niveles hormonales favorecen la pérdida de grasa. Esta desigualdad de participación tiene como consecuencia una visión distorsionada de los efectos de hacer ejercicio y contribuye a la creencia colectiva de que las mujeres nos hemos de esforzar más y hacer ejercicios intensos cada día.

En la primera mitad del ciclo, quemamos grasa con más facilidad y ganamos masa muscular. Con unos niveles de azúcar en sangre normales, nuestro cuerpo accede mejor al combustible que le aportan los hidratos de carbono. Todo esto supone más energía y fondo, así que puedes machacarte en una clase de *spinning*, *boot camp* o entrenamiento en intervalos de alta intensidad (HIIT, por sus siglas en inglés) y sentirte de maravilla después. *PLOS ONE* publicó un estudio de 2017, sobre jugadoras de fútbol, que llegó a la conclusión de que las deportistas tenían más resistencia durante la primera mitad del ciclo que durante la fase lútea. Otra ventaja de la fase folicular es que los niveles más altos de testosterona ayudan a tu cuerpo a crear masa muscular con mayor eficiencia. De hecho, en algunos estudios, incluido un ensayo de 2014, publicado en *Springerplus*, se ha observado que cuando haces entrenamiento de fuerza en la fase folicular, te fortaleces más y ganas más masa muscular que cuando entrenas en la fase lútea. En la fase folicular es cuando redoblas la intensidad, te das más marcha en el gimnasio y derrites los kilos de más.

Pero no puedes hacer entrenamiento de alta intensidad durante todo el ciclo. Un estudio publicado en la revista *Biological Rhythm Research*, en 2008, concluyó que hacer demasiado ejercicio intenso podía provocar periodos irregulares o ausencia de la menstruación, lo cual es una clara señal de desequilibrio hormonal. Por otra parte, se ha observado que los desequilibrios hormonales tienen un efecto negativo en la resistencia, la fuerza muscular y el metabolismo. Este círculo vicioso puede conducirte al agotamiento e impedir que consigas los resultados deseados.

En la segunda mitad del ciclo, tu metabolismo se acelera y quemas más calorías espontáneamente, pero el ejercicio intenso contrarresta este efecto porque propicia la secreción de la hormona del estrés, el cortisol, que favorece el almacenamiento de grasa y el desgaste muscular. El estrógeno, la testosterona y los niveles de azúcar bajan. Esto merma tu energía, te hace sudar más y provoca que esa clase de *spinning* o de *boot camp* resulte mucho más dura que hace solo unas semanas. Te recuerdo que ¡no eres tú, sino el ejercicio! Las investigaciones realizadas en un estudio de 2003, de la revista *Sports Medicine*, demuestran que las mujeres se agotan con más facilidad durante la fase lútea media que en la primera mitad del ciclo. Las actividades de resistencia no son la única área que se resiente durante esa segunda mitad del ciclo. No obtienes los mismos beneficios del entrenamiento de fuerza, y eres más propensa a sufrir lesiones, durante la fase lútea y los primeros días de la menstruación que en la primera mitad del ciclo. Si tienes SPM, puede que tu riesgo de lesionarte días antes de la menstruación sea aún mayor, según un estudio de 2003, publicado en *Gynecological Endocrinology*. Intentar el «simplemente hazlo» en la segunda mitad del ciclo, aunque tu cuerpo te diga que te lo tomes con calma, podría sabotear tus intentos de hacer deporte. Todo ese trabajo duro que realizas en la fase folicular se desperdicia y terminas volviendo al punto de partida.

La científica de la nutrición, fisióloga del deporte y triatleta Stacy T. Sims descubrió el desplome lúteo cuando competía en la extenuante carrera Ironman de Kona. En su libro *Roar: How to Match Your Food and Fitness to Your Female Physiology for Optimum Performance, Great Health, and a Strong, Lean Body for Life* [Rugido: cómo adaptar tu alimentación y entrenamiento físico a tu fisiología femenina para obtener un rendimiento óptimo, gozar de una salud excelente y tener un cuerpo esbelto de por vida], explica que, en la segunda mitad de la carrera, empezó a tener dolor de cabeza e hinchazón, signos claros de hiponatremia, un estado en que la concentración de sodio en la sangre disminuye por debajo de lo normal. Consiguió terminar la carrera, pero no quedó satisfecha con los resultados. «¿Qué había fallado?», se preguntaba. Había entrenado para aclimatarse al calor y había seguido el mismo régimen alimentario de género neutro que la mayoría de los participantes. Cuando preguntó a otras participantes hizo un descubrimiento sorprendente. Las que se encontraban en la fase lútea, como ella misma, también habían experimentado problemas en su rendimiento, mientras que las que estaban en la fase folicular no tuvieron ninguno y terminaron con buenas marcas. Sims se dio cuenta de que tenía que modificar su ritmo de entrenamiento para trabajar a favor de su bioquímica cíclica, no en su contra. «Me puse a estudiar cómo afectaban las hormonas en la termorregulación, en la absorción de los macronutrientes, en la hidratación, el rendimiento y la recuperación. De buen principio, era evidente que las diferencias de sexo iban más allá de las colas de caballo y los sujetadores deportivos», nos dice. ¡Cuánta razón tiene!

No has de ser una triatleta para beneficiarte de mejorar tu rendimiento en el deporte, pero si deseas sacar el máximo provecho es esencial que planifiques los ejercicios para cada fase de tu ciclo. Como ya has visto en el capítulo dos, la bioquímica natural de nuestro cuerpo nos conduce a alternar entre periodos de productividad y descanso, y tu forma de hacer ejercicio también ha de respetar este ritmo. Nuestra cultura admira el esfuerzo constante, y muchas mujeres lo interpretan como que han de hacer ejercicios de cardiovasculares intensos diariamente. Pero la disciplina cardio es solo un aspecto del espectro del *fitness*. Aumentar la masa muscular, mejorar la flexibilidad y recuperarse son aspectos igualmente importantes. Para adoptar una rutina integral hemos de desechar los condicionamientos culturales que tenemos sobre «estar en forma», empezando por la idea de que el camino hacia un cuerpo sano pasa por sudar y sufrir.

Cuando menos es más. ¡En serio!

Como me sucedió a mí, probablemente te hayan adoctrinado en el culto típico del deporte de «más es bueno, más duro es mejor». Contemplamos los esbeltos y fibrosos cuerpos de las atletas pensando que son la imagen perfecta de la salud. Pero aunque puedan parecer perfectas por fuera, no necesariamente están equilibradas hormonalmente por dentro. La campeona de Ironman y triatleta profesional Meredith Kessler, que ya corría larga distancia de adolescente, admitió que a los diecinueve años todavía no había tenido su primer periodo y que se encontraba a punto de desarrollar osteoporosis debido a la falta de estrógenos. ¡Eso no tiene nada de saludable! Afortunadamente, nos cuenta que ha solucionado ese desajuste. El ejercicio extremo y hacer dieta puede acarrear graves consecuencias, y algunos expertos en salud hablan del trío de las atletas: nutrición inadecuada para la cantidad de ejercicio, periodos irregulares o ausentes y baja densidad ósea prematura. Está claro que hacer más ejercicio y más duro no es la respuesta para las mujeres.

De hecho, hacer *menos* puede ser la clave para obtener los resultados que deseas. Cuando por fin me di cuenta de que además de adaptar mis patrones alimentarios a mi ciclo, también tenía que sincronizar el deporte, adelgacé fácilmente veintisiete kilos sin tener que hacer ejercicio agresivamente. Empecé a trabajar menos físicamente —¡en serio!— y desaparecieron los kilos de más. Mejor aún, tenía energía, estaba despierta y motivada. Lo mismo me sucedió después de engordar dieciocho kilos durante el embarazo de mi hija. Tras dar a luz, dejé de hacer entrenamiento de alta intensidad y daba cortos paseos —no más de media hora— y hacía pilates suave. Los kilos de más se fundieron, y he vuelto a mi peso de confort. Por fin pude dejar de luchar contra mi cuerpo. Estaba entusiasmada y un poco en *shock*, porque eso iba en contra de todo lo que había aprendido sobre *fitness* y adelgazamiento.

Nuestra biología femenina nos aclara por qué lo del menos es más a nosotras nos va bien. Cuando el corazón bombea, nuestro cuerpo quema glucosa en el torrente sanguíneo para generar energía. Esta dura solo treinta minutos; después, nuestro cuerpo ha de buscar un sustituto para mantener la energía. ¿A qué recurre el cuerpo? A las glándulas suprarrenales y estas, a su vez, pasan a la acción segregando cortisol, la hormona del estrés, que convierte la grasa almacenada en glucosa utilizable, para que tengamos energía y sigamos haciendo ejercicio. Aunque la parte de quemar grasa de este proceso pueda parecer que solo implica ventajas para nosotras, tiene graves efectos secundarios. Si tienes problemas hormonales por resolver, como exceso de estrógenos —el desequilibrio hormonal más frecuente entre mis pacientes—, el pico de cortisol y la quema de grasa conducen a algo contraproducente. La sobredosis de estrógenos incita a nuestro cuerpo a convertir toda glucosa circulante de nuevo en grasa. Y los estrógenos tienden a hacer que nuestro cuerpo almacene la grasa en la zona media y en las caderas. Entonces, nuestro organismo duplica la acción cuando esas células adiposas, que hormonalmente son tejido activo, segregan todavía más estrógenos. Cuantas más células adiposas tienes, más elevados son tus niveles de estrógenos. A más estrógenos, más se aferra nuestro cuerpo a esas células adiposas. Así que en vez de convertirte en una máquina quemagrasa, te quedas atrapada en un desagradable círculo vicioso de quemar grasa almacenada con cortisol, solo para que tus altos niveles de estrógenos vuelvan a mandar la grasa a todos los lugares incorrectos. Esto es especialmente probable en la fase lútea, cuando nuestro cuerpo segrega más cortisol.

Pero si padeces fatiga suprarrenal aún es peor, porque hacer ejercicio muy intenso o durante demasiado tiempo sobrestimulará tus suprarrenales. Darlo todo en el gimnasio si estás afrontando los efectos del estrés crónico hará que estés todavía más agotada, y eso debilitará más tus suprarrenales. Al final, la fatiga suprarrenal podría conducirte a un estado en el que apenas puedas levantarte de la cama por la mañana, hagas tus ejercicios con dificultad y estés más cansada que nunca. No es una situación favorable. Te fuerzas a hacer ejercicio porque crees que estás haciendo algo saludable para tu cuerpo, pero, en realidad, no haces más que agravar tus problemas hormonales.

No te preocupes. Hay una solución.

Haz ejercicio con inteligencia, no con sobresfuerzo

Tu bioquímica rítmica proporciona un claro mapa de carreteras para planificar los ejercicios que más te convienen. Durante cada fase del ciclo menstrual, nuestro cuerpo se prepara y predispone a responder a diferentes tipos de ejercicio físico. La primera mitad del ciclo es el momento ideal para concentrarnos en los cardiovasculares y en la creación de masa muscular. En la segunda mitad, nos beneficiaremos más no haciendo esos ejercicios y realizando entrenamiento de resistencia, flexibilidad y recuperación. Tal vez hasta prefieras no ir al gimnasio algunos días, y no solo está bien, sino que ¡es recomendable!

Por último, deja de culpabilizarte por no hacer suficiente. Deja de sentirte culpable si te has marchado de la clase de baile a la media hora. Hacer menos obteniendo mejores resultados y encontrándote mejor es posible.

Abandonar la mentalidad del «más es bueno, más duro es mejor» no es fácil. En realidad, puede que te preguntes: «¿No engordaré si no hago ejercicio todos los días con la misma intensidad?». Muchas mujeres me hacen esta pregunta continuamente. Te lo prometo, la respuesta es un ¡no rotundo! Es más, cuando empieces a sincronizar tu ciclo y a darte permiso para reducir tus entrenamientos durante la segunda mitad de tu ciclo, comenzarás a ver los resultados en uno o dos meses. Por ejemplo, en lugar de intentar que la hinchazón del SPM desaparezca sudando en la cinta de andar, descubrirás que ya no estás hinchada. Así que ya no necesitarás machacarte tanto. ¿Por qué seguir nadando a contracorriente?

Esa es la lección que aprendió Emily, una instructora de yoga y de *fitness* de veintiocho años, después de haberse pasado la vida enganchada al concepto de más, más y más. Daba una veintena de clases a la semana y hacía todo lo posible por superar sus dolores menstruales sin bajar el ritmo, por miedo a aumentar de peso si se tomaba unos días de descanso. Al final, su estresado cuerpo empezó a pedir a gritos un descanso, y se dio cuenta de que tenía que hacer un cambio. Cuando conoció este programa cíclico, se comprometió a empezar a respetar su cuerpo de manera que favoreciera su ciclo. Lo primero que hizo fue no dar clases el primer día del periodo y hacer unas cuantas posturas restauradoras para ella. Entonces, comenzó a notar que su cuerpo anhelaba hacer otros tipos de movimientos e intensidades dependiendo de la fase del ciclo. Al escuchar a su sabiduría interior, desarrolló rutinas que mejoraron su ciclo y le aportaban energía, en vez de agotarla. «He llegado a un estado en el que me siento equilibrada», me dijo, a lo cual añadió que ya no se preocupaba por pesarse.

DI NO AL SIMPLEMENTE HAZLO

Tal vez estés pensando: «Espera un momento, ¿no fuimos educadas para pensar que no deberíamos dejar que nuestro periodo se interpusiera en nuestro camino o que nos impidiera ir a la clase de gimnasia del instituto, practicar deporte o entrenarnos para un maratón?». Analicemos dos aspectos importantes de esta forma de pensar:

1. La afirmación de que tu periodo es una carga que has de superar con fuerza de voluntad es tóxica.
2. Imponer una norma cultural –la creencia de que las mujeres hemos de hacer ejercicio aunque nos encontremos mal– fuerza más a las mujeres a practicar activamente desoyendo su sabiduría interior, y esto hace que se sientan más desconectadas de su cuerpo.

¿Por qué existe la regla de que hemos de ir al gimnasio cuando no es nuestro momento biorrítmico? Porque la biología masculina responde bien al ejercicio diario, y nos sentimos obligadas a imitar su conducta para que nos tomen en serio, nos respeten y nos valoren. ¿Por qué una mujer que conoce sus ritmos biológicos iba a hacer entrenamiento de alta intensidad durante una fase hormonal que activará el desgaste muscular y el almacenamiento de grasa?

El sentido común biológico reivindica que se reconozcan y respeten las necesidades específicas de las mujeres. ¿No podríamos reimaginar nuestro relato cultural, de manera que se celebren nuestras diferencias y se nos respete y valore de igual forma, independientemente de esas diferencias? Deberíamos sentirnos libres para realizar cualquier actividad que nos apetezca hacer en cualquier fase de nuestro ciclo. No deberíamos tomar decisiones como respuesta a los condicionamientos culturales que dictaminan que jamás hemos de reconocer nuestras fluctuaciones hormonales, por temor a que nos consideren débiles. Hay una gran diferencia entre forzarte a hacer ejercicio –obligarte a no tener en cuenta tus ritmos biológicos– y fortalecerte haciendo tus ejercicios sincronizados con tus ritmos biológicos. Cuando adoptas una visión cíclica del deporte, «simplemente puedes hacerlo» cuando más te convenga.

Al sincronizar tus actividades con las fluctuaciones de tu ciclo hormonal, favoreces a tus sistemas biológicos, energizas tu cuerpo, activas un metabolismo sano, mejoras tu humor y tu estado de salud general y evitas las lesiones y el aburrimiento. ¿Quieres más detalles? No sudes, revisa la lista de ejercicios específicos para cada fase que viene a continuación. Y si deseas que tu rutina de *fitness* también siga tu reloj de veinticuatro horas, prueba a hacer ejercicio por la mañana durante la primera mitad del ciclo y por la tarde durante la segunda, *si esa rutina encaja en tu agenda y sientes que es adecuada para ti.*

El FLO y el deporte

Fase folicular: en los primeros días después de haber finalizado la menstruación, tu energía vuelve a subir; es el momento para que despiertes tu cuerpo con algunos divertidos ejercicios de cardio. Y puesto que estarás más abierta a nuevas experiencias, combinarás tu antigua rutina con alguna clase nueva. A medida que avanza tu fase folicular, tu cuerpo irá reaccionando mejor a los ejercicios potentes para activar el metabolismo, adelgazar y crear masa muscular. Sin embargo, si tienes algún desequilibrio hormonal o intentas adelgazar o superar un estado de ansiedad, fatiga o depresión, no hagas más de treinta minutos de ejercicio. Hacer más de media hora provocará demasiado estrés a tu cuerpo y activará el modo de almacenamiento de grasa.

Ejercicios sugeridos: correr, montar en bicicleta, bailar, caminar por la montaña, saltar a la cuerda.

Fase ovulatoria: en esta fase, el estrógeno y la testosterona alcanzan sus niveles máximos, aportándote energía para quemar. Es el momento para hacer ejercicio intenso y participar en sesiones de gimnasia grupales que alimenten tu deseo de socializar.
Ejercicios sugeridos: *sprints* a intervalos, HIIT, *spinning*, *boot camp*, *kickboxing*.

Fase lútea: durante los cinco primeros días de la fase lútea todavía tienes niveles altos de estrógeno y testosterona, y la progesterona entra en escena. Sigues manteniendo una buena dosis de energía, pero no la suficiente como para realizar actividades de alta intensidad. Emplea esta energía para crear masa muscular concentrándote en cualquier tipo de entrenamiento de fuerza. Cuando llegues a la segunda mitad de esta fase, tus tres hormonas reproductoras empezarán a disminuir su concentración y te sacarán del modo de creación de masa muscular. Para estar en línea con esta fase, haz ejercicios de flexibilidad.
Ejercicios sugeridos: en la primera mitad de la fase lútea, entrenamiento de fuerza y yoga intenso; en la segunda mitad, pilates, *barre*,[*] yoga suave.

Fase menstrual: durante el sangrado, tus niveles hormonales se encuentran a mínimos, igual que tus niveles de energía. Cualquier tipo de ejercicio de alta intensidad durante esta fase activará el almacenamiento de grasa, produciendo desgaste muscular y estresando a tu sistema cardiovascular. Practica actividades que sean restauradoras. No te olvides de que el sueño profundo, restaurador y sin interrupción ayuda a perder peso, así que

---
[*] Es un método que combina prácticas de *ballet*, pilates y yoga, que se realiza con la ayuda de una barra de *ballet*. (N. de la T.)

concéntrate en dormir bien. ¡Hacer la siesta es una gran idea en estos días!

Ejercicios sugeridos: caminar, rodillos de masaje, yin yoga, pilates sobre esterilla, respiraciones, siestas (¡en serio!). Consejo rápido para las menstruaciones dolorosas: el yoga puede ayudarte. *The Woman's Yoga Book: Asana and Pranayama for All Phases of the Menstrual Cycle* [El libro del yoga para la mujer: asana y pranayama para todas las fases del ciclo] aconseja la postura del triángulo, la pinza de pie, el perro bocabajo y la postura del pez (sentándose con las piernas cruzadas y arqueando la columna hacia atrás dejándola caer sobre una manta doblada o un bloque de yoga) para calmar los calambres.

EL MÉTODO DE SINCRONIZACIÓN DEL CICLO™: EJERCICIOS FLO*

Esta es una tabla de ejercicios recomendados para cada semana, pero puedes adaptarla a tu nivel de forma física, los ritmos de cada fase y tu situación hormonal. Si estás en forma y sana hormonalmente, tal vez te apetezca hacer ejercicio a diario, pero si estás en proceso de reequilibrar tu sistema endocrino, es mejor que empieces haciendo solo tres días a la semana. Recuerda que las fases fluyen gradualmente de una a otra, de modo que puede que algunas se solapen. Por ejemplo, la fase ovulatoria suele durar tres o cuatro días, pero quizás todavía tengas mucha energía los días siguientes, de modo que adelante y disfruta de hacer unos cuantos ejercicios intensos más. Y cada fase no dura exactamente una semana, pero este programa puede ayudarte

---

* Si te encuentras en las primeras etapas de la sincronización de tu ciclo y estás intentando superar algún desequilibrio hormonal, es imprescindible que no hagas sesiones más largas de treinta minutos. Esta limitación de tiempo evitará el exceso de cortisol y la fatiga suprarrenal, y te conducirá gradualmente a un ciclo energizante. Consulta siempre con tu médico antes de iniciar cualquier programa de ejercicios. (N. de la A.)

a navegar por todo tu ciclo sin dificultad. El mejor consejo es escuchar tu cuerpo y hacer lo que te pide.

	Folicular	Ovulatoria	Lútea	Menstrual
Lunes	Baile cardio.	Pesas rusas.	HIIT.	Descanso.
Martes	Clases de cama elástica.	HIIT.	Pilates.	Descanso.
Miércoles	Clase de baile.	Ciclo *indoor*.	Levantamiento de pesas.	Yin yoga.
Jueves	Saltar a la cuerda.	*Boot camp*.	Pilates.	Pasear.
Viernes	Ciclo *indoor*.	*Kickboxing*.	*Barre*.	Pilates en esterilla.
Sábado	Caminar por la montaña.	Power yoga.	Yoga.	Pasear.
Domingo	Descansar.	Descanso.	Descanso.	Descanso.

Para ayudarte a reconocer en qué fase te encuentras y qué ejercicios son mejores para ti en tu fase actual, prueba la aplicación MyFLO (www.MyFLOtracker.com). La aplicación hace que sea muy fácil sincronizar las actividades deportivas con el ciclo, así sacarás siempre el máximo partido de tus ejercicios, y puedes ampliar tus conocimientos con los vídeos de gimnasia diseñados para cada fase de tu ciclo en www.cyclesyncingmembership.com/bonus.

A POR EL ORO

Las futbolistas estadounidenses siguen el ritmo individual de su ciclo para planificar sus etapas de entrenamientos y descansos más eficaces, así como su dieta, para optimizar su energía y su tiempo de recuperación.

Los cuatro pasos para sincronizar tus ejercicios

El cambio de mentalidad de creer que «o te esfuerzas o te vas a casa» a aceptar que puedes hacer menos y permitir que sea tu cuerpo el que te guíe, para aplicar el nivel de intensidad de los ejercicios que realizas, puede despertar tus temores más profundos de que se descontrole tu cuerpo. Para facilitar la transición a una actitud mental más cíclica y evitar volver a tus antiguos condicionamientos, prueba esta visión de cuatro pasos:

1. **Observa en qué fase de tu ciclo te encuentras.** Entender de qué forma afectan tus fluctuaciones hormonales a tu rendimiento te permitirá tomar mejores decisiones respecto a tus rutinas de *fitness*. Si has intentado ir a un entrenamiento de *boot camp* durante tu fase menstrual y te has cansado, sabrás por experiencia propia que has de realizar una actividad más restauradora durante esa fase. Personalmente, he descubierto que saber en qué momento de tu ciclo te encuentras puede ser uno de los aspectos más poderosos y liberadores de sincronizar tu segundo reloj. Entenderás por qué una semana puedes asistir a una clase de baile como si nada y a la siguiente vas a rastras. Y dejarás de culpabilizarte cuando sientas que no puedes más. No eres una vaga, ¡simplemente estás haciendo el tipo de ejercicio incorrecto para tu bioquímica, en el momento inapropiado! Al saber cómo funciona la naturaleza cíclica exclusiva de tu cuerpo y la forma en que influye en tu rendimiento, podrás evitar la frustración y el doloroso diálogo interior que tanto malestar provoca. Puedes rastrear tus progresos con la aplicación MyFLO para sentirte a gusto contigo misma todos los días y alcanzar resultados duraderos. ¡No tienes por qué sufrir!

2. **Ten un plan de huida.** Si estás en proceso de reequilibrarte hormonalmente y has de reducir el tiempo de gimnasia a

treinta minutos, pero asistes a una clase de una hora o te reúnes con otras personas para ir a caminar, diseña un plan de huida antes de empezar. Muchas nos sentimos tan condicionadas a seguir al grupo, a ser educadas y a evitar hacer algo que llame la atención del resto que nos arriesgamos a lesionarnos o a dañar a nuestras hormonas excediéndonos en la clase, en lugar de abandonarla a la mitad. Utiliza esta estrategia: comunica a la instructora, antes de comenzar, que te has de marchar a media clase; así no le sorprenderá ver que te vas antes de terminar. Busca un sitio al final de la sala donde puedas salir sin molestar a nadie. Si vas a salir con tus compañeras de deporte, diles de antemano que solo vas a hacer treinta minutos. Explícales que estás intentando reequilibrar tus hormonas. Seguramente te sorprenderá ver qué tipo de conversación se inicia entre tus amigas cuando toques el tema hormonal. Esto debería ser una conversación habitual entre mujeres. Tal como he mencionado que hemos de tomar decisiones basándonos en el clima, también deberíamos hacerlo basándonos en nuestros ritmos biológicos sin sentir vergüenza alguna.

3. **Sé flexible.** ¿Te encuentras en la primera mitad de tu ciclo, pero notas que prefieres tomártelo con calma y hacer una clase de estiramientos suave? ¡Totalmente de acuerdo! Siempre puedes aflojarte más el cinturón si lo necesitas. Tu ciclo hormonal es fluido, lo cual te permite cierta flexibilidad en tus rutinas de *fitness*. Pero ¿y si te encuentras en la segunda mitad del ciclo y tienes un intenso deseo de ponerte las zapatillas deportivas y salir a correr para hacer algunos *sprints*? Puede que desees probarlo a ver cómo reacciona tu cuerpo. Hace casi dos décadas que sigo este programa y todavía me gusta experimentar mi respuesta corporal. Recientemente, mientras me encontraba en la fase lútea, sentí un fuerte deseo de correr a intervalos. Recuerda que no corro a menudo porque no me conviene, pero tenía tantas ganas que decidí probarlo. Recorrí

el bucle del parque alternando entre caminar unos minutos y aumentar la velocidad para correr durante un minuto. Las dos primeras veces que hice este ejercicio justo después de mi ovulación, me sentí de maravilla, pero la tercera vez, al quinto día de mi fase lútea, estaba agotada. Cuando llegué a casa, me tumbé en el sofá y no me recuperé hasta el día siguiente. Fue un potente recordatorio de que aunque una actividad me proporcionara energía unos días antes, tenía que respetar mi ciclo y evitar el entrenamiento de intervalos de alta intensidad, en esa segunda mitad del ciclo. La ciencia es la ciencia: no puedo librarme de las consecuencias de ir en contra de mi bioquímica.

4. **Después de hacer ejercicio, pregúntate cómo te encuentras.** ¿Te encuentras llena de energía y de maravilla? ¿Estás exhausta y sin fuerzas? Examinar tu respuesta corporal al ejercicio te aportará una valiosa información sobre lo que necesita tu biología para prosperar. Por ejemplo, si estás agotada y tardas horas en recuperar tu estado de ánimo y tu energía, es un claro indicio de que te has excedido. Puede que hayas agotado tus suprarrenales y tus reservas de glucosa, obligando a tu cuerpo a entrar en modo de supervivencia y de almacenamiento de grasa. Recuérdalo mentalmente sin juzgarte y no te fuerces tanto la próxima vez. Recuerda que de lo que se trata es de *sentirte bien* al finalizar.

TODO ESTO ES FANTÁSTICO, PERO...

«No quiero ponerme cachas». ¿Por qué has de hacer entrenamiento de fuerza? La masa muscular –esa que hace que tu cuerpo parezca tonificado y definido, no grande ni abultado– es un elemento clave para el metabolismo. Cuanta más musculatura tengas en tus huesos, más rápido quemarás calorías y grasa. Las investigaciones han demostrado que, a eso de los treinta, empiezas a perder masa muscular cada año. Y a menos que hagas entrenamiento de fuerza activamente para contrarrestarlo, esa masa muscular será sustituida por grasa, lo cual dispara los niveles de estrógenos y aumenta el riesgo de dominancia de estrógeno. A más masa muscular y menos grasa, más fácil es controlar el exceso de estrógenos.

«Los estiramientos son una pérdida de tiempo». Dedicar un tiempo a hacer estiramientos puede ayudarte mucho a lograr la forma física –y el peso– que deseas. Los estiramientos prepararán tus músculos para los ejercicios y para un mejor rendimiento, evitan lesiones, suavizan el estrés para reducir los niveles de cortisol e incluso te ayudan a dormir mejor (¡y dormir es esencial para equilibrar tus hormonas del hambre y de la saciedad!).

«Tomarme un día libre es de vagos o me hace perder el ritmo». Después de hacer ejercicio intenso y en ciertos momentos del ciclo, tu cuerpo necesita descansar para recuperarse. Si estás atrapada en un estado de productividad constante y trabajas sin descanso, podrías retrasar tu progreso o arruinarlo por completo. Has de escuchar a tu cuerpo cuando te dice que te esfuerces más y respetarlo cuando te pide descanso y recuperación.

Hablemos de nuestro camino hacia la nueva normalidad

Al comienzo de este capítulo, he hablado de la triatleta Meredith Kessler, que tuvo el valor de compartir su historia sobre su ausencia de menstruación. La aplaudo por hacer pública su experiencia y me emociono al ver el creciente número de deportistas profesionales que hablan sobre su periodo en Twitter y en los medios. La tenista británica Heather Watson atribuyó una derrota en el Open de Australia a su bajo nivel de energía durante su periodo y le dijo a la prensa: «Tengo pesadillas sobre tener la regla en el torneo de Wimbledon». La gimnasta olímpica Aly Raisman ha hablado abiertamente sobre sus problemas con el ciclo y le dijo a la revista *Allure*: «No le puedes decir al jurado que quieres competir mañana o que esperen unos días». La gimnasta, que se atrevió a hablar de haber sufrido abusos sexuales por parte del médico del equipo de gimnasia estadounidense, Larry Nassar, está animando a las mujeres a que dejen de sentirse incómodas o avergonzadas por su periodo y que empiecen a hablar sobre él. No podría estar más de acuerdo. Creo que todas las mujeres que están en el mundo del *fitness* y de los deportes profesionales y estudiantiles deberían hablar sobre este tema. Los entrenadores profesionales, los personales y los instructores de *fitness* deberían tener en cuenta los ciclos de las mujeres. ¿No te parece que sería increíble que tu entrenador personal supiera que estás en tu primer día de la menstruación y suavizara tu rutina para centrarse más en los estiramientos y la flexibilidad, en vez de obligarte a hacer *sprints* entre tandas de entrenamiento de fuerza, cuando todavía te sientes débil? Imagina el día en que una instructora de una clase en grupo anunciara al principio de esa clase que las mujeres que se encontrasen en su segunda mitad del ciclo podían tomarse la libertad de quedarse al fondo de la clase y marcharse a los treinta minutos. ¿No te gustaría ir a un centro de yoga que ofreciera clases basándose en las fases del ciclo? Y por favor, ¿podrían los entrenadores dejar de realizar entrenamientos extenuantes a las mujeres, hasta el extremo que dejan de tener la menstruación? Esas prácticas perjudican nuestra bioquímica, puesto que son el resultado directo de ignorar nuestro segundo reloj.

Entiendo que las atletas profesionales no puedan reprogramar sus competiciones para sincronizar su ciclo, pero tú sí puedes hacerlo en tu vida cotidiana. Dicho esto, sincronizar tu ciclo no significa que tener el periodo sea una excusa para evitar hacer actividad física. Por el contrario, debería suponer que facilitas tu ciclo —que tienes menos dolores, estás menos cansada y tienes más energía—, así que tendrás más «empuje» para disfrutar de tus actividades favoritas.

Perder los kilos de más después del parto y la lactancia

Después de dar a luz, sentimos la inmensa presión de recobrar nuestro cuerpo sexi de antes del embarazo y volver a nuestro antiguo yo como si no hubiera pasado nada. Pero tal como Kimberly Ann Johnson escribió en su libro *The Fourth Trimester* [El cuarto trimestre], lleva tiempo recuperarse de los cambios físicos que han alterado nuestra vida, a la vez que nos adaptamos a la revolución emocional, neurológica y relacional que implica tener un hijo. Es un momento sumamente importante para recuperarnos del embarazo y del parto, nutriendo nuestro cuerpo y permitiéndole descansar. Hemos de abordar las doce semanas siguientes al parto como una extensión de la fase menstrual y reforzar nuestro cuerpo con alimentos nutritivos, como caldo de huesos, paté de hígado de pollo casero y hamburguesas de vacuno. Puedes encontrar algunas recetas extraordinarias en el libro de Heng Ou *The First Forty Days* [La cuarentena]. Esta fase nos exige mucho descanso, aunque puede estar salpicada de actividades suaves: pasear, yoga relajante y pilates orientado a realinear tus huesos y músculos.

El primer año después del nacimiento de mi hija, básicamente, me tomé un descanso de hacer ejercicio. Salía a caminar –más bien a pasear, ¡no a caminar enérgicamente!– por el parque, tres o cuatro veces a la semana, empujando el carrito de trece kilos de mi bebé. Y trabajé en casa con una fisioterapeuta especializada en posparto. No realizaba ninguna actividad que durase más de treinta minutos. ¿Sabes una cosa? Adelgacé dieciocho kilos en seis meses sin pasar hambre y sin agotarme haciendo ejercicios intensos. Perdí peso porque estaba en sintonía con mi realidad hormonal durante esta etapa posparto de mi vida. Nuestros condicionamientos culturales nos enseñan que después de parir hemos de hacer dieta y gimnasia para perder los kilos que hemos ganado, pero no es un buen consejo. Debemos respetar nuestras necesidades bioquímicas. Tenía que asegurarme que ingería suficientes calorías para manejar el proceso energético y altamente nutritivo de producir leche para mi bebé. Mi cuerpo se estaba recuperando de la gran demanda de nutrientes que exige el embarazo y traer un ser humano al mundo. Como todas las madres recién estrenadas, me faltaba dormir y tenía que descansar siempre que podía. Escuché a mi sistema de guía interior y entendí que si quería satisfacer las necesidades de mi hija tenía que mantenerme sana y feliz, cuidarme y alimentarme bien. Muchas mujeres piensan que la magia del proceso de quemar calorías que implica amamantar les devolverá su antigua figura. Mientras que las que dan el pecho solo durante tres meses pierden aproximadamente un kilo cuatrocientos gramos más que las que usan métodos de alimentación alternativos, según un estudio de 2014, publicado en *Preventive Medicine,* tengo muchas pacientes que me dicen que, en realidad, han engordado amamantando. Suelo preguntarles qué comen y cuánto ejercicio hacen. En la mayoría de los casos, no comen lo suficiente y hacen demasiado ejercicio, combinación que altera el metabolismo. El Colegio Estadounidense de Obstetricia y Ginecología recomienda consumir de cuatrocientas cincuenta a quinientas calorías más al día para compensar la energía que se emplea en la producción de leche.

Si no escuchas a tu cuerpo y pretendes perder los kilos del embarazo con alguna dieta baja en calorías y yendo directamente a un *boot camp,* tu cuerpo intentará compensar el esfuerzo almacenando grasa. Esforzarte tanto también agota tu reserva de nutrientes, de energía y de hormonas, y puede ocasionarte fatiga suprarrenal o problemas de tiroides, que podrías arrastrar durante años. Esta es una de las etapas más críticas de tu vida, en la que has de colaborar con tu cuerpo y darle el descanso y el alimento que necesita.

Tu cuerpo es el que manda

En este capítulo te he aportado una estrategia para ayudarte a elegir los ejercicios que están en sincronía con tu ciclo, pero no pretende ser restrictiva o impedirte que hagas lo que te gusta. En última instancia, sincronizar tu ciclo con los ejercicios se basa en experimentar para encontrar lo que se adapta a ti. Eres tú quien vive en tu cuerpo; por consiguiente, solo tú sabes lo que te conviene y lo que no. Procura sintonizar tu autoconciencia, para oír tu voz interior cuando intenta transmitirte sensaciones y sentimientos, y haz los ajustes necesarios. No hay bueno ni malo, simplemente lo que necesitas en cada momento. Escucha a tu cuerpo y recobrarás el poder que la naturaleza te ha dado.

CAPÍTULO 6

Tu plan de acción para hacer más con menos estrés

Para la mayoría de las personas, la creatividad es algo muy serio. Se olvidan de lo revelador que es el juego y creen que han de esforzarse y trabajar más. En general, suele ser al contrario. Es necesario jugar.

JULIA CAMERON

De joven sentía una fascinación espontánea hacia todas las actividades creativas: me encantaba bailar, cantaba en un coro, tocaba el piano, me confeccionaba algunas de mis prendas de vestir, incluso hacía joyería. Pero a eso de los quince años, justo cuando debía empezar la pubertad, abandoné mi vena artística y me desconecté de la energía femenina que fomentaba. Pensaba que si quería tener éxito en la vida tenía que dejar atrás mis aficiones y ser seria. Nadie me había dicho directamente que bailar o hacer joyería fuera frívolo, pero, de algún modo, esas ideas habían hecho mella en mi inconsciente y reflejaban mi interpretación de nuestros valores culturales: creía que tenía que terminar todo mi trabajo antes de poder hacer algo lúdico y que el camino del éxito parecía exigir esfuerzo constante; me eduqué en un hogar donde se valoraba la productividad. Así que todas mis hazañas creativas y mi afán de explorar mis intereses parecían no encajar en lo que yo interpretaba que suponía ser adulta.

Comencé a trabajar más y a descansar menos. Dejé de descansar, de jugar, de crecer, abandoné el patrón de aprender-trabajar de la infancia (que, curiosamente, implica un agradable equilibrio entre las energías femenina y masculina). Todas experimentamos este cambio a nuestra manera: empezamos a confiar en exceso en nuestra energía masculina de estar siempre haciendo, nos angustiamos cuando viene una etapa de descanso y nos convertimos en expertas en desoír a nuestro cuerpo, cuando nos suplica que descansemos, nos alimentemos y disfrutemos. Me centré en las cosas que me ayudarían a conseguir por la vía rápida el concepto tradicional del éxito: un buen trabajo, un buen sueldo, una buena casa. En el instituto, sobrecargué mi agenda con clases de preparación para los Advanced Placements* y actividades en clubes. Comencé a trabajar en verano en distintas empresas, al principio pequeñas, después cada vez más grandes, de tipo corporativo, mientras hacía mi transición del instituto a la universidad. Pensaba que esta forma de actuar me ayudaría a despegar en mi carrera. Sin embargo, no era consciente de que toda la presión que yo misma me ocasionaba, esforzándome cada vez más, estaba exacerbando mis problemas hormonales, mucho antes de que me diagnosticaran el SOP. No solo no tenía tiempo para hacer cosas creativas, sino que sufría ansiedad y me sentía superada por mi situación. Al final, acabé desarrollando el hábito de posponer, para concederme furtivamente un respiro, pero eso implicaba trabajar por la noche para cumplir mis compromisos. Era agotador y me sentía fatal. Mis tareas pendientes empezaban a colarse por las grietas de mi falsa eficiencia, y sentía que no podía estar a la altura de las circunstancias. Todavía no me habían diagnosticado el SOP, así que no sabía por qué me encontraba siempre tan mal. Arrastraba en mi carrera el sentimiento de que tenía que estar siempre esforzándome, hasta que al final me puse a buscar activamente formas de retomar el control de mi vida,

---

* Se trata de una serie de exámenes de diferentes materias, que se realizan en los institutos para los alumnos que intentan avanzar más rápido hacia la universidad; les sirven para lograr créditos en los centros a los que quieren ir a estudiar. (N. de la T.)

encontrarme mejor, reclamar la creatividad que había abandonado y tener más energía para hacer las cosas que me apetecía.

Jocelyn, a sus veintinueve años, sabe bien lo que es estar agotada. Sufría un grave SPM, menstruaciones dolorosas, sensibilidad mamaria, hinchazón general, desesperación y fatiga, hasta el extremo que le impedía trabajar. Tenía la sensación de que le fallaba el cuerpo. Solo tenía energía para siete días al mes y no se veía capaz de conseguir nada. Sincronizar su ciclo cambió por completo esta situación y la ayudó a recuperar su energía. Volvió a identificar las cosas que le gustaban, y en lugar de escuchar los planes y sentimientos de otras personas, empezó a sintonizar los suyos. «Mi vida cambió por completo —me dijo—. El dolor y los coágulos han desaparecido, y tengo energía todo el mes. Incluso cuando estoy menstruando me siento con fuerzas. Ya no tengo que dejar lo que estoy haciendo e irme».

El mito de la gestión del tiempo

Estaba convencida de que aprender a gestionar mi tiempo sería la clave para conseguir que todo fuera mejor. Persuadí a los encargados de uno de mis trabajos estivales para que me enviara a un congreso sobre gestión del tiempo. Resultó que ese popularísimo programa implicaba utilizar un complicado planificador sumamente repetitivo, los mismos hábitos todos los días que te garantizan que puedes cumplir con tus compromisos diarios puntualmente, tu lista de tareas, etcétera. Estaba entusiasmada y empecé a rellenar mi lista de tareas, pero por más que lo intenté, no pude ceñirme al programa. Tampoco había ninguna estructura real o guía respecto a autocuidados, solo tenías que hacerlo cada día. Cada mañana empezaba con la mejor de las intenciones, procurando hacer todo lo que había planificado la noche o la semana anterior, pero en lugar de sentir que me manejaba mejor con mi lista de tareas y que tenía menos estrés y más satisfacción y confianza, ¡me sentía peor conmigo misma que antes! Cuando planificaba actividades con un par de semanas de antelación, al llegar ese día en mi agenda, lo que tenía que hacer no era en absoluto lo que me apetecía. Lo que dos semanas antes pensaba que me apetecería hacer ahora me parecía agobiante e inoportuno para mi estado mental. Por ejemplo, planificaba terminar un proyecto, hacer una clase de *fitness* o salir con amigos cierto día, pero cuando llegaba el momento mi cabeza estaba en algo totalmente distinto, por consiguiente no lo hacía. Empecé a creer que no era capaz de ceñirme a mis planes y compromisos. A los pocos meses, dejé de lado el planificador, con la convicción de que «yo no puedo hacer esto. ¡Vaya fracaso! Jamás seré capaz de manejar mi tiempo». Hasta dejé de llevar reloj. Literalmente, rompí con el tiempo.

En busca de mi energía femenina

A los veintitantos años, cuando estaba por terminar mi investigación sobre lo que acabaría convirtiéndose en el protocolo FLO, todavía me estaba debatiendo con todo lo que quería hacer en la vida y con conservar la salud hormonal que tanto había luchado por conseguir. Me faltaba algo esencial. Tuve una inesperada fuente de inspiración que hizo que me planteara la pregunta correcta que me condujo a crear el Método de Sincronización del Ciclo™. Un grupo de amigas y yo decidimos viajar a la India a visitar a una maestra zen, porque fue la única mujer que pude encontrar en esta disciplina. Nos alojamos en un *ashram* cercano y participamos en varias clases de meditación, que eran totalmente distintas de lo que había hecho hasta entonces. Todas estas clases se basaban en el movimiento. Esta práctica de entrar en estados de conciencia superiores trabajando con el cuerpo, en vez de intentar ignorarlo, iba en contra de hasta el último de mis condicionamientos aprendidos. Me hice consciente de toda una nueva perspectiva de la energía femenina y masculina, entonces me di cuenta de qué es lo que me faltaba. En lugar de intentar que mi cuerpo y sus ritmos biológicos encajaran en un paradigma claramente apto para la psicología masculina, tenía que crear otro que girara en torno a mi fisiología. Reconocí que debía de haber alguna relación entre mi decisión de adolescente de abandonar mi expresión creativa y el bloqueo de mi cuerpo de realizar su propia versión de expresión creativa: tener un buen ciclo. Al aceptar el condicionamiento cultural de que hemos de confiar en la energía masculina para lograr el éxito, me había desconectado de mi energía femenina. La doctora Christiane Northrup, en su libro *Cuerpo de mujer, sabiduría de mujer*, describe las múltiples formas en que las mujeres nos divorciamos de nuestra energía femenina, tanto si es a raíz de los condicionamientos culturales como de una relación de abusos que te lleva a esa desconexión, y cómo se manifiesta en nuestro cuerpo en estados como el síndrome de ovario poliquístico y los miomas (más información sobre este tema en el kit de herramientas de *biohacking*). Muchas mujeres tienen alguna versión de mi historia dc cerrarme a la energía femenina para intentar sobrevivir en una cultura que la menosprecia.

Cuando regresé de la India, sentí que había despertado a una verdad superior sobre la vida y me di cuenta de que quería crear una práctica que hiciera algo más que equilibrar mis hormonas. Me planteé una nueva pregunta. Antes siempre me planteaba: «¿Qué más puedo hacer para conseguir ser más feliz y tener éxito?». Ahora la pregunta era totalmente distinta: «¿Qué significa vivir como una mujer encarnada,* conectada con mi sabiduría interior y mi creatividad?». Quería curarme las heridas de mis condicionamientos patriarcales de todas las maneras posibles —física, emocional y espiritualmente— para poder vivir con mis energías femenina y masculina más equilibradas. Y entonces, tuve una revelación: bastaba con que contemplara mi ciclo menstrual como el mapa perfecto para visualizar mi éxito. Mi patrón biológico rítmico suponía el apoyo perfecto con el que organizar toda mi vida; no solo implicaba cuidar mi cuerpo con los alimentos y los ejercicios adecuados para las fases de mi ciclo, sino adoptar una

---

* Nuevo concepto que se usa para agrupar una serie de condiciones que deberíamos cumplir las mujeres; en general, es una forma de decir «mujer segura de sí misma, que sabe lo que quiere, que se conoce a sí misma, que está viva física y emocionalmente, responsable de su propio placer, independiente». (N. de la T.)

visión específica para cada fase en mis actividades cotidianas, que fomentara mi energía femenina y mi creatividad. Mi objetivo no era ser capaz de hacer más cosas para lograr el ideal masculino del éxito. Mi meta era mucho más profunda. Quería sentirme satisfecha todos los días, sin tener que esperar a hacer o a lograr algo. Quería vivir siempre en un estado de *flow*.

Así que cuando inicié mi propio viaje cíclico, empecé a observar cómo me sentía cada día: cómo afectaban a mi estado de ánimo, nivel de energía y satisfacción general los alimentos que comía, los ejercicios que hacía y la forma en que planificaba mis días. Y lo más importante, cómo este nuevo enfoque de mi vida reforzaba mi unión con mi energía femenina. Experimenté hasta que creé el Método de Sincronización del Ciclo™, cuyos principios expongo en este libro. En un primer momento, observé que adelgacé y que mis periodos se volvieron regulares, logros alentadores que me confirmaron que los tres primeros pasos del protocolo FLO, que menciono en *WomanCode*, funcionaban. Después, empecé a sintonizar aspectos más sutiles, como sentir más energía durante el día, notar el *flow* con más frecuencia, escuchar mi sistema de guía interior y hacer caso de sus mensajes intuitivos. Cuanto más respetaba mi energía femenina, más entusiasmada estaba a la hora de llevar a cabo los proyectos que me interesaban y más realizada me sentía. También recobré la confianza en hacer una pausa, descansar y crear espacio, como parte necesaria y segura para el proceso creativo. Al cabo de unos meses de sincronizar mi ciclo, mi salud, mi cuerpo, mis estados de ánimo y mis niveles de energía se habían transformado. Sentía que me mataba haciendo cosas, solo para intentar tachar algo de mi lista, para sentirme un poco aliviada. Ahora, me levantaba entusiasmada por lo que me traería el nuevo día y con más frecuencia tenía la sensación de estar en el lugar correcto en el momento adecuado, lista para recibir la oportunidad y la abundancia. También observé que, en lugar de sacar continuamente energía de mi «cuenta bancaria» y de sentirme exhausta en la segunda mitad de mi ciclo, cada día aportaba a mi cuenta para compensar los bajones naturales de energía, que son una parte saludable del ciclo. Con esta práctica basada en la energía femenina, siempre estarás en contacto con tu cuerpo y con tu sabiduría interior, en vez de obsesionarte con lo que crees que deberías estar haciendo. Es un gran cambio de mentalidad, pero cuando salgas del círculo vicioso de estar continuamente ocupada y sientas la conexión con tu cuerpo y con tus deseos, sabrás que lo estás haciendo bien.

LA ENERGÍA FEMENINA Y MASCULINA

Hombres y mujeres tenemos ambos tipos de energía. Las dos son buenas y cada cual debe encontrar su propio equilibrio. No obstante, utilizar solo una puede llegar a quemarnos.

Energía masculina	Energía femenina
Lineal	Cíclica
Orientada a una meta	Orientada al proceso
Competitiva	Colaborativa
Estática	Flexible

El valor del descanso

Al principio, me sentía más cómoda con la parte activa del protocolo de sincronización, porque tenía más de esa energía masculina dominante, como les sucede a muchas mujeres: desenvolvernos en un entorno patriarcal hace que muchas confiemos más en nuestra energía masculina lineal de actividad y esfuerzo constante. Así que cuando acabé de diseñar el Método de Sincronización del Ciclo™ como medio para compensar mi desequilibrio energético (entre otras cosas), observé que me resultaba más fácil la parte de *actuar* y que lo más difícil era *no actuar*. Cuando estoy en mi fase menstrual, no hago muchas de las cosas que a mi aspecto extrovertido le encanta hacer en la primera mitad del ciclo (la folicular y la ovulatoria). Por supuesto, yo sentía que tenía que estar siempre *activa*. Es el regalo de las fases lútea y menstrual, en las que estás en armonía y te dejas guiar por sus energías, para curarte de ese concepto nocivo de que siempre has de tener la misma energía masculina de «hacer». Permiten que te cures un poco para que puedas sentir ese aspecto femenino de dar y tomar, descansar y recibir. La dinámica de la energía masculina es binaria (*on* y *off*) y la de la femenina es adictiva (cíclica).

Es muy importante que nos comprometamos con la práctica de la introspección, de conectar con la energía femenina, de hacer menos, de observar que ya estás bien tal como eres y que las cosas no van a venirse abajo sin ti, y repetirla una y otra vez, cada mes. A mí me ha ayudado mucho a equilibrarme. Soy una ciudadana de primera generación, y cualquiera que comparta mi situación sabrá que las familias inmigrantes tienen una cultura de trabajo constante. Además, como la mayoría de nosotras, no tenía ni la menor idea de lo que era la energía femenina. Como la única hija de la familia, rodeada de hermanos y primos, era igual que las mujeres de mi estirpe y de todas partes, una persona profundamente herida por el patriarcado.

No tenía ningún otro modelo femenino de lo que suponía ser una mujer encarnada o haber integrado mi energía femenina. Utilicé el Método de Sincronización del Ciclo™ como práctica de sanación para esta herida psicoespiritual que todas sufrimos en este desequilibrado entorno y para desengancharme del condicionamiento de que nuestra valía se mide por lo que hacemos. He podido demostrar que descansar y cuidarte, ir más despacio, ser auténtica con tus emociones y satisfacer tus necesidades es la clave de todo. Es purificador y sanador, y ahora deseo que llegue el momento para hacerlo, pero tuve que repetir muchas veces el ritual de trabajar con mi ciclo para integrar realmente estas energías.

Gestiona tu vida

En este capítulo, veremos tu relación con el tiempo, la energía, la creatividad y la productividad. Si eres como la mayoría de las mujeres, probablemente pensarás que esto tratará específicamente de tu vida laboral (el capítulo siete está dedicado al trabajo); pero como sincronizar el ciclo trata de gestionar la energía y el tiempo, también abarca las relaciones, la educación de los hijos, la vida en el hogar, la vida social y otros. Cuando manejas bien tu agenda, no estás agotada por lo que haces, liberas espacio que te permite florecer creativamente de una manera natural y ecológica en todas las áreas de tu vida.

Primero, veremos los efectos negativos del ritmo frenéticamente fallido de nuestra cultura y aprenderemos una forma más intuitiva de planificar y programar. A continuación, nos centraremos en cómo puedes beneficiarte de los puntos fuertes de cada fase cíclica para que vivas de una manera más sostenible y satisfactoria. Tengo la esperanza de que al final de este capítulo, entiendas que el secreto del éxito no es descubrir cómo poder hacerlo todo, sino cambiar tu concepto de éxito personal y concentrar tu energía en las cosas que más te importan en el momento correcto, sintiéndote bien durante todo el día y generando energía, en vez de consumirla.

El precio de una fuga de energía

Vivimos en una cultura que nos anima a esforzarnos constantemente. Al satisfacer las demandas, intentamos alargar nuestra energía y aumentar nuestra atención con medios externos: cafés dobles y bebidas energéticas. Pero el hecho es que crear más energía se hace desde dentro, es un juego que se gana apoyando nuestros ritmos biológicos. Es parecido a ahorrar dinero: tendrás más si gastas menos. Asimismo, tendrás más energía si eres consciente de en qué la empleas. ¿Por dónde pierdes energía? ¿Es por tu alimentación? ¿Por falta de movimiento? ¿Por no descansar suficiente? ¿Por no marcar claramente tus límites en el trabajo y en las relaciones?

Es evidente que no puedes crear más tiempo, pero sí puedes crear más energía para tapar las fugas.

Puesto que hemos estado tan condicionadas, tal vez nos cueste abandonar la idea de que siempre hemos de estar haciendo algo. Te digo que escuches a la ciencia. Hay muchas investigaciones que han demostrado de manera bastante contundente que esforzarnos demasiado durante mucho tiempo reduce nuestro rendimiento y creatividad y nos predispone a quemarnos. No exagero. En mayo de 2019, la Organización Mundial de la Salud (OMS) reconoció oficialmente el síndrome de *burnout* (conocido también como síndrome del trabajador quemado o síndrome de desgaste laboral) como un diagnóstico legítimo.

Volvamos a las grandes fugas de energía de nuestra vida. Ahora ya sabes que esas fugas afectan a tu productividad y creatividad, pero ¿sabías que también pueden alterar tus sistemas biológicos corporales y crear un bucle de respuesta negativa que puede mermar tu energía profundamente? Veamos cómo intentar funcionar como si solo tuvieras un reloj de veinticuatro horas causa estragos en tus sistemas biológicos y distorsiona tu reloj de veintiocho días.

IDENTIFICA TUS FUGAS DE ENERGÍA

¿Dónde está tu fuga de energía? Perdemos energía cuando no somos conscientes de las múltiples formas, aunque sean insignificantes, en que no satisfacemos nuestras necesidades para conseguir un estado de *flow* óptimo. Marca todas las casillas que consideres que pueden aplicarse a ti regularmente:

❏ No descansar lo suficiente.
❏ No hacer ejercicio.

❏ Saltarte comidas o no comer alimentos nutritivos.
❏ No respetar tus propios límites o decir sí cuando quieres decir no.
❏ No pedir ayuda y hacer demasiado.
❏ No administrar bien tu dinero y sentirte estresada por ello.

¡Evalúa por dónde pierdes tiempo y energía y tapa los agujeros!

Los estragos de la productividad sobre tus sistemas biológicos

Sistema biológico 1: el cerebro. El estrés crónico puede conducirte a cambios a largo plazo en tu cerebro que afecten a la función cognitiva, incluidos la memoria, el aprendizaje y la salud mental. Por ejemplo, ¿sabías que el estrés encoge el cerebro? Unos investigadores de la Universidad de Yale descubrieron que el estrés reduce el volumen de la materia gris en áreas esenciales del córtex prefrontal y regiones límbicas, áreas implicadas en la estabilidad emocional, el control de impulsos y la regulación de la recompensa. Los investigadores de un estudio realizado en 2012, publicado en la revista *Biological Psychiatry,* propusieron que la reducción del tamaño de estas áreas podía incrementar el riesgo de depresión y adicción, entre otros problemas mentales. ¿Cómo se supone que has de tener un rendimiento óptimo si tu cuerpo no funciona a niveles óptimos? El estrés crónico también altera la forma en que las células madre neuronales se desarrollan en el hipocampo, región asociada con la memoria y el aprendizaje, según un estudio de 2014, de *Molecular Psychiatry*. Estas células se suelen convertir en neuronas, pero sometidas a estrés crónico se transforman en una capa protectora denominada mielina. El exceso de mielina altera los ritmos y la comunicación de las redes neuronales y puede aumentar el riesgo de depresión, ansiedad y otros trastornos mentales. Cuando tienes ansiedad o depresión, no es fácil concentrarte o ver con optimismo tu lista de tareas. Si padeces estrés crónico, también puedes tener problemas de concentración, para tomar decisiones o para organizarte. Dado que tu cerebro está muy implicado en supervisar tu producción hormonal, demasiado estrés podría aumentar la secreción de la hormona del estrés cortisol, que tiene el efecto de frenar la producción de progesterona, que a su vez podría ocasionar síntomas de SPM más graves y otros problemas con el periodo (más información en el capítulo siete).

Sistema biológico 2: el sistema inmunitario. El estrés le pasa factura al sistema inmunitario: te hace más vulnerable a los resfriados y los virus de la gripe común, así como al prurito, erupciones, urticarias, acné o herpes labiales, que pueden distraerte e interferir en tu flujo creativo. Cuando estás combatiendo un resfriado o una gripe, o lidiando con sus síntomas, es normal que no tengas ganas de hacer recados, ir a reuniones o hacer tus trabajos extra. Si tu sistema inmunitario está bajo un ataque constante, también puede producir una inflamación sistémica, que se relaciona con los calambres y el SPM. En 2016, unos investigadores informaron en el *Journal of Women's Health* que las mujeres con niveles del biomarcador de la inflamación PCR (proteína C reactiva) tenían hasta un cuarenta y uno por ciento más de riesgo de experimentar síntomas de SPM, como menstruaciones dolorosas, hinchazón y sensibilidad mamaria.

Sistema biológico 3: el metabolismo. Cuando no puedes salir del círculo vicioso de estar siempre trabajando, el metabolismo se altera por completo y es más probable que engordes unos kilos. Todas sabemos que cuando estamos estresadas, tenemos más tendencia a comer chocolate, galletas o helados. El mecanismo biológico detrás de esta tendencia es el aumento del cortisol, que dispara los niveles de insulina y puede ocasionar un descenso de los niveles de azúcar. Cuando estos últimos bajan, aumentan los antojos de alimentos azucarados y con grasa. En un estudio de 2017, de la revista *Obesity*, donde participaron 2.527 mujeres y hombres, se observó que tener niveles de cortisol siempre altos se relacionaba con un aumento de peso, pérdida de la cintura y un mayor riesgo de obesidad. Como habrás observado, las células adiposas también segregan estrógenos, de modo que la obesidad puede contribuir a la dominancia de estrógenos, que a su vez puede exacerbar los síntomas del SPM y producir un sangrado más abundante. Toda mujer que haya tenido menstruaciones abundantes sabe que no te dejan en el estado más creativo y energético. El nivel de azúcar bajo puede provocar nerviosismo, ansiedad, irritabilidad, impaciencia o confusión, entre otras cosas. Estos sentimientos también pueden perjudicar tu forma de relacionarte con familiares, amigos, compañeros de trabajo y el pobre inocente que está haciendo cola delante de ti en la caja del supermercado.

Sistema biológico 4: el microbioma. ¿Tienes estrés porque no paras? El estrés puede indisponerte, producirte ardor de estómago, úlceras o un inoportuno episodio de diarrea. Las consecuencias del estrés crónico son todavía más profundas. En un estudio realizado en 2010, se observó que tras someter a ratones a diez días de estrés, su microbiota intestinal era mucho menos diversa, en comparación con los bigotudos que no fueron sometidos a dicho estrés. Cuando estás estresada, los cambios hormonales alteran tu microbiota, hacen que te vuelvas inestable y tengas una conducta impredecible, según una investigación de 2017, publicada en *Nature Microbiology*. Esta inestabilidad puede incrementar nuestra vulnerabilidad a trastornos del estado de ánimo, colon irritable, obesidad y diabetes de tipo 2. Otros investigadores sugieren que una microbiota saludable va asociada a la fortaleza mental, mientras que la mala salud intestinal puede hacer más difícil que afrontemos las dificultades que se nos presentan a diario en el trabajo o en nuestra vida personal. Una microbiota estresada y en peligro también puede alterar nuestro reloj de veintiocho días, debido al exceso de estrógenos, que puede ocasionar niebla mental, cansancio, hinchazón y depresión, y frustrar por completo tu proceso creativo.

Sistema biológico 5: la respuesta al estrés. Cuando nuestra vida se rige por unos horarios locos, exigencias laborales y la presión autoinducida de no parar, nuestra respuesta al estrés hace horas extras, igual que nosotras. Al final, la respuesta al estrés se queda perpetuamente en el modo de alerta y tienes la sensación de que vives bajo una amenaza constante. La consecuencia es que tus glándulas suprarrenales trabajan más de la cuenta, lo cual provoca fatiga suprarrenal, que a su vez mermará tu capacidad de acción y puede interrumpir tu ovulación, reducir tu fertilidad y tu libido.
Ha de existir algo mejor, ¿no es cierto?

Deja de gestionar tu tiempo y empieza a gestionar tu energía

¿Te estás desviviendo por llegar a todo —multitarea al máximo, haces malabarismos con tus múltiples agendas, no encuentras tiempo para tu familia, intentas integrar algo de vida social— y sientes que ya no das más de ti? Si este es tu caso, probablemente estés frustrada (y con razón). Y al ser una mujer proactiva, lo más seguro es que intentarás resolver cualquier situación. Tal vez te hayas descargado distintos tipos de aplicaciones. Quizás te has comprado un planificador que te prometía organización y concentración. Tal vez has recurrido a un diario con frases inspiradoras. O has asistido a un seminario para gestionar el tiempo, como hice yo. Como me pasó a mí, seguramente esperabas que tus esfuerzos te ayudarían a controlar tu vida, pero ninguna de esas aplicaciones o planificadores lo consiguieron, y te diré más, nunca lo harán. ¿Por qué? Porque las herramientas tradicionales de gestión del tiempo no funcionan para las mujeres que tienen el reloj hormonal de veintiocho días activo. Con la mayoría de los sistemas de gestión del tiempo, se espera que hagamos listas de tareas pendientes, las tachemos cuando ya ha pasado el día, y que al despertarnos a la mañana siguiente, volvamos a repetirlo todo de nuevo. Cada día, cada veinticuatro horas, lo mismo. Borra. Repite.

Cuando por fin sincronicé mi propia bioquímica, me di cuenta de que, en realidad, nunca había tenido un problema de tiempo o de gestión del tiempo. Entendí que esas herramientas de planificación lineal corresponden al reloj de veinticuatro horas. Y que no funcionaban con mi naturaleza cíclica. No me malinterpretes, son unas herramientas extraordinarias para cualquiera que se maneje solo con el ritmo circadiano diario. Pero no son aptas para los cambios de patrón del ciclo hormonal femenino o del concepto del momento oportuno. Cuando planificamos nuestra vida sin tener en cuenta nuestro reloj hormonal de veintiocho días, no podemos acceder a los regalos que nos aporta nuestra naturaleza cíclica y experimentamos pérdidas constantes de energía. Tenía que dejar de intentar gestionar mi tiempo y empezar a gestionar mi energía, de manera que *tanto* con el reloj de veinticuatro horas como con el de veintiocho días estuvieran en armonía. En el capítulo dos pudimos ver que este sutil, pero potente, cambio de mentalidad nos saca del círculo vicioso del hacer y nos pone en el camino de alcanzar más cosas que son importantes para nosotras, aparentemente, haciendo menos.

A Larissa el Método de Sincronización del Ciclo™ le está funcionando. Cuando esta diseñadora gráfica empezó a gestionar su energía según las fases de su ciclo, en vez de limitarse a programar su tiempo, «fue como si se hubiera levantado la niebla», me dijo. Aunque lleva algún tiempo sincronizando su ciclo, de vez en cuando se ve de nuevo arrastrada a pensar: «Esta semana no he sido demasiado productiva». Cuando cambia el chip y respeta su ciclo, por ejemplo, diciendo que no a hacer ciertas cosas o dando un paso atrás durante su fase menstrual, experimenta una verdadera satisfacción. «Me doy cuenta de que la semana siguiente, estoy imparable y no me supone ningún esfuerzo. Hago las cosas que he apuntado en mi lista en un plis plas, en vez de forzarme e intentar ir siempre a contracorriente para hacer que pasen cosas».

El gurú de la autoayuda Tony Robbins ha ayudado a millones de personas, incluida yo, a aprender a conectar con el estado de *flow*, que es el que nos lleva a rendir al máximo. Nos indica que uno de los principales obstáculos para lograr ese estado es la desconexión que se produce cuando nuestras creencias básicas y expectativas para nuestra vida no se corresponden con nuestra realidad. Si te crees lo que nos ha dicho nuestra sociedad, que has de trabajar sin descanso sin escuchar a tu cuerpo, tienes el sufrimiento garantizado. Robbins explica que has de cambiar tu programación interior para que se adapte a la realidad y puedas disfrutar de tu vida y mejorar tu rendimiento. Entre sus múltiples enseñanzas nos pide que identifiquemos nuestra motivación, establezcamos hábitos físicos diarios que nos preparen para el logro, abandonemos nuestros miedos y actuemos todos los días intensivamente para perseguir nuestros sueños. Creo que para que las mujeres podamos despertar nuestro poder interior, es esencial que ajustemos nuestros patrones de creatividad y rendimiento nuestros ritmos hormonales biológicos, práctica que nos conducirá a una vida satisfactoria y sostenible.

Cuando dejes de pensar en la gestión del tiempo y empieces a controlar tu energía según las fases de tu ciclo, tendrás menos estrés, trabajarás a favor de tus sistemas biológicos, mejorarás tu comunicación, crearás reservas de energía y disfrutarás de una productividad sostenible. Todo te resultará más fácil en la vida y conseguirás más de lo que quieres con menos esfuerzo y menos estrés. Si te dejas guiar por los principios científicos y los de este programa cíclico, harás menos cosas, aumentarás tu capacidad de concentración en los proyectos que más te importan, te tomarás más descansos restauradores y la recompensa será terminar el día sin estar agotada, de mejor humor y llena de creatividad. ¿Qué me dices del patrón natural de la creación —inicio, crecimiento, compleción y descanso— que hemos visto en el capítulo dos? Te darás cuenta de que es el mismo patrón de tu ciclo hormonal. Reforzar cada una de estas fases despertará tu matriz creativa. No me estoy refiriendo a la creatividad en el sentido tradicional —bailar, tocar el piano o hacer joyas— sino más bien a que puedes dar vida a las grandes ideas, proyectos y planes con los que siempre has soñado. Podrás optimizar tu expresión creativa según la naturaleza predecible de tus patrones cíclicos (cuando tus hormonas están equilibradas). Seguir este ritmo será profundamente satisfactorio, nunca caerás en un agujero negro de energía y dejarás de estar desconectada de tu fuerza creativa. A mí, una mujer que tomó la decisión consciente de desconectarse de su creatividad a una edad muy temprana, el Método de Sincronización del Ciclo^{TM} me abrió la puerta a conectar con la matriz creativa y atraer a mi vida más de las cosas que deseo. Valorar mi proceso creativo por encima de mi productividad, al final, ¡ha hecho que sea más productiva y esté menos estresada!

Elige encontrarte bien

Yo era una de esas personas que tenían problemas para tomar decisiones. Me quedaba bloqueada mentalmente, dándole vueltas a la misma cosa, generando listas de pros y contras, sin llegar nunca a ninguna parte. Volvía loca a la gente y a mí misma preguntándoles sus opiniones. Estoy segura de que habrás tenido este tipo de conversaciones, que no conducen a nada, en las que tomar cualquier decisión es una agonía, tanto si se trata de seguir en una relación como de comprar un par de zapatos nuevos. Tenía un verdadero problema para saber lo que me convenía, hasta que no me comprometí con el Método de Sincronización del Ciclo™ no fui capaz de asumir un proceso diferente para tomar decisiones.

A partir de entonces, tuve la oportunidad de reconsiderar mi asistencia a un acto social, por ejemplo. Anteriormente, cada vez que pensaba en ir a un evento, tenía sentimientos encontrados respecto a lo que me iba a perder si no asistía y lo que no podría hacer si iba. Empecé a consultar a mi cuerpo y a observar cómo reaccionaba mientras visualizaba la actividad. Todo el proceso de desplazarme y asistir al evento le parecía forzado y estresante. Luego visualizaba cómo me sentía haciendo lo que tenía proyectado en mi lista para ese mismo periodo, y me sentía centrada y firme. Cuando hago este proceso de preguntarle a mi cuerpo, siempre he de recordar que mis pensamientos y emociones serán variopintos, pero que mi cuerpo tiene una claridad y certeza que me permite tomar decisiones con confianza.

La introducción de la práctica de sincronizar mi ciclo me ha dado oportunidades para confiar en mi lista de preferencias. Siempre que me autorizo a hacer menos en mi fase menstrual, por ejemplo, tengo más momentos de sentirme conectada y a gusto en mi cuerpo. Entonces puedo usar ese sentimiento como referencia, cuando tomo decisiones en general. Sé lo que es estar en línea con mis ideas, como sé lo que es sentirme confundida, estresada y ansiosa, que son las formas que tiene mi cuerpo de expresar que no estoy en armonía con mi *flow* óptimo. Esta práctica me ayuda a volver a mi cuerpo y sentirme a salvo, respecto a ser mi propio punto de referencia para tomar decisiones. Es sumamente liberador.

No me canso de reconocer hasta qué extremo haber estado desconectada de mi ciclo y de mi cuerpo me ha generado mucha ansiedad a lo largo de mi vida. Recuerdo que cuando era adolescente mi nivel de ansiedad respecto a los deberes, las fechas límites y los actos sociales era bajo. Mis desequilibrios hormonales en esa época no me ayudaron precisamente. Ahora, casi dos décadas después de haber iniciado la sincronización del ciclo, me doy cuenta de que me siento más cómoda con las cosas y que puedo manejar mejor la ansiedad esporádica. Por ejemplo, si me despierto y siento que me invade el estrés, revisaré las razones, me preguntaré si he dormido bastante, en qué fase del ciclo me encuentro y qué es lo que me está pasando en la vida, en general. Adaptaré mis cuidados para dar prioridad a canalizar la energía de la ansiedad a través de la alimentación y de ejercicios específicos para cada fase.

He adquirido el compromiso de estar relajada y sentirme bien. Y para mí, eso supone una revolución personal. Pienso que si todas las mujeres nos comprometiéramos a sentirnos bien, se producirían grandes cambios culturales. Podemos crear más tranquilidad y equilibrio en el mundo, practicando estas cualidades en nuestro interior. Aunque elegir sentirnos bien, dar un paseo, hacer lo que sentimos que se adapta a nuestro ciclo parezca que no tiene importancia, producirá un potente efecto dominó en nuestras familias y comunidades.

Canaliza tu proceso creativo según tu ciclo

Las mujeres podemos crear —y creamos— de un modo distinto dependiendo de los dones que nos aporta cada fase del ciclo. A medida que esos puntos fuertes varían de una semana a otra, no tienes por qué sentirte víctima de tus hormonas, como si de repente te revolcaran las olas y amenazaran con hundirte. Al conectar con tus cambios hormonales puedes convertirte en una poderosa fuerza estable y predecible, y surfear las olas para rendir más con menos esfuerzo y mayor satisfacción. Cuando entiendes cómo influyen tus hormonas en tus dones a lo largo del mes, se vuelve muy fácil aprovechar ese conocimiento para planificar y realizar un proyecto con más éxito.

Investigaciones realizadas en 2017 acaban con el mito de que nuestro ciclo tiene un efecto negativo en nuestra función cognitiva en ciertos momentos del mes. Puedes hacer cualquier cosa, en cualquier fase de tu ciclo, pero solo por el hecho de que *puedas* no significa que *debas*. Cuando fluyes con tu FLO empiezas a experimentar momentos cumbre con más frecuencia.

Cuando realizamos actividades que coinciden con nuestras habilidades específicas de cada una de las fases del ciclo —en lugar de malgastar toda nuestra energía intentando concentrarnos en tareas similares día y noche—, podemos conseguir más de lo que realmente deseamos hacer y priorizar lo que le conviene a nuestro cuerpo, realizando menos esfuerzo. De pronto, pasamos de sentir que nunca tenemos suficiente tiempo a sentir que tenemos de sobra para hacer lo que queremos y necesitamos. Disponemos de más espacio para hacer las cosas. Alcanzamos el máximo rendimiento y tenemos más energía al final del día.

La misma matriz creativa de cuatro pasos se reproduce en todos los proyectos que emprendemos y en nuestros ciclos laborales. Por ejemplo, supongamos que has de actualizar tu sitio web. Empiezas por una sesión de lluvia de ideas (inicio), luego produces todas las copias e imágenes que necesitas (crecimiento), a continuación introduces todos los materiales nuevos y cambios (compleción) y por último te sientas a reflexionar sobre las modificaciones finales que todavía se podrían hacer (descanso). Cualquiera que sea la fase en la que te encuentres del proyecto, puedes aportar lo mejor de tu fase del ciclo en ese momento. Lo mismo sucede con tus ciclos laborales. Por ejemplo, en mi propia empresa, a veces estamos en lo que yo denominaría la fase ovulatoria. Nuestro principal objetivo sería dar a conocer, a través del *marketing*, todo lo que hacemos. Otras veces, estamos en una fase más lútea, nos encargamos de las tareas entre bastidores, como actualizar nuestros sistemas. Aunque estas actividades sean de naturaleza más lútea, puedo aportar la fortaleza de mis fases folicular, ovulatoria, lútea y menstrual a los proyectos en momentos distintos.

MÉTODO DE SINCRONIZACIÓN DEL CICLO™: FLO CREATIVO				
Fase	Duración	Qué sucede hormonalmente	Puntos fuertes	Actividades que programar
Folicular: PREPARACIÓN.	7-10 días.	Suben los estrógenos.	Creatividad.	Sueña a lo grande, haz lluvias de ideas, inicia, prepara y planifica. Investiga, siente curiosidad, explora, entrevista a personas, asiste a cursos, reúne recursos y programa tu estrategia. Manifiesta tus intenciones para la semana, mes o año siguiente. Aclara tus ideas y haz despegar proyectos nuevos. Llena tu planificador con los logros que deseas obtener en las semanas siguientes.
Ovulatoria: APERTURA.	3-4 días.	Los estrógenos están en su nivel más alto.	Comunicación y colaboración.	Socializa, lanza ideas y déjate ver. Habla sobre tus planes, colabora con los demás en proyectos, programa citas y reuniones, ve a comer con tus amigas, prepara una fiesta y conecta con los demás. Entabla conversaciones importantes.
Lútea: TRABAJO.	10-14 días.	La progesterona está en su nivel más alto.	Compleción, atención y cuidado.	¡Esta es tu fase de acabar las cosas! No pospongas. Organízate. Termina los proyectos y metas que has planificado durante la fase folicular. Siéntete a gusto zanjando cosas. Atiende tu hogar, vigila tus finanzas y tareas administrativas. Haz tu trabajo profundo. Celebra tu poder.

MÉTODO DE SINCRONIZACIÓN DEL CICLO™: FLO CREATIVO				
Fase	Duración	Qué sucede hormonalmente	Puntos fuertes	Actividades que programar
Menstrual: DESCANSO.	3-7 días.	Todas tus hormonas están en su nivel más bajo.	Evaluación e intuición.	Relájate y reflexiona sobre el mes anterior. Sé amable contigo misma cuando revises todas las cosas buenas que has conseguido y presta atención a cualquier área de tu vida que no se encuentre en su estado óptimo o que necesite atención. Es especialmente importante que confíes en tu intuición durante esta fase. ¿Te está diciendo algo tu instinto visceral? Dedica tiempo a tu diario, revisa y observa de qué cosas has de prescindir y qué has de cambiar el mes siguiente. Utiliza esto como punto de partida para plantearte tus intenciones en tu siguiente fase folicular.

Planifícate: una visión cíclica para canalizar tu energía

Después de comprender el concepto de programar de acuerdo con el ritmo natural de mis hormonas, empecé a enseñar un programa de gestión de la energía/momento oportuno para las mujeres que trabajan en empresas, una herramienta de planificación orientada a las mujeres (ver la página 214) para ayudarlas a introducir el FLO en el ámbito personal y en un contexto laboral de trabajo en equipo. Como persona que ha probado casi todos los sistemas de gestión del tiempo, he creado uno que ha adoptado las mejores prácticas de cada uno de ellos y que está en línea con nuestra biología femenina, a fin de que podamos ser productivas de una forma saludable, equilibrada y sostenible. Este planificador es especial, porque no se trata solo de algo donde puedes anotar tu lista de cosas pendientes, sino de un instrumento que te servirá para incorporar tu cuerpo, tu mente, tu energía y tu estado de ánimo en los proyectos de cada día, semana o mes. Este planificador no solo evita que te quemes y que tengas fugas de energía, sino que te garantiza que te sentirás más realizada y centrada cada día, independientemente de lo que te traiga la vida. Por supuesto, creo que mi planificador es ideal para programar las cosas de manera que mejor puedas aprovechar tu naturaleza cíclica, pero tú puedes crear tu propio planificador usando los mismos principios. Mi planificador diario FLO está organizado en las siguientes secciones:

Fase actual: rastrea la fase del ciclo en que te encuentras, para asegurarte de que emprendes los proyectos correctos para cada una de ellas y de que estás conectada con tu cuerpo.

Tema del mes: toma nota de en qué tema del mes te estás concentrando. Elige temas mensuales basándote en los ciclos estacionales naturales. Yo utilizo estos temas para asegurarme de que no se me olvida ningún aspecto importante de mi vida a lo largo del año. Por ejemplo, marzo es un mes de limpieza y desintoxicación para mí. Este tema se puede materializar en un fin de semana de limpieza de armarios o de cambiar mi ropa de invierno por la de primavera y verano. De esta manera, no llego al 1 de mayo y pienso: «¡Oh, no! Ya es primavera y todavía no he guardado mi ropa de invierno». Puedes probar con tus propios temas mensuales y seguir con los nuestros en el Club de la Sincronización del Ciclo.

Tareas u objetivo del trabajo: en esta sección, puedes planificar lo que estás haciendo y cuándo. Asegúrate de concentrarte en la fase en su totalidad, tanto si es en su creatividad como en su comunicación, compleción o evaluación. Destaca tus tres puntos principales del día. ¿Qué es realmente importante que hagas hoy? ¿Cómo encaja todo eso en tu rutina diaria? Utiliza las secciones de la mañana, tarde y noche para escribir un plan para el día, con la mayor cantidad de detalles.

Plan alimentario: esta sección te ayuda a organizar tu plan de comidas a lo largo del día con recetas específicas para cada fase.

Cuídate: en esta sección, puedes anotar las distintas formas de alimentarte, basándote en tu fase actual del ciclo combinándolo con lo que deseas o has de conseguir ese día.

Revisa tu energía: aquí evaluarás cómo notas tu energía, estado de ánimo, sueño y cualquier síntoma. Al final del día, ¿tienes energía o estás agotada? Es una pregunta muy importante que deberías hacerte todos los días. Si sueles estar hecha polvo, es un gran indicativo de que probablemente estés forzando demasiado tus glándulas suprarrenales y agotando tu organismo.

Reflexiones para el final del día: anota todo lo que te ayude a revisar tu estado. Pregúntate qué tal el día. ¿Cómo te ha ido con tu planificación cíclica? ¿Qué te ha funcionado? A muchas de las mujeres que conozco realmente les encanta esta parte del planificador, porque les permite dedicar algo de espacio y tiempo a su aspecto emocional. Aquí puedes inyectarte algo de refuerzo positivo. Estos son algunos ejemplos de lo que anotan algunas mujeres en esta sección:

- «Me encuentro muy bien cuando me permito hacer las cosas que son adecuadas para mí en el momento oportuno».
- «Hoy me he dedicado algo de tiempo, y el mundo no se ha venido abajo, como yo imaginaba».
- «No estoy engordando, aunque no me haya agotado haciendo ejercicio».
- «¡Guau! No he tenido el SPM en toda la semana. ¡Esto hace que me sienta mejor!».
- «¡Tengo mucha energía!».

Estas afirmaciones son radicalmente opuestas a la forma en que solemos hablar con nosotras mismas. Piénsalo. Antes de entender la necesidad de tu cuerpo de seguir un estilo de vida cíclico, tenías que motivarte a través del miedo, del sentimiento de culpa y de la ansiedad. Recuerdo las palabras de la cantante y poetisa Vanessa Daou, que me dejaron de piedra: «No hay mayor flagelación que la del fino látigo de la lengua de una mujer sobre su propia mente». Cuando lo leí, fue como si me hubieran dado una patada en los ovarios. Fue una llamada de atención a mi propia conducta masoquista por intentar ser igual todos los días. Al finalizar la jornada solemos descalificarnos con pensamientos negativos como estos:

- «No me he esforzado lo suficiente en el gimnasio. Soy un desastre».
- «Hoy no he hecho suficiente. Soy una vaga».
- «He comido cosas nada saludables. No tengo fuerza de voluntad».

Como perfeccionista en recuperación, recuerdo que yo era una gran ofensora. A día de hoy, todavía hay momentos en los que he de recordarme mi cambio de actitud, desde la negatividad hasta la compasión y la gratitud. Una de las cosas más bonitas que he observado cuando las mujeres empiezan a sincronizar su ciclo es su capacidad para frenar su autocastigo emocional y comenzar a abrir sus corazones a amarse a sí mismas.

Aquí tienes unos cuantos consejos más para adaptar mejor tu planificador.

Exigencias urgentes sobre tu tiempo y tu energía: pregúntate cada día: «¿Hay alguna exigencia sobre mi tiempo que no está en sincronía con mi ciclo?». Por ejemplo, si te queda poco tiempo para terminar algo en tu trabajo y estás muy ocupada, pero tu cuerpo se encuentra en la fase menstrual y necesita más descanso, toma nota de esta desincronización, puesto que esta exigencia laboral no es la ideal para tu fase del ciclo. En tal caso, incluye algún cuidado personal más para asegurarte de que compensas tus necesidades corporales y aportas los nutrientes que necesitas para no quemarte. Soy consciente de que no vivimos en un mundo perfecto, donde todo y todos estén en sincronía con nuestro ciclo (pero ¿no sería fantástico?). Sin embargo, no por ello hemos de abandonarnos. Cuando me sucede esto, y como empresaria, esposa y madre, puedes estar segura de que me sucede con más frecuencia de lo que me gustaría, enseguida aplico una estrategia. Si puedo, traslado mis obligaciones laborales a otra fase, pero si eso no es posible, porque no se pueden cambiar o retrasar por la razón que sea, me marco un plan para mejorar mis cuidados personales ese día o durante los días anteriores a esa fecha de entrega, para compensar el gasto extra de energía.

- **Programa tiempo de descanso:** recuerda que hacer las cosas a su debido tiempo se basa en las fluctuaciones de tus hormonas y de tus niveles de energía. Necesitas tiempo para descansar y relajarte a fin de reequilibrar tus periodos de actividad. Reserva tiempo para descansar y relajarte en tu planificador, como si estuvieras anotando una cita con un cliente. Cuando haces esto, es más probable que lo pongas en práctica y, de este modo, le habrás concedido la misma importancia que a las otras tareas de tu lista.
- **Concédete cierto margen para maniobra:** recuerda que las fases de tu ciclo no son diferentes. Hacen una transición gradual de la una a la otra, así que nunca funcionará a la perfección que cada semana del mes empiece y termine exactamente con tu fase del ciclo. ¡Eso es bueno! Significa que no has de ser «perfecta» o «precisa» durante este proceso. Tú eres quien mejor conoce tu cuerpo. De lo que se trata es de que cuanto más practiques vivir cíclicamente, más en sintonía estarás, más aprenderás a confiar en tu cuerpo y más fluirás en tu vida.

Menos hacer, más ser

Cuando regresé de mi viaje a la India, toda mi percepción del éxito y de la felicidad había cambiado. Ya no me sentía condicionada por el concepto de que hacer más es mejor, o por la idea de que si tenía algo en concreto, sería feliz. Y fue dolorosamente evidente que la idea de llegar a la cima haciendo ¡más!, ¡más! y ¡más!, a costa de mi propia salud, ya no tenía sentido. Por ejemplo, mientras estaba escribiendo este libro, recibí invitaciones para dar conferencias en distintos eventos sociales, por parte de amigas y compañeras de profesión. Nuestros condicionamientos culturales nos aconsejan que digamos «sí», a las mujeres se nos enseña a ser complacientes, pero yo sabía que tenía que reservar mi energía para poder ser lo más creativa posible y concentrarme en mi libro. Así que rechacé las invitaciones y expliqué la razón. ¿Y sabes qué? Nadie se molestó. Y yo estaba orgullosa de mí misma. Esto supuso un éxito para mí, ser mi propia defensora y velar por mí. Disfruto de estas pequeñas victorias lo mismo que disfruto de mis grandes proyectos profesionales.

Cuando te despides de la productividad creada según el patrón de veinticuatro horas y das la bienvenida a un paradigma que se basa en un reloj dual que incluye los ritmos biológicos, abres la puerta a las hormonas de la felicidad, a unos sistemas biológicos más saludables, al camino hacia un éxito más sostenible y a la creatividad en tu vida personal y laboral. De todos modos, ¿qué es trabajar? Básicamente, es crear algo de la nada. El trabajo surge de la idea de llenar ese vacío. Piensa en el trabajo —tanto si es el de tu vida personal como profesional— como el proceso de expresar esas ideas en la vida. Creamos proyectos. Preparamos presentaciones. Lanzamos nuevos productos. Las mujeres somos ideales para crear de la nada. En el útero existe un fértil vacío, y de este surge vida nueva. En la naturaleza, todos los seres vivos participan de ese ciclo de plantar-crecer-florecer-descansar que tanto me fascinó en mi primera clase de Biología. Tu cuerpo está preparado para crear del mismo modo. En tus sesiones de lluvia de ideas

Método de Sincronización del Ciclo™: diario FLO

Fecha: _____ Fase del ciclo: _____
Principales tareas en las que concentrarme:
1 _____ 2 _____ 3 _____

Plan para el día:

Mañana _____
_____
_____
_____

Tarde _____
_____
_____
_____

Noche _____
_____
_____
_____

**¿Tienes compromisos de tiempo
que no están en sincronía con tu ciclo?*** ❏ SÍ ❏ NO
*Si marcas sí, presta atención a las notas con
asterisco de la siguiente sección.

Final del día... Revisa tu energía:

¿Energía? ●——●——●
          0   5 10

¿Horas de sueño? ‹ 8 h / 8 h / › 8 h.

○ Recordatorio para anotar
   tu plan para mañana

¿Humor y síntomas? _____
_____
_____
_____
_____

FASE PATD: prepara/ábrete/trabaja/descansa

Ciclo de creación actual: iniciar/colaborar/producir/evaluar

Tema del mes: _____

Plan alimentario:

*Si has marcado sí, ¡recuerda tomarte tus suplementos!

Desayuno

Almuerzo

Cena

Tentempiés

Bebidas

Suplementos

Cuidado personal del día (elige al menos uno)

*Si has marcado sí, ¡incluye un acto de cuidado personal para el día de hoy!

○ Movimiento

○ Autoplacer

○ Tiempo social

○ Balneario casero (tratamiento facial, manicura, etc.)

○ Dormir

○ Otro

Reflexiones:

plantas las semillas de una idea nueva. Nutres ese concepto durante su proceso de germinar. Lo lanzas y lo haces crecer. Lo terminas y evalúas su rendimiento antes de pasar al siguiente ciclo creativo.

Asimismo, todos los seres vivos atraviesan periodos de actividad y descanso, expansión y retracción. Veamos, por ejemplo, el patrón de crecimiento de un campo. Los agricultores saben que han de variar sus cultivos, dejar descansar la tierra cultivada para que se renueve, o de lo contrario no producirá. Hemos de seguir los mismos patrones para optimizar nuestras hormonas y sistemas biológicos, a fin de que podamos desarrollar nuestro mayor potencial. Me encanta la forma en que Julia Cameron, la autora del éxito de ventas *El camino del artista: un curso de descubrimiento y rescate de tu propia creatividad*, escribe sobre la importancia del «barbecho», un tiempo de reposo para el proceso creativo que no es negociable. Nuestro modelo de creatividad perpetua actual, aplicado a la agricultura, reclama cosechas constantes y resultados máximos, se basa en el *biohacking* tóxico, con fertilizantes nocivos, pesticidas y semillas transgénicas. La productividad constante no es sostenible y está dañando nuestro medioambiente y haciéndonos enfermar.

Estos mismos patrones pueden aplicarse a nuestro cuerpo. Si siempre estás «haciendo» no le das a tu cerebro y al resto de tu cuerpo el descanso que precisa para restaurar su savia creativa. Necesitamos días de barbecho para reenergizar nuestra mente, nuestro cuerpo y nuestra creatividad. En lugar de pretender sumar a tu asfixiante lista de quehaceres diarios y confiar en las fuentes de energía artificiales, dedica un tiempo a conectar con tu cuerpo y a centrarte. Busca inspiración. Pasea por un entorno natural. Mira cómo juega tu perro o gato. Baila al son de tu canción favorita. Estírate. Da a tu cerebro y al resto de tu cuerpo tiempo para explorar posibilidades que jamás hubieras podido imaginar. De esta manera, refrescarás tu sistema hormonal y los demás sistemas de tu organismo, en vez de agotarlos; así podrás sentir más energía y llevar las de ganar.

ADOPTA LA VISIÓN DEL ÓVULO

Una vez al mes, cuando se libera el óvulo de uno de tus ovarios, se queda esperando tranquilamente en la trompa de Falopio para su fecundación. El óvulo no va en busca del espermatozoide; no lo necesita. Las sustancias químicas que irradia lo hacen tan irresistiblemente atractivo que el espermatozoide hará lo imposible por alcanzarlo. Millones de espermatozoides nadarán a contracorriente para ir en busca del fascinante óvulo. La mayoría se perderán por el camino, unos centenares alcanzarán la espléndida esfera, pero solo un afortunado nadador será seleccionado por esta y tendrá el honor de fertilizarla. Es una gran analogía de la que hemos de aprender. No siempre tenemos que ir de caza. Si nos situamos bien, como el óvulo, podrán llegarnos más cosas. Esto se aplica al proceso creativo. Esforzarnos y saber recibir es esencial para el éxito de ese proceso. Y si las condiciones no son las mejores para la fecundación, el óvulo se eliminará a través del periodo, y en otro ciclo, tal vez tenga la oportunidad. No has de compensar nada por tu forma cíclica de ser: concéntrate en demostrar que tienes energía, confía en tus ritmos corporales y elige sentirte bien.

¿QUÉ PASA SI TE SINCRONIZAS CON EL CICLO LUNAR?

Mis redes sociales están llenas de mujeres que comparten sus rituales de luna nueva y que se preguntan si deberían tener el periodo durante la luna nueva o la llena. Hay muchas de ellas que se sienten atraídas a conectar con la cultura de la diosa e intentan sincronizar su ciclo con las fases lunares. Es un deseo totalmente natural puesto que nuestros ojos están preparados

para captar la luz lunar y solar, y eso afecta a nuestras glándulas pineal e hipófisis, que estimulan nuestros ritmos circadianos y producción hormonal. Es razonable imaginar que, en el pasado, muchas mujeres que vivían en comunidades menstruaran todas simultáneamente durante la luna nueva y siguieran el ritmo del ciclo lunar, al estar expuestas a la misma luz: caminaban bajo los rayos del sol por la mañana, dormían cuando este se ponía y estaban bajo la poderosa y cambiante luz lunar por la noche. Esta es la razón por la que se realizaban festivales de fertilidad en luna llena, que es el momento en que es más probable que una mujer esté ovulando. Nuestras antepasadas observaron la conexión entre los ciclos de la tierra, la luna y su cuerpo, y crearon rituales que actuaban en armonía con ellos. Sin embargo, en nuestro mundo moderno, vivimos en un entorno contaminado por la luz, siempre hay luz. Muchos ni siquiera podemos ver la luna por la noche. A esto se suma la luz azul de nuestros dispositivos, que altera todavía más nuestros ritmos circadianos. Estamos tan alejadas de los ciclos lunares de nuestras antepasadas que hemos de regresar gradualmente al ritmo que la naturaleza ideó para el funcionamiento de nuestro cuerpo. El primer paso es restaurar nuestro ritmo menstrual sincronizando nuestro ciclo. Después, empezaremos a reducir nuestra exposición a la luz azul y practicaremos salir al exterior a ver la luna y las estrellas.
Puedes hacerlo aunque vivas en una gran ciudad. Yo vivo en una ciudad y me las arreglo para hacerlo si soy diligente. Al principio, rara vez mi ciclo se sincronizaba con las fases lunares, pero cuando me cambié de apartamento, pude ver el tránsito lunar todas las noches. Y ha influido profundamente en mi ciclo. Ovulo en luna llena y tengo la menstruación en luna nueva con más frecuencia. Pero no es necesario que te cambies de casa para estar en sintonía con la luna. También tengo un calendario en el que puedo verla y hago todo lo posible para usar protectores de la luz azul para reducir la alteración circadiana. Considero que estar en

sincronía con las fases lunares es un beneficio extra, pero no es en modo alguno un requisito para el funcionamiento biológico óptimo. Si tus fases no siguen el ciclo lunar, no dejes que esto te estrese. Aprovecha los beneficios de sincronizar tu propio ciclo, y después, explora sincronizar tus ciclos lunares, si es algo que te gustaría experimentar. Toma nota de que si no tienes la regla por alguna razón –estás en la menopausia, un tratamiento contra el cáncer ha hecho que no tengas el periodo o eres transgénero, por ejemplo–, puedes utilizar patrones lunares para seguir conectada con una energía cíclica.

Después de haber leído este capítulo, espero que te haya quedado claro que has sido creada para reflejar tus patrones hormonales internos y que seguir un ritmo reforzará tu eficiencia y productividad, y te facilitará ser creativa. Tal vez lo hayas sentido intuitivamente en algunas ocasiones, sin que nadie te lo haya dicho claramente o te lo haya adornado. Y quizás te hayas visto reflejada en las páginas de este capítulo y hayas pensado: «¡Sí! Esta es mi realidad». Aun así, tal vez todavía dudes de si has de lanzarte a esta nueva forma de programar tu energía y tu vida. Puede parecerte arriesgado, como si nadaras contra la corriente. ¿Puedes realmente triunfar en la cultura de productividad constante si sigues un patrón cíclico? ¡La respuesta es sí! Basta con que estés dispuesta a experimentar esta forma de vida orientada a lo femenino y comprobar cómo te sientes por ti misma. Cuando le das una oportunidad, permitirá que tu cuerpo acompañe a tu imaginación en la aventura de crear una vida que te guste de manera sostenible.

Plan de inicio rápido de cuatro semanas para el FLO

- Determina en qué fase te encuentras.
- Decide si vas a empezar por la alimentación o por los ejercicios.

- Semana 1: para la fase en la que te encuentras, sincroniza solo la alimentación o los ejercicios.
- Semana 2: para tu fase siguiente, sincroniza ambos, alimentación y ejercicio.
- Semana 3: para la tercera fase, al mismo tiempo que mantienes los elementos de la alimentación y el ejercicio físico, revisa tu agenda y lista de tareas y observa qué actividades están en sincronía con esa fase, fíjate en cuántas están desincronizadas y decide cuáles puedes hacer y cuáles es mejor trasladar a otra fase.
- Semana 4: saca tu planificador diario, observa las cuatro fases siguientes y planifica tu programa ideal para todo el ciclo.

> KIT DE HERRAMIENTAS DE *BIOHACKING*
> PARTE 1

Cómo utilizar el FLO cuando tienes un desequilibrio hormonal

Cuando las mujeres cuidan su salud, se convierten en sus mejores amigas.

MAYA ANGELOU

Cuando entiendes los principios científicos de sincronizar el ciclo, todo cobra sentido. Como es natural, querrás equilibrar tus hormonas para librarte de las menstruaciones dolorosas, la hinchazón y los periodos pesados o de dolencias más graves, como la endometriosis o el SOP. Pero esto no es más que el punto de partida. Cuando las hormonas funcionan perfectamente, se convierten en una fuerza que realza todos los sistemas biológicos de nuestro cuerpo: mejora el estado de ánimo, la creatividad, la energía y mucho más. Cuando te sientes bien, tu productividad, tus relaciones y tu capacidad para ser una gran madre también mejoran. Encontrarte bien te ayuda a alcanzar tus metas sin tener que sufrir. Conocer todas estas ventajas puede incitarte a empezar de inmediato con la sincronización

KIT DE HERRAMIENTAS DE *BIOHACKING* - PARTE 1

de tu ciclo. Pero ¿y si no tienes un periodo regular cada mes? ¿Y si es irregular o incluso no lo tienes, algunos meses? ¿Y si estás pasando por un infierno hormonal? ¿Cómo empiezas a sincronizar tu ciclo, cuando ni siquiera sabes en qué fase te encuentras? Te entiendo. Esta sección está dedicada a todas las mujeres que están lidiando con temas hormonales, igual que cuando a mí me diagnosticaron el síndrome de ovario poliquístico. Y te mostraré que cuando tienes síntomas, no hacer nada *no* es una opción. Puedes y debes abordar tus síntomas para curarte. Este kit te enseñará a hacerlo. Te ayudará a entender por qué tienes esos síntomas, te mostrará lo que dicen las investigaciones sobre los métodos para aliviarlos de forma natural y te enseñará a *biohackear* tu viaje hacia un rápido restablecimiento, ahora o cuando vuelvas a notar que no estás en tu estado hormonal óptimo. Si necesitas indagar más en tu condición específica, he añadido guías individuales de *biohacking*, que te puedes descargar en cualquier momento.

¿Y SI NO TENGO PROBLEMAS HORMONALES?

Si no tienes problemas hormonales graves, puedes saltarte este capítulo o ir directamente a las partes que te interesen. Por ejemplo, si estás tomando la píldora o eres madre de una preadolescente o adolescente y estás pensando en darle anticonceptivos para sus problemas menstruales, te recomiendo encarecidamente que revises la sección de control hormonal de la natalidad. Si tienes el SOP, miomas, endometriosis, periodos dolorosos y pesados, no tienes el periodo o padeces un SPM grave, sigue leyendo.

Ante todo, ¡quiero que sepas que entiendo tu frustración! Cuando lidiaba con mis problemas relacionados con el síndrome de ovario

> **KIT DE HERRAMIENTAS DE *BIOHACKING* - PARTE 1**

poliquístico, siempre buscaba tratamientos para mis granos, por el acné que padecía; dietas para perder los kilos que había ganado, y medicación que regulara mi periodo. Iba a un especialista de la piel, a otro para el peso y a otro porque no tenía el periodo. Probablemente, a ti te haya pasado lo mismo intentando aliviar tus dolores, tus altibajos emocionales o el acné. La industria médica suele adoptar el mismo enfoque sintomático para nuestros problemas menstruales, ofreciéndonos medicamentos sin receta para aliviar el dolor, anticonceptivos hormonales, antidepresivos o intervenciones quirúrgicas para tratar los síntomas individuales. Pero esta forma de pensar sobre cómo tratar nuestras hormonas necesita una actualización que se base más en la medicina funcional.

Muchos de los tratamientos para los síntomas tienen importantes efectos secundarios. Una buena parte de los calmantes que se venden sin receta tienen cafeína, que no es precisamente recomendable para las mujeres por todas las razones que he mencionado en el capítulo cuatro, o afectan al hígado, haciendo peligrar más si cabe el metabolismo de los estrógenos. Otros medicamentos afectan al sistema hormonal negativamente. Y cuando no surten efecto, lo siguiente puede ser más sufrimiento o la cirugía. Hasta ahora se nos han dado dos opciones: 1) no hacer nada y sufrir y 2) usar tratamientos que no corrigen la causa del problema y que tienen graves efectos secundarios. Tiene que haber una forma mejor que potencie nuestra naturaleza bioquímica y biológica. Puedes estar segura de que hay una solución. Se basa en reconocer que todos nuestros síntomas hormonales, aparentemente dispares, tienen una misma causa común: la alteración de la función endocrina.

Este es uno de los descubrimientos más fascinantes de mi investigación. Cuando hice el protocolo FLO —que he descrito en *WomanCode*— por primera vez, me entusiasmé al descubrir que la mayoría de los síntomas hormonales tienen las mismas causas. En la naturaleza, según lo explicaron Einstein y Mandelbrot, las cosas suelen

KIT DE HERRAMIENTAS DE *BIOHACKING* - PARTE 1

ser elegantes y directas, a pesar de su aparente complejidad. Los trastornos menstruales de la mujer pueden parecer complicados, pero, en general, todo se reduce a las diversas formas en que el sistema endocrino ha sufrido interferencias. El protocolo FLO que he creado está diseñado para abordar la disfunción endocrina subyacente que se manifiesta bajo todos esos síntomas. Si te han diagnosticado algún trastorno del ciclo, en el protocolo FLO hay tres pasos esenciales que has de dar *antes* de empezar a sincronizar tu ciclo:

1. Estabilizar tus niveles de azúcar en la sangre.
2. Cuidar tus glándulas suprarrenales.
3. Ayudar a los órganos de eliminación.

Ocuparte de esto, en este orden, es la clave para restaurar el equilibrio de tu sistema endocrino. Estabilizar el azúcar en la sangre es esencial, porque un azúcar inestable provoca estragos en la salud hormonal. El cerebro y el resto del cuerpo necesitan glucosa para funcionar, pero muchas mujeres también consumen demasiado azúcar refinado, que altera nuestra función endocrina. Tomar hidratos de carbono activa la respuesta a la insulina, pero demasiada glucosa y demasiada insulina hacen que los niveles de azúcar primero se disparen y luego sufran una caída en picado. Los picos trastocan la ovulación, reducen la producción de progesterona y pueden provocar dominancia de estrógenos, que ya sabes que es la causa de muchos de los trastornos menstruales. Cuidar las glándulas suprarrenales ayuda a equilibrar los niveles de cortisol —otro elemento clave que, cuando no está controlado, puede alterar el ciclo— y protege tu cuerpo contra el estrés. Y favorecer las vías de eliminación del organismo —la piel, el hígado, el intestino grueso y el sistema linfático— ayuda al cuerpo a eliminar el exceso de estrógeno.

Puesto que vivimos en la ignorancia respecto al funcionamiento de nuestro cuerpo, no vemos la interrelación de los síntomas, y

KIT DE HERRAMIENTAS DE *BIOHACKING* - PARTE 1

creemos que cada problema del periodo requiere un tratamiento individualizado. Esto no es así. Quiero que dejes de pensar en tus problemas menstruales como si fueran una serie de síntomas al azar que has de tratar uno a uno y que empieces a contemplarlos como signos de un desequilibrio endocrino sistémico. Cuando ves las cosas de este modo, se despeja el camino hacia la salud hormonal. Es evidente que tomar la píldora sin cambiar nada más nunca curará tus hormonas. Recuerda que tu sistema endocrino está constituido por varias glándulas y órganos. ¿Cómo puede un medicamento servir para la tiroides, el hipotálamo, las suprarrenales, los ovarios, etcétera? No es lógico. Solo hay una forma de lidiar con la complejidad de semejante sistema interconectado, y es tratando el sistema endocrino en su totalidad. En esta sección, descubrirás el trabajo de limpieza que has de hacer para equilibrar tus hormonas antes de empezar a sincronizar tu ciclo.

Paso 1: revisa tu quinto signo vital - Un test hormonal mensual personalizado

Estoy totalmente a favor de la alta tecnología de rastreadores de autooptimización. Además, el cuerpo dispone de mucha capacidad de *biofeedback** para aportarte en tiempo real información sobre su salud, siempre y cuando sepas interpretarla. El periodo es una herramienta de autoevaluación excelente. Es como obtener cada mes los resultados de una analítica de laboratorio, que te indican inmediatamente cualquier desequilibrio hormonal. ¿Cuál es la clave para aprovechar lo que está intentando decirte tu periodo? Has de observar. Sí, antes de envolver tu tampón o compresa en papel higiénico para echarlo a la basura, dale un buen vistazo. Familiarizarte con tu flujo puede

---

* La retroalimentación biológica es un procedimiento que permite al paciente aprender a controlar sus respuestas biológicas de manera voluntaria. Es una técnica de autocontrol biológico, que se basa en información constante y precisa sobre las respuestas fisiológicas (N. de la T.). (Extraído de Fisioonline).

KIT DE HERRAMIENTAS DE *BIOHACKING* - PARTE 1

darte muchas claves para descifrar tu estado de salud general. Como he mencionado antes, tu salud menstrual es un signo vital tan importante como la temperatura y la presión sanguínea, y el Colegio Estadounidense de Obstetricia y Ginecología lo ha calificado como el quinto signo vital. Considéralo tu revisión hormonal personalizada de cada mes.

Después de haber trabajado con miles de pacientes, he identificado cinco tipos de menstruaciones, que yo denomino Tipo Signo-V^{TM}. Revisa las descripciones que vienen a continuación para descubrir el tuyo y ve a consulta rápida en www.FLOliving.com/what-is-your-v-sign para informarte sobre lo que has de hacer para volver a equilibrarte. Sea cual sea tu tipo, recuerda que cambiar tu dieta y tus suplementos puede modificar un periodo problemático en uno o dos ciclos.

Tipo Signo-V rojo: si al cambiarte el tampón o la compresa ves un color cereza o arándano rojo y no hay coágulos, es un indicativo de que tus hormonas están equilibradas. ¡Celebra tu buen estado hormonal este ciclo!

Tipo Signo-V púrpura: ¿al observar tu sangre menstrual ves que es de color púrpura oscuro y tiene coágulos? Este es un signo claro de que tus niveles de estrógenos están demasiado altos en relación con la progesterona, lo cual puede provocar que el revestimiento uterino esté más grueso de lo normal. Esto ocasiona periodos más pesados y síntomas del SPM más graves, incluidos dolor más intenso, cambios de humor más bruscos y depresión. El exceso de estrógenos puede conducir a problemas menstruales comunes, como miomas, quistes o endometriosis. Cuando los niveles altos de estrógenos se cronifican, esta condición puede aumentar el riesgo de padecer ciertas enfermedades, como disfunción de la tiroides o cáncer de mama o de ovarios.

KIT DE HERRAMIENTAS DE *BIOHACKING* - PARTE 1

Tipo Signo-V marrón: no hay suficiente progesterona, el útero no se descama por completo y los restos del revestimiento uterino se oxidan y se vuelven marrones. Si intentas concebir, el nivel bajo de progesterona hará que resulte más difícil mantener el embarazo durante el primer trimestre. ¿Se parece tu sangre menstrual al zumo de ciruela pruna? El color marronáceo el día 1 o durante los dos últimos días del periodo indica que tus niveles de progesterona tal vez sean demasiado bajos, lo que aumenta el riesgo de tener periodos más largos o de dejar de tenerlos. Las mujeres con este tipo de sangrado pueden experimentar cambios bruscos de estado de ánimo, ansiedad, depresión, dificultad para concentrarse, trastornos del sueño, dolor de cabeza o migraña y falta de libido.

Si estás intentando concebir, ten en cuenta que la deficiencia de progesterona dificulta el embarazo durante el primer trimestre. Muchas de las mujeres que veo con falta de progesterona también tienen sofocos y otros síntomas, generalmente asociados a la perimenopausia, aunque solo tengan veintitantos o treinta y pocos años. Al cabo de un tiempo, las paredes uterinas se deforman y se produce la hiperplasia endometrial que, en algunos casos, puede provocar cáncer de útero.

Tipo Signo-V rosa: si tu sangre es de color rosa pálido los primeros y los últimos días de tu periodo, es un signo de que tus niveles de estrógenos son demasiado bajos. Cuando tu cuerpo no fabrica suficiente de esta hormona, el revestimiento uterino no se formará debidamente cada ciclo. Tendrás periodos más cortos, pues es un efecto secundario bastante habitual de esta condición. La deficiencia de estrógenos también puede acelerar el envejecimiento y se relaciona con la osteoporosis y los problemas de corazón en la madurez de la vida. La deficiencia de estrógenos es uno de los distintivos de la perimenopausia y de la menopausia; se asocia a la pérdida de elasticidad de la piel, la sequedad vaginal, la pérdida del deseo sexual, la debilitación del cabello, la ansiedad y la depresión, y la dificultad para concebir.

KIT DE HERRAMIENTAS DE *BIOHACKING* - PARTE 1

Las mujeres jóvenes con niveles bajos de estrógenos pueden tener los mismos síntomas, aunque les queden muchos años para la perimenopausia.

Tipo Signo-V ausente o irregular: ¿tienes un periodo errático e impredecible? ¿Saber si la sangre será púrpura, marrón, rosa o roja cuando por fin haga su aparición es una lotería? Esto es un indicativo de que algo no anda bien. Si estás meses sin el periodo, es una señal de alarma importante de que tienes un problema hormonal. ¿Te viene el periodo más de una vez al mes? ¿Te dura solo dos días? ¿Tienes pequeñas pérdidas intermenstruales? Si ese es tu caso, tu periodo es demasiado corto, y puede deberse a una deficiencia de estrógeno o a una disfunción de la tiroides. Si tu ciclo es corto, es recomendable que vayas a tu ginecólogo para que te haga un análisis de sangre a fin de conocer tus niveles hormonales. Por el contrario, si pasas más de treinta y cinco días entre periodos, tu ciclo es demasiado largo. Esto podría indicar que tu cuerpo no produce las dosis adecuadas de FSH y LH para iniciar la ovulación, o que los niveles de progesterona son demasiado bajos para conseguir que el útero se deshaga de su revestimiento. Los ciclos largos también pueden deberse a trastornos en las glándulas suprarrenales o en la hipófisis; pide hora con tu médico para averiguar cuál es la raíz del problema. Si te desaparece el ciclo durante más de sesenta días, podría deberse a uno o más de los problemas que acabo de citar. Otra de las razones por las que puede que tu periodo se haya ido de vacaciones es que no tengas suficiente grasa corporal para tener un ciclo saludable. La ausencia del periodo es un signo de patología médica, como el SOP, la amenorrea o la hiperplasia suprarrenal, así que no dudes en ir a tu médico para que te haga un diagnóstico. Si tu ciclo se acorta o se alarga y se vuelve impredecible, también puede ser una señal de que estás entrando en la perimenopausia, según la edad que tengas. Habla con tu ginecólogo para que te haga una analítica hormonal.

KIT DE HERRAMIENTAS DE *BIOHACKING* - PARTE 1

PERIODOS: DE TODOS MODOS, ¿QUÉ ES LO «NORMAL»?

Duración del ciclo: el ciclo debe ser de veintiocho a treinta y dos días; todo lo que esté entre esas dos cifras es correcto, siempre y cuando sea regular y normal *para ti*.

Color: la sangre debe ser de color arándano rojo fuerte o zumo de cereza oscuro desde el inicio hasta el final.

Duración del sangrado: lo ideal es que el periodo dure entre cuatro y siete días.

Consistencia del sangrado: debes tener un sangrado potente sin coágulos, no ha de ser molestamente abundante ni obligarte a usar productos sanitarios cada hora.

Sensaciones físicas: deberías notar tu útero en acción con algunas ligeras sensaciones o calor, pero no tienes que sentir un dolor que te haga recurrir a los medicamentos o a las botellas de agua caliente.

Analiza tus resultados

Una vez que hayas completado tu auditoría personal, valora la situación. Si solo tienes un SPM leve o incluso severo —hinchazón, acné, dolor— pero todo lo demás de tu periodo es relativamente normal, adelante, empieza a sincronizar tu ciclo, eso te ayudará a aliviar esos síntomas. Sin embargo, si lo que te pasa es que no tienes la regla o te han diagnosticado una enfermedad, como el SOP o la endometriosis, necesitarás un poco más de trabajo de base, tendrás que seguir los pasos que indico en el resto del capítulo. Si has dado a luz o estás amamantando y te preguntas si puedes sincronizar tu segundo reloj, ve al capítulo nueve para los detalles sobre estas etapas particulares de la vida.

KIT DE HERRAMIENTAS DE *BIOHACKING* - PARTE 1

Paso 2: adopta la mentalidad de *biohacker*

«Todas tenemos menstruaciones dolorosas», «El síndrome premenstrual es normal», «Estamos destinadas a sufrir con la regla». Como ya sabes, todos estos mitos menstruales son basura. La mayor falsedad relacionada con el ciclo menstrual es que cuando tienes problemas, siempre los tendrás. Este mito en particular, que tan arraigado está en nuestra sociedad, nos resta poder y nos mantiene en la inacción en lo que respecta a nuestra salud hormonal. Este mito hace que el ciclo parezca tan misterioso, impredecible e intratable que piensas que no puedes hacer nada respecto a tus trastornos menstruales. Así que no haces nada. ¿Y sabes qué? Tus problemas empeoran; entonces, piensas que los mitos tenían razón. De este modo, no solo piensas que has de seguir padeciendo tus penurias cada mes, sino que pones en peligro tus sistemas biológicos, lo cual puede acarrear graves consecuencias en tu salud a largo plazo. Además, no te beneficias de nada de la magia que tiene lugar cuando tus hormonas están bien y te encuentras en sincronía con tu ciclo. Te pierdes el subidón de energía, los estados de felicidad y la claridad cognitiva que ofrece un estilo de vida cíclico.

No tiene por qué ser así. No tienes por qué padecer el SPM, el SOP, miomas uterinos, una endometriosis o cualquier otro trastorno hormonal durante el resto de tu vida. Natalia hacía cinco años que tenía endometriosis. Había veces que el dolor era tan intenso que ni siquiera podía caminar. Probó a tomar la píldora, siguiendo las recomendaciones de su médico, pero no le fue bien. Cuando dejó de tomarla y empezó a cuidar su salud hormonal con alimentos y suplementos sincronizó su ciclo y todo cambió. A los seis meses, los dolores provocados por la endometriosis desaparecieron casi por completo; de vez en cuando, en la ovulación nota pequeñas contracciones que, en la escala del uno al diez, califica como de uno o dos. El noventa y cinco por ciento de las veces ya no tiene acné, ni se hincha, tampoco tiene el SPM y se siente renovada y con energía. Y cuando nota estos

KIT DE HERRAMIENTAS DE *BIOHACKING* - PARTE 1

síntomas, aunque sea un poco, inmediatamente, sabe qué los ha provocado y lo que ha de hacer para corregirlos. Esta es la maravilla del Método de Sincronización del Ciclo™. Como ves, puede hacer que los síntomas remitan y que consigas mantenerlos a raya, pero de ti depende ser tu propia defensora hormonal. Yo aprendí esta lección por la vía dura. Cuando me diagnosticaron el SOP la primera vez, no me podía creer que la medicina no tuviera nada para curarme. Sin embargo, ese era el empujón que necesitaba para convertirme en *biohacker*-en-jefe de mi propio cuerpo. Ahora te toca a ti.

Paso 3: elimina los disruptores endocrinos

No son tiempos fáciles para las hormonas. Nuestro medioambiente está plagado de sustancias químicas, pesticidas, productos farmacéuticos e iluminación artificial que no se lo ponen fácil a nuestras hormonas para que estén felices y contentas. Diariamente, estamos expuestas a cientos de productos químicos que se encuentran en el aire, el agua, la tierra, los alimentos y los artículos de consumo, que interfieren en la producción, secreción, transporte, metabolismo, acción de unión o eliminación de las hormonas naturales del cuerpo. Estos disruptores hormonales suelen imitar a las hormonas naturales, incluidos los estrógenos, las tiroideas y los andrógenos, que confunden al sistema endocrino biológico y pueden ocasionar desequilibrios. Los disruptores pueden adherirse a los receptores del interior de las células, impidiendo que sean las hormonas naturales las que lo hagan, e interrumpen eficazmente los mensajes típicos y las señales que se supone que han de tener lugar entre las hormonas y su destino final. Estos malvados disruptores también pueden afectar a la forma en que el hígado metaboliza y elimina las hormonas. En última instancia, pueden provocar el caos hormonal y trastocar nuestros sistemas biológicos, predisponiéndonos a padecer problemas físicos y mentales.

KIT DE HERRAMIENTAS DE *BIOHACKING* - PARTE 1

Por desgracia, estos infiltrados están por todas partes. Estamos en contacto con ellos a través de los productos de limpieza, de belleza, de higiene personal, de los medicamentos, plásticos y alimentos. Un grupo de investigación independiente, Women's Voices for the Earth (Voces de mujer por la tierra), descubrió que veinte de los productos de limpieza del hogar más comunes contenían toxinas peligrosas para el aparato reproductor, como el tolueno y los ftalatos, así como un disruptor hormonal de almizcle sintético, entre otras toxinas. Las investigaciones han demostrado que estas toxinas son bioacumulativas y pueden alterar el equilibrio hormonal.

La exposición a estos disruptores endocrinos se ha vinculado a una larga lista de problemas, incluidos la dominancia de estrógenos, la pubertad precoz u la infertilidad, así como a un mayor riesgo de cáncer de mama y de tiroides. Con semejante cantidad de toxinas medioambientales en nuestro sistema endocrino, no podemos adoptar una actitud pasiva y esperar que nuestro sistema hormonal sea un ejemplo de armonía. Tampoco podemos esperar que el estado lo haga por nosotras. La Unión Europea ha prohibido el uso de más de mil trescientas sustancias químicas en cosméticos, según la Campaign for Safe Cosmetics (campaña para una cosmética segura). ¿Cuántas ha prohibido Estados Unidos? Alrededor de unas treinta, según Credo Beauty, que ha creado la lista negra[*] de componentes relacionados con la salud o el medioambiente. Es nuestra responsabilidad ocuparnos de nuestra salud.

Ha llegado el momento de que revisemos nuestra exposición a disruptores potenciales. Revisa si estás en alguno de los siguientes casos:

1. ¿Comes alimentos no biológicos?
2. ¿Comes carne que tiene antibióticos y hormonas o pescado de piscifactoría?

---

[*] *Dirty List* en el original, cuya traducción literal sería 'lista sucia'.

KIT DE HERRAMIENTAS DE *BIOHACKING* - PARTE 1

3. ¿Bebes agua embotellada en plástico?
4. ¿Utilizas productos de limpieza cargados de sustancias químicas y detergentes?
5. ¿Utilizas cosméticos y productos para la piel de supermercado?
6. ¿Utilizas productos para el cabello que no son naturales?
7. ¿Utilizas laca de uñas normal?

Si has respondido afirmativamente a varias de estas preguntas, podrías estar saboteando tus propias hormonas. Afortunadamente, los cambios positivos pueden suceder rápidamente. Según un estudio de la revista *Environmental Research*, publicado en 2014, el cambio de dieta de alimentos producidos de manera convencional a alimentos biológicos reduce la eliminación de pesticidas a través de la orina en casi un noventa por ciento, ¡en tan solo siete días! Esto revela la rapidez con la que puedes empezar a cambiar las cosas si te concentras en comer de manera saludable para tus hormonas.

Paso 4: usa la alimentación para combatir tus síntomas

Tanto si tienes un trastorno menstrual grave como de carácter leve, tu alimentación puede reducir tus síntomas y equilibrar tus hormonas. Si padeces alguno de los síntomas o condiciones siguientes, anímate sabiendo que la alimentación puede ayudarte a mejorarlos. A continuación, tienes los mejores y los peores alimentos para ellos.

Miomas

¿Te han diagnosticado alguna vez miomas uterinos? Las investigaciones confirman que la mayoría de las mujeres desarrollarán estos tumores benignos en alguna etapa de su vida. Estas proliferaciones no

KIT DE HERRAMIENTAS DE *BIOHACKING* - PARTE 1

cancerosas se desarrollan en las paredes del útero y pueden ser tan pequeñas como un guisante o tan grandes que inflamen el útero como si estuvieras embarazada de seis o siete meses. Algunas mujeres los tienen, pero no lo saben porque no experimentan síntomas. Otras mujeres, sin embargo, tienen un montón de ellos, como sangrado abundante, periodos más largos de siete días, periodos molestos, sangrado intermenstrual, relaciones sexuales dolorosas, dolor lumbar, orina frecuente y problemas reproductores. La comunidad médica todavía ha de averiguar cuál es la causa de que algunas mujeres desarrollen estos fibromas, pero los investigadores apuntan al factor hormonal. Los miomas suelen formarse cuando los niveles de estrógenos son altos. En general, dejan de crecer y se reducen después de la menopausia, cuando estos niveles disminuyen. Debido a esta vinculación con los estrógenos, es importante que ayudes a tu cuerpo para que pueda eliminar fácilmente cualquier exceso de estrógeno.

Acción FLO: toma muchas semillas de lino. Actúan como un tipo natural de moduladores selectivos de los receptores estrogénicos (SERM, por sus siglas en inglés), sustancias que amortiguan el efecto de los estrógenos en el cuerpo. Los SERM pueden bloquear la sensibilidad estrogénica en el útero; algunos estudios han revelado que son beneficiosos para las mujeres con miomas. Estas sabrosas semillas son ricas en fibra, ácidos grasos omega-3 y lignanos, y ayudan a eliminar el exceso de estrógenos del cuerpo y evitan la absorción del exceso de estos. A esto le añades productos de soja fermentada biológicos y *no procesados*, como el tempeh y el miso, a tu dieta por su efecto antiestrogénico sobre el útero. Las legumbres, especialmente las alubias rojas, las lentejas y las mungo, aportan fibra y proteínas saludables. Y puesto que tienen un bajo índice glucémico, las legumbres pueden reducir la inflamación, que los investigadores están cada vez más convencidos de que es otro de los factores en el origen de los miomas. Los cereales integrales ricos en fibra, como la avena y el arroz integral, también aceleran la rapidez con la que tu cuerpo procesa y elimina el exceso

KIT DE HERRAMIENTAS DE *BIOHACKING* - PARTE 1

de estrógenos. Come peras y manzanas, que contienen un flavonoide llamado phloretina que inhibe el crecimiento tumoral.

Los peores alimentos para los miomas: evita todos los productos de soja procesados, como el queso de soja, la carne de soja y otros sustitutos de la carne y de los lácteos. Evita las carnes rojas procesadas y descarta los alimentos con fécula blanca, como el pan, la pasta y los fideos. También es recomendable eliminar el alcohol y la cafeína, que podrían sobrecargar tu hígado y reducir su capacidad para eliminar el exceso de estrógenos de tu cuerpo.

Guía para biohackear los miomas: www.FLOliving.com/fibroids-guide.

Endometriosis

La endometriosis es un trastorno doloroso, en el que el tejido que recubre las paredes internas del útero —endometrio— crece fuera de este. Este tejido es sensible a las fluctuaciones de los niveles de estrógenos durante el ciclo, así como a las prostaglandinas, que contribuyen a las contracciones o relajación del útero. El tejido del endometrio se puede adherir a otros tejidos, como el intestinal, el de la vejiga o incluso el interior de la cavidad abdominal, y puede provocar espasmos que afecten a la digestión y a la eliminación, y causar dolor. En esencia, la endometriosis es una combinación de un trastorno hormonal tipo autoinmune con síntomas desencadenados por el estrés químico y el exceso de estrógeno.

Acción FLO: toma alimentos antiinflamatorios, incluidos las verduras de hoja verde, el brócoli, el salmón, el caldo de huesos, los arándanos y las semillas de lino. Para reducir el dolor, aumenta tu ingesta de alimentos ricos en magnesio, como las almendras, los aguacates, las semillas de girasol, las semillas de calabaza, las espinacas y las alubias negras.

> **KIT DE HERRAMIENTAS DE *BIOHACKING* - PARTE 1**

Los peores alimentos para la endometriosis: despídete de los lácteos, el alcohol, el gluten, los alimentos con pesticidas y la carne roja.

Guía para biohackear la endometriosis: www.FLOliving.com/endo-guide.

Síndrome de ovario poliquístico (SOP)

El SOP es un trastorno hormonal que afecta aproximadamente a unos diez millones de mujeres estadounidenses. Yo fui una de ellas, pero me considero «en remisión». Este síndrome suele estar relacionado –no siempre– con quistes en los ovarios. Existen varios tipos de SOP, pero las mujeres que lo padecen suelen tener niveles más elevados de andrógenos, como la testosterona, que puede provocar hirsutismo (exceso de vello), cabello quebradizo, acné y periodos irregulares. Esta condición también se asocia a niveles de progesterona bajos, que contribuyen aún más a los periodos irregulares. Y como me dijo mi ginecóloga cuando por fin me diagnosticó el SOP, este problema me predisponía a padecer resistencia a la insulina y aumentaba el riesgo de padecer graves problemas de salud, entre ellos diabetes, enfermedades cardíacas, obesidad, síndrome metabólico, infertilidad, aborto, inflamación hepática y cáncer de endometrio.

Acción FLO: consume alimentos ricos en fibra, como legumbres, lentejas, hortalizas crucíferas, boniatos y almendras, para combatir la resistencia a la insulina (recuerda que las crucíferas siempre son una buena opción –brócoli, kale, coles de Bruselas, repollo y berza–, porque contienen goitrógenos, que inhiben la función tiroidea, lo que contribuye a curar el SOP.

Los peores alimentos para el SOP: evita la cafeína, el azúcar, los lácteos, la carne roja, los edulcorantes artificiales, los productos de soja, los aceites de cocinar (colza, girasol y otros aceites vegetales) y la margarina.

KIT DE HERRAMIENTAS DE *BIOHACKING* - PARTE 1

Guía para biohackear el SOP: www.FLOliving.com/pcos-guide.

Menstruaciones dolorosas

¿Te obligan las menstruaciones dolorosas a quedarte en el banquillo? No eres la única. He conocido a muchas mujeres que pasan varios días al mes retorciéndose en el sillón o en la cama esperando a que se les pase el dolor. Yo era una de ellas. Padecí contracciones discapacitantes que poco tenían que envidiar a las del parto y que prácticamente me dejaban fuera de combate. Por supuesto, me propuse averiguar *por qué* me sucedía esto. Parece ser que hay dos causas: una química y otra funcional. Las sustancias que se asemejan a las hormonas, denominadas prostaglandinas, que están implicadas en los cuadros de dolor e inflamación, estimulan los músculos uterinos para contraerse. Las prostaglandinas también influyen en los vómitos, la diarrea y los dolores de cabeza que pueden aparecer durante el ciclo. Hay tres tipos de prostaglandinas: PgE1, PgE2 y PgE3. La causante de las contracciones uterinas y del dolor es la PgE2. Cuanta más PgE2 produces, más intensas serán tus contracciones. La PgE1 y la PgE3 son antiespasmódicas por naturaleza, relajan los músculos uterinos, lo cual las convierte en analgésicos naturales. En el aspecto funcional, el dolor puede provocarlo cualquiera de las siguientes condiciones: endometriosis, miomas, infecciones, un dispositivo intrauterino (DIU), quistes ováricos, cuello del útero estrecho o útero en retroversión (invertido).

Acción FLO: cuando comiencen las contracciones, no recurras directamente al ibuprofeno. Prueba a comer unas almendras o avellanas: son una buena fuente de vitamina E, que se ha demostrado que reduce el dolor menstrual. Come verduras de hoja verde, como la berza, por su aporte de magnesio, que reduce las prostaglandinas que provocan los dolores. Para prevenir las menstruaciones dolorosas, toma vitamina E y magnesio durante unos días antes de tu periodo y

KIT DE HERRAMIENTAS DE *BIOHACKING* - PARTE 1

durante unos pocos días después del primer día de comienzo de este. A largo plazo, has de incrementar la PgE1 y la PgE3. Comer las grasas adecuadas te ayudará a conseguirlo. Por ejemplo, el ácido linoleico —que se encuentra en alimentos como el salmón, las sardinas y las semillas de lino, de calabaza, de girasol y de sésamo— puede ayudarte, así que procura incluir estos alimentos en tu dieta.

Los peores alimentos para las menstruaciones dolorosas: los productos lácteos y las grasas animales saturadas aumentan la PgE2, así que come la menor cantidad posible, o mejor aún, elimínalos de tu dieta. Evita el aceite de colza y otros aceites refinados ricos en omega-6, porque incrementan la producción de la prostaglandina que provoca las menstruaciones dolorosas, la PgE2.

Hinchazón

¿Conoces las causas más comunes de la hinchazón? Si tienes que desabrocharte la cremallera de tus tejanos revisa estos tres posibles culpables:

- **Una microbiota en peligro:** una superpoblación de bacterias malas en tu intestino, lo cual se conoce como disbiosis, puede provocar inflamación. Un intestino inflamado puede causar —no es de extrañar— hinchazón. Como habrás observado en este libro, la microbiota está formada por billones de microbios, que tienen una función importante a la hora de procesar y expulsar las hormonas del organismo. Hay una colonia en particular, conocida como estroboloma, que es la encargada de metabolizar el estrógeno, esencial para mantener el equilibrio de los estrógenos y la progesterona. Cuando el estroboloma está dañado, puede desequilibrar las hormonas y hacer que retengas líquidos.
- **Estrés crónico:** si quieres otra razón para salir del modo de productividad constante, el estrés crónico está relacionado con

KIT DE HERRAMIENTAS DE *BIOHACKING* - PARTE 1

la hinchazón. Cuando nuestro cuerpo produce demasiado cortisol, la hormona del estrés hace que retengamos sodio, que a su vez nos hace retener líquidos y provoca que nos hinchemos.

- **Deficiencia de nutrientes:** la deficiencia de magnesio podría ser una de las razones de tu hinchazón. El magnesio ayuda a relajar los músculos y alivia el estreñimiento.

Acción FLO: ayuda a tu microbiota tomando probióticos y un suplemento de magnesio, o prueba la receta de mi zumo antihinchazón. Tómatelo cada día de la semana, antes de tu fase lútea, para prevenir hincharte y otros síntomas del SPM.

Antihinchazón
2 remolachas, 2 zanahorias, 4 tallos de apio, 1 limón.
Ponlo todo en la licuadora y sírvelo inmediatamente.

Los peores alimentos para la hinchazón: la cafeína, los alimentos salados y los lácteos. Elimínalos, especialmente antes de tu periodo.

Acné

¿Te suelen salir grandes granos durante la regla? ¿Te aparecen pequeños bultitos en tu cara en las otras etapas de tu ciclo? ¿O estás plagada de acné quístico, como me sucedía a mí? El acné puede ser desmoralizador y te resta confianza en ti misma. Todos los días escucho lamentos de mujeres que quieren librarse del acné y de las manchas. Los dermatólogos te recetarán medicación para el acné y los ginecólogos la píldora. Pero el acné está provocado por un exceso de estrógenos, la incorrecta metabolización de esta hormona, la disfunción intestinal y la deficiencia de micronutrientes, sí, las mismas causas que cualquier problema hormonal. La medicación para el acné para tratar tu rostro

KIT DE HERRAMIENTAS DE *BIOHACKING* - PARTE 1

no abordará la raíz del problema, y esos granos volverán a aparecer. Además, los efectos secundarios de dichos medicamentos pueden incluir la depresión y problemas hepatointestinales. En vez de medicarte, simplemente puedes rastrear tu ciclo y tus niveles hormonales. El acné se puede producir durante la ovulación o cuando transitas de dicha fase a la premenstrual. También puede aparecer cuando tus patrones hormonales cambian al hacerte mayor, cuando pasas de los veinte a los cuarenta.

Acción FLO: come mucha verdura de hoja verde (mi alimento favorito contra las erupciones es el cilantro) y hortalizas de raíz, para la vitamina A. La vitamina A es soluble en grasa, así que tómate tus verduras con grasas saludables, como aceite de oliva o aguacate. Añade más zinc a tu dieta comiendo cereales integrales, semillas de girasol y frutos secos. Consume más ácidos grasos esenciales añadiendo semillas de lino a tus comidas, toma aceite de pescado y de prímula (onagra).

Los peores alimentos para el acné hormonal: los productos lácteos, la soja, los cacahuetes, algunos aceites vegetales (colza, girasol y cártamo), la cafeína y el gluten.

Sensibilidad mamaria

Los días anteriores a tu periodo, ¿te duele más el pecho? Si es así, perteneces a la legión de mujeres que sufren este habitual síntoma del SPM. La sensibilidad mamaria premenstrual, que recibe el nombre de mastalgia cíclica, puede ser un signo de que tienes exceso de estrógenos circulando por tu cuerpo. El exceso de estrógenos produce la inflamación de los conductos mamarios. Si te notas bultitos en el pecho antes de la menstruación, puede ser un signo de mama fibroquística y bien podría merecer una visita al ginecólogo.

Acción FLO: come muchos alimentos ricos en vitamina E, como almendras, semillas de girasol, espinacas, acelgas, kale, aguacate, mango y kiwi. La vitamina E es un potente antioxidante que calma la inflamación que provoca la mastalgia. Te recomiendo que tomes un ácido graso esencial, denominado aceite de prímula, que actúa de agente antiinflamatorio.

Los peores alimentos para la sensibilidad mamaria: descarta todo tipo de cafeína, incluido el café, el té negro y el té verde, y evita los productos lácteos.

Guía para biohackear el SPM: www.FLOliving.com/pms-guide.

Paso 5: recárgate de micronutrientes

Los disruptores endocrinos, los anticonceptivos sintéticos y el estrés afectan negativamente a nuestra salud hormonal. El azúcar, los productos lácteos y el gluten, alimentos básicos en la dieta de muchas mujeres, pueden alterar el microbioma e impedir la correcta absorción de nutrientes. Los capuchinos, los tés con leche y las bebidas energéticas, que muchas mujeres toman para tener energía durante el día, destruyen micronutrientes. Y no te olvides de que hacer dieta, demasiado ejercicio y un estrés descontrolado todavía agotan más nuestras reservas. Combínalo todo y tendrás el desagradable cóctel de carencia de micronutrientes y disfunción endocrina. Puesto que hemos sido educadas en el desconocimiento básico de nuestra bioquímica o de cómo vivir en sincronía con nuestro ciclo, probamos dietas, seguimos rutinas de ejercicio y nos aplicamos ciertos autocuidados que, en realidad, lo que hacen es agotar los micronutrientes que necesita el sistema endocrino para generar el equilibrio hormonal. Así que nuestras hormonas se descontrolan y hacen que recurramos de nuevo a una dieta, a la nueva rutina de *fitness* o al ritual de autocuidado que no hace más que agravar el problema. Es un círculo vicioso.

La inmensa mayoría de las mujeres estadounidenses probablemente no se ha preocupado de nutrirse adecuadamente para su ciclo

KIT DE HERRAMIENTAS DE *BIOHACKING* - PARTE 1

mensual. Es probable que tú tampoco tomes alimentos que proporcionan los suficientes micronutrientes básicos para que tu función endocrina sea óptima durante tu ciclo. Tal vez consumas alimentos ricos en nutrientes, pero tu cuerpo no es capaz de absorber la cantidad suficiente de los beneficios que aportan, debido a tu disbiosis intestinal. Sea cual fuere la razón, el resultado es el mismo: la carencia de micronutrientes necesarios para contentar a tus hormonas. El riesgo de padecer deficiencias de vitaminas es significativamente mayor en las mujeres que en los hombres: ¿adivinas quién tiene mayor riesgo de padecer esta deficiencia? Las mujeres entre diecinueve y cincuenta años, y las embarazadas o las que están amamantando, es decir, las mujeres en etapa fértil, son las que tienen más probabilidades de padecer carencia de esos micronutrientes tan esenciales para la salud hormonal. Las deficiencias vitamínicas te sitúan en una posición de mayor desventaja e impiden que puedas beneficiarte de los regalos de tu biología femenina.

Además de comer alimentos ricos en nutrientes, podrías añadir algunos suplementos clave a tu protocolo. La ciencia nos ha demostrado que el uso de ciertos suplementos puede ayudar a nuestro cuerpo a alcanzar y a mantener el equilibrio hormonal. En un estudio de 2017, publicado en la revista *Nutrients*, las personas que no tomaron ningún suplemento tenían un cuarenta por ciento más de riesgo de sufrir una deficiencia vitamínica, en comparación con el catorce por ciento de riesgo que tenían las que tomaban suplementos de complejos vitamínicos y minerales. No caigas en la trampa de pensar que los suplementos pueden sustituir un régimen alimentario saludable y apto para cada fase: ¡la buena alimentación primero! Tampoco esperes que un solo suplemento resolverá todos tus síntomas o te aportará todos los micronutrientes que necesitas. Después de muchos años de práctica e investigaciones, he identificado los micronutrientes indispensables que necesita tu sistema endocrino para mantener el equilibrio hormonal. Considéralos como una especie de «póliza de seguros» contra el nocivo cóctel que está causando estragos en tu sistema endocrino. Puedes obtener más información sobre ellos y encontrar las fórmulas en www.FLOliving.com/supplements.

Vitaminas B

Las vitaminas B son esenciales para la salud hormonal, además de desempeñar un papel estelar en tu energía, humor, piel y respuesta al estrés. La vitamina B_6 es imprescindible para el desarrollo del cuerpo lúteo, que se forma cuando el folículo libera un óvulo. El cuerpo lúteo segrega progesterona y juega un papel muy importante en la concepción y en llevar a término el embarazo. Las vitaminas B también son esenciales para la piel, ya que te ayudan a regenerar y renovar tus células. La vitamina B_6 previene la inflamación cutánea y el exceso de sebo, el aceite de la piel que puede provocar problemas de acné. La B_5, conocida también como ácido pantoténico, promueve el funcionamiento saludable de las glándulas suprarrenales, responsables de la secreción de la hormona del estrés, el cortisol. Un estudio que data de 2008 concluyó que el suplemento de B_5 ayuda a estimular las células suprarrenales, lo que a su vez regula nuestra respuesta al estrés. Por este motivo, algunas personas se refieren a la vitamina B_5 como la «vitamina antiestrés».

Cuando hay deficiencia de vitaminas B: la deficiencia de B_6 se puede traducir en niveles bajos de progesterona, condición que puede desencadenar los síntomas del SPM durante la fase lútea y aumentar el riesgo de aborto. El acné hormonal y la fatiga suprarrenal también se deben a la deficiencia de vitaminas del grupo B.

Disruptores de la vitamina B: hay muchos factores de nuestra vida cotidiana —estrés, demasiado entrenamiento, falta de sueño y la píldora— que agotan nuestras reservas de B_6, y por consiguiente, de progesterona. Las investigaciones han confirmado que los anticonceptivos orales alteran la salud del microbioma, lo cual dificulta la absorción de vitaminas e incluso puede conducirnos a una carencia total.

Magnesio

El magnesio es mágico para nuestras hormonas. Es esencial para su creación e, igualmente, contribuye a regular el cortisol, la función tiroidea, el azúcar en la sangre y el sueño. Por si fuera poco, el magnesio tiene un potente efecto antiinflamatorio. Este micronutriente es esencial para la buena salud de la hipófisis y ayuda a garantizar la producción óptima de hormonas como la FSH (foliculoestimulante), la LH (luteinizante) y la TSH (estimulante de la tiroides) para una buena salud endocrina. El magnesio nos ayuda a relajarnos, calma el sistema nervioso y favorece el sueño. También ayuda a regular la respuesta al estrés y evita el exceso de cortisol. Cuando las hormonas del estrés están controladas, todo está a punto para que los niveles de progesterona, estrógeno, testosterona, FSH y LH también alcancen su equilibrio óptimo. El magnesio controla la producción de insulina, lo cual reduce los antojos de azúcar. Cuantos menos antojos, menos consumo de productos, como galletas y magdalenas, que provocará menos picos y bajones de azúcar. Mantener la estabilidad del azúcar en la sangre es imprescindible para tratar problemas hormonales, como el SOP. Gracias a estos beneficios, el magnesio puede ayudar a curar el SPM, el SOP, la fatiga suprarrenal, los síntomas de la menopausia y todos los demás problemas relacionados con el ciclo hormonal.

Cuando hay deficiencia de magnesio: por desgracia, tal vez tengas deficiencia de este importantísimo mineral. En todos los años que llevo trabajando en este campo, no he conocido ni una sola mujer que no necesitara un empujoncito para incrementar sus niveles de magnesio. Las personas que no tienen suficiente magnesio tienen más probabilidades de padecer bastante inflamación, que se relaciona con la endometriosis y sus correspondientes menstruaciones dolorosas,

KIT DE HERRAMIENTAS DE *BIOHACKING* - PARTE 1

sensibilidad mamaria y acné. Otros problemas relacionados con la deficiencia de magnesio son la ovulación irregular, los trastornos de tiroides, la producción excesiva de cortisol, la resistencia a la insulina o diabetes y los trastornos del sueño.

Disruptores del magnesio: hay muchos factores que pueden acabar con nuestras reservas, pero algunos de los más comunes son el estrés crónico, la cafeína y el exceso de azúcar.

Ácidos grasos omega-3

Existen montones de pruebas de que los ácidos grasos omega-3 son excelentes analgésicos para los síntomas relacionados con la menstruación, mejoran el estado de ánimo, alivian el estrés, son antiinflamatorios y rejuvenecen la piel. Pueden reducir los síntomas del SPM, el SOP, los miomas uterinos, la sensibilidad mamaria y el acné. De hecho, cuando lo que quieres es aliviar el dolor, tomar suplementos de ácidos grasos omega-3, generalmente en forma de aceite de pescado, aunque también hay vegano, es más eficaz que un ibuprofeno, según un estudio de 2001, realizado por investigadores iraníes. El omega-3 reduce eficazmente la percepción de los niveles de estrés, y muchos estudios han concluido que los suplementos de estos ácidos grasos pueden mejorar la depresión.

Cuando hay deficiencia de omega-3: la deficiencia de omega-3 se ha asociado a muchos de los síntomas que derivan de los desequilibrios hormonales, así como la fatiga, los trastornos del sueño, los problemas de atención, la piel seca y el dolor articular. Los niveles bajos de ácidos grasos omega-3 también se han relacionado con una mayor incidencia de depresión y trastorno bipolar.

Disruptores del omega-3: una dieta demasiado alta en ácidos grasos omega-6, un tipo de ácido graso esencial que es inflamatorio, puede anular los beneficios antiinflamatorios del omega-3. Los alimentos ricos en omega-6 incluyen los aceites vegetales (girasol, maíz y soja), los aderezos de ensalada, la pizza, las salchichas y las patatas *chips*.

Vitamina D_3

¿Sabías que la «vitamina del sol» es en realidad una hormona? Este micronutriente es esencial para la salud de muchos de nuestros sistemas biológicos, incluidos el cerebro, el sistema inmunitario y el nervioso. La vitamina D_3 también regula los niveles de insulina, que ayudan a estabilizar el azúcar en sangre. Igualmente, influye en el estado de ánimo, la producción de dopamina en el cerebro y los niveles de serotonina. Muchas de las mujeres que conozco se sorprenden al descubrir que está muy relacionada con la fertilidad. Por ejemplo, las mujeres con niveles más altos de vitamina D_3 tienen cuatro veces más posibilidades de concebir mediante fecundación *in vitro* que las que tienen niveles bajos, según una investigación publicada en *Human Reproduction*, en 2012. Equilibrar los niveles de esta vitamina puede cambiar tu estado de fertilidad.

Cuando hay deficiencia de vitamina D_3: un aplastante noventa y tres por ciento de las mujeres con problemas de fertilidad tienen niveles de vitamina D_3 por debajo de lo normal, según un estudio publicado en *Fertility and Sterility*, en 2008. Este mismo estudio estableció una relación entre la deficiencia de este micronutriente y el riesgo de padecer SOP. La baja concentración de vitamina D_3 es asimismo la causa de la dominancia de estrógenos, que es el principal causante de muchos problemas hormonales. La deficiencia de esta vitamina también incrementa el riesgo de depresión.

Disruptores de la vitamina D_3: falta de sol, una dieta estrictamente vegana o no consumir lácteos son factores que pueden contribuir a la insuficiencia de esta vitamina.

KIT DE HERRAMIENTAS DE *BIOHACKING* - PARTE 1

Probióticos (bacterias intestinales)

Estoy muy a favor de los probióticos. Estos suplementos contienen miles de millones de bacterias buenas, cuyo objetivo es conseguir una microbiota sana. Hay una colonia específica de flora intestinal, denominada estroboloma, que produce una enzima que ayuda en la metabolización del estrógeno, imprescindible para la concepción. Tu intestino es una de las partes más importantes del sistema de eliminación, que es vital para expulsar las hormonas de nuestro organismo, como el exceso de estrógeno.

Cuando hay deficiencia de flora intestinal: si tu microbiota no está sana, podría encaminarte hacia la dominancia de estrógenos, el aumento de peso, el acné, la diabetes, la niebla mental, el cáncer y la rosácea.

Disruptores de la flora intestinal: si tomas medicamentos (incluida la píldora), te atiborras de lácteos o gluten, o comes alimentos con pesticidas, alteras este equilibrio bacteriano tan vital. Un desequilibrio en tu microbiota pondrá en peligro tu capacidad para eliminar el exceso de estrógenos, que puede alterar significativamente tu capacidad reproductora.

Antioxidantes para apoyar la función hepática

La función hepática es esencial para mantener la salud hormonal. Los antioxidantes que favorecen la función hepática son la vitamina C, el selenio y el ácido alfa-lipoico.

Cuando la función hepática es deficiente: si tu hígado no está haciendo su trabajo principal de desintoxicación, podría suponer que no eliminas adecuadamente el exceso de estrógenos, lo que te hará más vulnerable a la dominancia de esta hormona.

Disruptores de la función hepática: el consumo de grandes cantidades de azúcar refinado o de alcohol puede afectar a tu hígado.

KIT DE HERRAMIENTAS DE *BIOHACKING* - PARTE 1

Guía de suplementos hormonales: www.FLOliving.com/supplement-guide.

Paso 6: indaga en las causas emocionales de tus síntomas

¿Sabías que nuestras emociones, sentimientos y energía pueden influir en el desarrollo de patologías del aparato reproductor? La doctora Christiane Northrup, en su libro *Cuerpo de mujer, sabiduría de mujer,* afirma que hay un componente emocional-psicológico en los trastornos menstruales. He comprobado por mí misma y a través de mis pacientes que es cierto. Aunque es muy importante ir a la raíz del trastorno desde una perspectiva de nutrición funcional y biológica, y revisar todos los pasos que he mencionado, es igualmente importante resolver alguno de los asuntos emocionales que podrían estar influyendo en tu problema menstrual. Hasta ahora, hemos visto las causas biológicas y neuroquímicas de la disfunción hormonal. Ahora ya sabes que intentar adaptarte a tu reloj de veinticuatro horas sin tener en cuenta el de los veintiocho días te ha puesto en una posición de clara desventaja, y has descubierto que los disruptores endocrinos y los anticonceptivos sintéticos perjudican tu cuerpo y dañan tus sistemas biológicos. Lo más importante es que has visto que puedes utilizar la comida y los cambios de estilo de vida para que remitan tus trastornos menstruales y logres el equilibrio hormonal. Tus emociones son la pieza que faltaba en el rompecabezas de la disfunción hormonal y que deberás tener en cuenta. Las emociones son poderosas y pueden provocar verdaderos cambios físicos. Estás nerviosa y te sudan las manos. Tienes miedo y tu corazón late más rápido. Tienes ansiedad y te duele el estómago. Las investigaciones nos revelan cómo pueden afectar las emociones a nuestros sistemas biológicos, provocando cambios neuroquímicos, deprimiendo nuestro sistema inmunitario y acentuando

KIT DE HERRAMIENTAS DE *BIOHACKING* - PARTE 1

nuestra respuesta al estrés. No es de extrañar que las emociones contribuyan a nuestros problemas menstruales.

Creo que para lograr una recuperación hormonal definitiva hemos de tratar nuestras emociones. ¿Qué quiero decir con esto? Por ejemplo, veamos el caso de Sheri. Necesitaba ayuda porque siempre tenía pérdidas intermenstruales. A pesar de haber corregido su estilo de vida y su dieta, seguía con el problema. En una de nuestras conversaciones, me dijo que lo tenía desde el fallecimiento de su padre, a principios de ese año. Le sugerí que tal vez su útero estaba reteniendo un dolor no procesado, que le daba los síntomas, que literalmente podía considerarse un llanto uterino. Cuando estableció esa conexión, liberó sus emociones, afrontó su duelo y este síntoma desapareció.

Imagina que tu cuerpo tiene un «corazón superior», donde realmente se encuentra el corazón físico, y un «corazón inferior», donde está el suelo pélvico; el «inferior» se aferra a tus emociones más profundas, aquellas de las que no eres consciente. Estos sentimientos permanecerán allí hasta que tu «corazón superior» los haya procesado. Un trastorno físico, como las pérdidas intermenstruales, puede indicarnos qué tipo de emociones albergan los órganos reproductores. Esto es muy frecuente en mujeres que intentan mantener un nivel de productividad constante, que están en modo reproducción automática en su puesto de trabajo, en sus relaciones y en su maternidad. Cuando te esfuerzas en tu trabajo y no descansas, haces lo que quiere tu pareja, no lo que tú necesitas, y antepones tus hijos a cuidarte, esas necesidades no atendidas quedan estancadas en la pelvis. Si no creas espacio para ti, tus sentimientos y tus necesidades, pagarás el precio de tu martirio con problemas menstruales. Tu ciclo te lo comunicará a los cuatro vientos: ¡contracciones!, ¡dolores de cabeza!, ¡sangrado abundante!, ¡miomas!, ¡sensibilidad mamaria! Escucha tu ciclo. Intenta desesperadamente decirte algo que has de oír. Te pide que reconozcas estas emociones. Te suplica que te cuides.

KIT DE HERRAMIENTAS DE *BIOHACKING* - PARTE 1

En mi práctica profesional, he observado que hay ciertas condiciones hormonales que revelan realidades emocionales específicas. Veamos los quistes ováricos, por ejemplo, especialmente los recurrentes. Suelen representar una creatividad frustrada. Quizás sientes que no puedes ser creativa en tu trabajo, o tal vez que no tienes la energía necesaria para llevar a cabo tus proyectos, para que pasen del plano mental al físico. Esta creatividad bloqueada se puede manifestar como quistes de ovario, que es un doloroso recordatorio de que has de recurrir a tu matriz creativa. Veamos la endometriosis. En este caso, la conexión emocional suele referirse a las mujeres que ponen toda su energía en cuidar de los demás, pero se olvidan de ellas mismas. Básicamente, el útero refleja esta conducta. Piensa qué representa el endometrio. Esta exuberante capa uterina proporciona un entorno protector al embrión. Cuando crece fuera del útero, lo hace para intentar abrazar y cuidar a la mujer que no está siendo buena madre consigo misma. No podemos pasar por alto estos síntomas, y estos te están diciendo que no puedes seguir pasando de ti misma.

Creo que la mejor forma de avanzar es sacar estas emociones a la luz, hablar de nuestros traumas y de las cosas que no solemos compartir: nuestras experiencias individuales de aborto espontáneo, la depresión posparto, el aborto intencionado, los abusos sexuales, las violaciones, las agresiones y la violencia doméstica, así como el peso del sexismo y la misoginia colectivos. Liberar estas emociones puede suponer que vamos a dejar de reprimirlas en nuestro interior, donde van a seguir haciéndonos daño. Creo que entender la raíz emocional de nuestros problemas hormonales puede ayudarnos a ser más compasivas con nosotras mismas y con otras mujeres, y a que nos recuperemos individual y colectivamente. Solo mediante esta comprensión y recuperación podremos sentirnos a salvo para regresar al hogar que reside en nuestro cuerpo y empezaremos a vivir de modo que nuestra vida gire en torno a nuestros ritmos corporales.

KIT DE HERRAMIENTAS DE *BIOHACKING* - PARTE 1

Para obtener más información sobre las causas emocionales específicas de tu problema, descarga la guía en www.FLOliving.com/emotions-guide.

CÓMO APLICAR EL FLO CUANDO TIENES CIRCUNSTANCIAS ESPECIALES

Tal vez has estado sometida a un tratamiento oncológico que ha hecho que se te retirara el periodo. O eres transgénero y no tienes la regla. O has sufrido una insuficiencia ovárica primaria, tienes hiperplasia suprarrenal o cualquier otra dolencia que haya interrumpido tu ciclo. Adoptar un estilo de vida cíclico puede ayudarte a conectar con los ritmos de tu segundo reloj. Si no estás segura de por dónde empezar, tienes dos opciones:

- Empieza esta semana como si fuera la fase folicular y sigue a partir de ahí.
- Observa las fases lunares del mes actual y representa tu ciclo en un gráfico según estos tiempos: la luna llena indica la fase ovulatoria, la luna menguante representa la fase lútea, la luna nueva es la fase menstrual y la luna creciente la fase folicular.

La idea no es que hagas esto con la intención de restaurar tu ciclo. Es una práctica semanal que te ayuda a conectar constantemente con algún autocuidado y con los ritmos de productividad y creatividad, basándote en la energía femenina. Puedes descubrir qué aspectos de tu práctica de cuidarte te recompensan más física y emocionalmente.

KIT DE HERRAMIENTAS DE *BIOHACKING* - PARTE 1

Espero que en este capítulo hayas aprendido que, sea cual fuere tu problema —endometriosis, miomas, emociones no resueltas—, tienes el poder de cambiar tu condición hormonal positivamente dando los pasos que te he indicado. Entender cómo aplicar esta práctica para mejorar tu cuerpo y tu salud te da una sólida base sobre la que apoyarte. En la parte tres de este libro descubrirás cómo llevar la práctica más allá de tu bienestar personal y hacer que te funcione en tu carrera, en tus relaciones, en tu maternidad y en otros aspectos de tu vida.

KIT DE HERRAMIENTAS DE *BIOHACKING* PARTE 2

Lo que has de saber si tomas anticonceptivos hormonales

Literalmente, eres tus hormonas. Y cuando cambias tus hormonas –que es lo que hacen los anticonceptivos– cambias la versión de ti misma que crea tu cerebro.

DOCTORA SARAH HILL

El disruptor hormonal que más te puede perjudicar es el que eliges *intencionadamente* para manipular tus hormonas: los anticonceptivos hormonales. Si has leído mi primer libro, *WomanCode*, o visto alguno de mis cinco *chats* en directo en Facebook, probablemente ya conocerás lo que pienso de los anticonceptivos orales. Quiero dejar claro lo siguiente: desde un punto de vista feminista, creo que toda mujer debería poder acceder a los anticonceptivos siempre que quiera. Desde la perspectiva de la salud menstrual, los problemas del periodo se han de tratar mejor, lo cual no se consigue con la píldora. Una de mis pacientes, que tomó la píldora durante varios años para corregir un desequilibrio hormonal, me dijo que sentía

KIT DE HERRAMIENTAS DE *BIOHACKING* - PARTE 2

como si estuviera «usando una tirita para tratar una herida profunda que necesitaba puntos». Ni yo misma lo hubiera dicho mejor. La píldora no equilibra tus hormonas ni ninguna de las causas subyacentes al desequilibrio hormonal. Solo enmascara los síntomas asociados a la dominancia de estrógenos, el SPM, el SOP, la endometriosis y los miomas. Los ginecólogos recetan habitualmente anticonceptivos orales para tratar o gestionar estas condiciones como si hubiera una píldora mágica. Por desgracia, no es así.

Así es como actúan estas hormonas sintéticas para secuestrar las cuatro fases de tu glorioso ciclo. La combinación de estrógenos y progestina, un tipo sintético de progesterona, conspira para interferir en los procesos naturales de tu cuerpo. Engañan al cerebro para que el hipotálamo nunca le indique a la glándula pituitaria que segregue la hormona luteinizante (LH) o la foliculoestimulante (FSH); de este modo, evitan eficazmente que los folículos se desarrollen para madurar los óvulos que contienen. Los niveles estables de hormonas sintéticas que aporta la píldora impiden la secreción natural de estrógenos a mitad del ciclo, que suele iniciar la liberación de un óvulo; por lo tanto, no hay ovulación. En el improbable caso de que el óvulo consiguiera liberarse, a pesar del trabajo de todas las hormonas sintéticas actuando en su contra, las posibilidades de ser fecundado serían escasas. Esto se debe a que la progestina sintética engrosa la mucosa del cuello uterino creando una especie de barrera que dificulta el paso de los espermatozoides hacia el óvulo. Además, a diferencia de la progesterona natural, que mantiene el grosor de las paredes del útero para que al óvulo fecundado le resulte acogedor, la progestina hace justo lo contrario, adelgaza el revestimiento uterino. Si un óvulo llegara a ser fecundado, dichas paredes serían demasiado finas para que pudiera medrar en el útero y sería eliminado cuando se produjera el sangrado. Hay muchos tipos de píldoras anticonceptivas que intentan imitar un ciclo natural mensual, incluyendo tres semanas de píldoras que contienen hormonas sintéticas y una semana de placebos, para que las

KIT DE HERRAMIENTAS DE *BIOHACKING* - PARTE 2

mujeres sientan que les baja la regla y no tengan aprensión de tomar la medicación. Durante la semana de placebo, sueles experimentar un sangrado leve. No te engañes: ¡no es una regla real! Puesto que no hay ovulación, no es un ciclo menstrual.

Se trata de un patrón totalmente artificial. Las subidas y las bajadas de estrógenos y progesterona han desaparecido. En su lugar, están las dosis estáticas de hormonas sintéticas, que básicamente te conducen a un perpetuo limbo donde no hay ciclos ni fases. Puede que algunas penséis: «Oye, esto es fantástico. Puedo ser más productiva y hacer más cosas». Tranquila, hermana. Las cosas no son así. Dejas de segregar estrógenos y solo obtienes una pequeña dosis de progesterona que no aporta suficientes estímulos al cerebro para que imite por completo la fase lútea. Así que no tienes ese impulso para terminar proyectos, y de hecho, es bastante probable que te sientas un poco desmotivada. Básicamente te encuentras en un desierto hormonal, sin poder acceder a los dones que te ofrecen cualquiera de las cuatro fases de tu ciclo, lo que significa que no tienes tu matriz creativa interna para que te ayude a realizar tus ideas y proyectos. Con el transcurso del tiempo, la ausencia masiva de micronutrientes que genera la píldora te ocasionará un montón de problemas en tus sistemas biológicos. Esto es una forma segura de desarrollar estrés crónico e inflamación sistémica, así como de quemar tus glándulas suprarrenales e incrementar el riesgo de padecer trastornos autoinmunes. Tu cuerpo pagará las consecuencias. Todos los días veo mujeres que tienen que lidiar con sus efectos.

Según mi punto de vista, los anticonceptivos orales tienen un alto coste en oportunidades. Te alejan de tu fuente de poder femenino y aletargan tu eje HHG (hipotalámico-hipofisiario-gonadal). Los anticonceptivos orales también tienen una serie de desagradables efectos secundarios (como la reducción del tamaño del clítoris y de los ovarios), disminuyen la capacidad de absorción de micronutrientes, influyen negativamente en la elección de pareja a nivel genético y te

KIT DE HERRAMIENTAS DE *BIOHACKING* - PARTE 2

privan de la oportunidad de experimentar la magia que se produce cuando estás en sincronía con tu ciclo.

Todos los días me entero de mujeres que dejan de tomar la píldora o algún otro tipo de anticonceptivo hormonal. «No me siento yo misma», «Soy un caos emocional», «Siempre estoy cansada» y «Estoy deprimida» son algunas de las quejas más frecuentes. Sin embargo, esto son solo algunos de los múltiples efectos secundarios a los que se enfrentan las mujeres que toman la píldora, llevan parches, anillo anticonceptivo o DIU. Basta con que ojees un poco la información del folleto de tu caja de la píldora para darte cuenta de la larga lista de posibles efectos secundarios. A las mujeres no se nos informa lo suficiente de los riesgos que tiene para nuestra salud la manipulación de nuestras hormonas a través de los métodos anticonceptivos sintéticos. Y aunque la píldora en particular haya sufrido muchos cambios desde que fue aprobada en 1960, siguen existiendo muchos de los efectos secundarios potenciales. Probablemente seas consciente de la hinchazón, los dolores de cabeza y los aumentos de peso, pero ¿sabías que también puede provocar depresión, terminar con tu deseo sexual y reducir tu fertilidad, aunque hayas dejado de tomarla?

¿Te explicó tu ginecólogo todos estos riesgos antes de hacerte la receta de algún anticonceptivo sintético? Probablemente no. Si estás pensando en que tu hija tome la píldora para enmascarar sus problemas menstruales, échale un buen vistazo a estos efectos secundarios y recuerda que con alimentos y ejercicios específicos para cada fase puede llegar a regular sus periodos sin las consecuencias de los anticonceptivos. Y ten en cuenta que, a pesar de que estos efectos secundarios y trastornos parezcan problemas aislados, pueden ser signos de problemas orgánicos de mayor calibre.

KIT DE HERRAMIENTAS DE *BIOHACKING* **- PARTE 2**

Cómo afecta la píldora a nuestros sistemas biológicos

Cada vez hay más investigaciones que revelan cómo pueden afectar los anticonceptivos sintéticos a tus sistemas biológicos (o los de tu hija).

Sistema biológico 1: el cerebro. Una revisión realizada en 2014 revela que la píldora está asociada a cambios en la estructura cerebral, en su neuroquímica y su funcionamiento, así como en las fluctuaciones del estado de ánimo. Los cambios estructurales que aparecen en regiones cerebrales relacionadas con las emociones se incrementan proporcionalmente al tiempo que hayas estado tomando la píldora, y algunos de ellos son irreversibles. Esas pequeñas píldoras redondas también pueden trastocar el delicado equilibrio de tus neurotransmisores del bienestar –serotonina, dopamina y GABA–, lo que puede ocasionar cambios de humor repentinos, ansiedad o depresión. Una investigación de la Universidad de Copenhague parecía indicar que los anticonceptivos sintéticos podían ser la *causa* de la depresión que padecen algunas mujeres. Los investigadores descubrieron que en comparación con las mujeres que no tomaban anticonceptivos hormonales, las que tomaban píldoras con estrógenos y progestina tenían un veintitrés por ciento más de probabilidades de empezar a consumir antidepresivos por primera vez. Pero lo más alarmante es que las que tomaban píldoras solo de progestina tenían un treinta y cuatro por ciento más de probabilidades de que les recetaran antidepresivos. Si tenemos en cuenta la cantidad de millones de mujeres que toman anticonceptivos hormonales en algún momento de su vida, y el hecho de que las mujeres los están tomando a edades más tempranas, a la edad de la menarquía, es imprescindible que se realicen más investigaciones para descubrir los efectos de los anticonceptivos hormonales sobre el cerebro.

Sistema biológico 2: el sistema inmunitario. Las hormonas sintéticas tienen un profundo efecto sobre el sistema inmunitario. En 2017, se realizó una revisión de trescientos cincuenta y dos estudios, donde se observó que el uso de anticonceptivos orales que contenían estrógenos y progestina se asociaba a un mayor riesgo de padecer enfermedades autoinmunes, incluida la esclerosis múltiple, el lupus sistémico y la cistitis intersticial. Los anticonceptivos que contienen solo progesterona se asocian a la dermatitis autoinmune por progesterona, y en un estudio de cohortes concurrentes de un país desarrollado, se han asociado a una mayor incidencia de eccema, dermatitis de contacto, alopecia, acné y otras afecciones cutáneas.

Sistema biológico 3: el metabolismo. ¿Eres de esas mujeres que engordan solo con pensar en la píldora? He conocido a miles de mujeres que han engordado después de haber empezado a tomarla. Las razones siguen siendo un misterio. Hay muchos estudios que no han conseguido dilucidar las razones por las que los anticonceptivos orales provocan un significativo aumento de peso; sin embargo, el estrógeno que contienen puede hacer que te sientas más llena después de comer. Según la doctora Mary Pritchard, la baja dosis de estrógenos en las píldoras aumenta el nivel de la hormona grelina, que incrementa el apetito. Este cambio puede ocasionar que comas más, una forma segura de aumentar de peso. Los estrógenos provocan retención de líquidos, que hace sumar kilos. La píldora también puede sabotear tus objetivos de fitness. Un estudio de 2009, publicado en el *FASEB*

KIT DE HERRAMIENTAS DE *BIOHACKING* - PARTE 2

Journal, concluyó que las mujeres que tomaban la píldora aumentaban el sesenta por ciento *menos* de masa muscular que las que no la tomaban. En un programa de diez semanas de entrenamiento de peso, casi la mitad de las participantes tomaban la píldora, mientras que la otra mitad no. Al final del programa, las que tomaban la píldora habían ganado bastante menos masa muscular y tenían niveles más bajos de las hormonas que generan músculo, y niveles mucho más elevados de cortisol, que es conocido por romper el tejido muscular. En definitiva, la píldora no es una buena compañera para el *fitness*.

Sistema biológico 4: el microbioma. La píldora es la peor enemiga de tu microbioma. Es como un antibiótico para el intestino, destruye el delicado equilibrio de la microbiota intestinal. Hinchazón, estreñimiento, náuseas, síndrome del intestino irritable, acné, eccema, dolor de cabeza: estos efectos secundarios habituales de los anticonceptivos pueden ser síntomas de disbiosis intestinal. El mecanismo subyacente a estos trastornos podría ser la interferencia de las hormonas sintéticas en la capacidad de los receptores hormonales del tracto digestivo para funcionar correctamente. La comunidad científica se está empezando a dar cuenta de la relación entre los anticonceptivos orales y la salud intestinal. Un estudio de 2013 concluyó que las mujeres que toman anticonceptivos orales durante más de cinco años triplican sus probabilidades de desarrollar la enfermedad de Crohn.

Sistema biológico 5: la respuesta al estrés. La píldora puede ocasionar efectos en el cuerpo que imitan el estrés crónico, aumentan los niveles de cortisol y alteran el eje hipotalámico-hipofisiario-adrenal (HHA), según un estudio de 2017, publicado en *Scientific Reports*. En resumen: la píldora puede incrementar tu nivel de estrés.

KIT DE HERRAMIENTAS DE *BIOHACKING* - PARTE 2

Tener opciones es muy bueno

Cuando ves todos estos riesgos y los efectos sobre tu sistema endocrino, hace que te preguntes: ¿vale la pena? ¿Crees que los hombres estarían dispuestos a correr esos riesgos? Me imagino que no. Aunque las investigaciones revelan que más del cincuenta por ciento de los hombres estarían dispuestos a tomar anticonceptivos orales, y sus parejas dicen que confiarían en que se tomarían una «píldora masculina», todavía no existe un producto en el mercado. En 2016, un estudio demostró que la inyección anticonceptiva hormonal para hombres era eficaz para prevenir el embarazo, pero el ensayo se interrumpió debido a que los participantes no estaban dispuestos a soportar los efectos secundarios: cambios del estado de ánimo, depresión, acné e infecundidad posensayo, entre otros. Los investigadores llegaron a la conclusión de que los beneficios no compensaban el riesgo y pusieron fin al estudio. Estos son algunos de los mismos efectos que experimentamos las mujeres cuando tomamos anticonceptivos hormonales. También suelen ser el tipo de queja a la que no se le suele hacer caso o que los médicos minimizan, un excelente ejemplo de discriminación de género.

¿Por qué se supone que nosotras hemos de estar dispuestas a soportar los efectos de los anticonceptivos hormonales y por qué estamos dispuestas a someternos a esos riesgos, especialmente cuando solo podemos quedarnos embarazadas durante un tiempo máximo de siete días al mes? Sí, lo has leído bien. Eres fértil solo siete días al mes, como mucho. Esto se debe al tiempo que puede sobrevivir el espermatozoide en el cuerpo (cinco días) y que el óvulo está a punto (dos días). Es mucho más difícil quedarte embarazada que lo que te han hecho creer. No es algo que debas temer todos los días de tu vida, hasta el extremo de tomar anticonceptivos a diario. Los riesgos de la píldora han sido ocultados durante demasiado tiempo, y ha llegado la hora de elegir basándonos en la salud, no en el miedo.

KIT DE HERRAMIENTAS DE *BIOHACKING* - PARTE 2

No me malinterpretes, el control de la natalidad no es tan malo, y en realidad, ha desempeñado un papel primordial en el empoderamiento femenino. Cuando se comercializó la píldora en 1960, se consideró un gran instrumento emancipador. Permitió que las mujeres, por fin, pudieran tomar el control de su cuerpo y disfrutar de su recién descubierta libertad sexual; eso supuso un elemento clave en el movimiento de las mujeres. No soy una desagradecida. Estoy totalmente de acuerdo en que las mujeres hemos de poder controlar nuestra fertilidad y tenemos el derecho de tomar decisiones sobre nuestro cuerpo. Sin embargo, después de haber ayudado a tantas mujeres a que restauraran su equilibrio hormonal a través de la alimentación y de los suplementos, creo que es importante que sepas que hay otras opciones para regular tu periodo y evitar el embarazo que no te obligan a desconectar tu sistema hormonal.

Aquí las *millennials* van en cabeza. Una encuesta realizada en 2018, a más de dos mil mujeres jóvenes, por la revista *Cosmopolitan* y *Power to Decide*, una campaña estadounidense para evitar embarazos no deseados, reveló que más del setenta por ciento dijo haber dejado de tomar la píldora o había pensado hacerlo en los tres últimos años. Cada día, hablo con jóvenes que practican yoga, toman zumos, beben *lattes* con plantas adaptogénicas y comen alimentos biológicos, y ahora se están empezando a preguntar dónde encajan las hormonas sintéticas en sus valores y su estilo de vida.

Las mujeres de *todas* las edades han de entender que con los anticonceptivos hormonales, están renunciando a su poderoso proceso cíclico corporal. Lo que me encantaría ver en nuestra sociedad es que las mujeres fueran debidamente informadas respecto a estas medicaciones, aprendieran medios naturales de control de la natalidad y, entonces, pudieran elegir lo más apropiado para ellas. Siempre que comparto toda esta información con una paciente y luego le pregunto si hubiera elegido esa medicación para tratar su problema hormonal sabiendo lo que sabe ahora, matemáticamente, la respuesta siempre es «no». He conocido a miles de mujeres que, cuando entienden la realidad de la píldora, deciden no tomarla. Siempre les informo de que es importante que hagan la transición con seguridad. Al final de este capítulo, encontrarás más detalles sobre cómo realizar esta transición de dejar la píldora, sin soportar desagradables efectos secundarios.

En general, cuando una mujer toma la decisión de dejar los anticonceptivos hormonales, lo primero que me pregunta es: «Si dejo la píldora, ¿cómo voy a evitar quedarme embarazada?». A continuación tienes algunas opciones:

Opciones no hormonales para el control de la natalidad

- **Preservativos:** usados correcta y sistemáticamente, los preservativos son fiables en aproximadamente un noventa y ocho por ciento para prevenir el embarazo, casi como el noventa y nueve por ciento de la píldora usada correctamente. Además, los preservativos evitan las ETS (enfermedades de transmisión sexual), como el virus del papiloma humano, así como las infecciones bacterianas y virales.
- **Diafragma:** un diafragma es una copa pequeña y flexible que se introduce en la vagina. Evita el embarazo porque cubre el cuello uterino, de modo que el espermatozoide no puede llegar al óvulo. Usado correctamente, tiene un noventa y cuatro por ciento de efectividad. Hace poco, en Estados Unidos, ha salido a la venta un diafragma de talla única, que se llama Caya. Solo se vende con receta, pero no es necesario que el ginecólogo te haga una prueba.
- **Capuchón cervical:** es parecido al diafragma, pero más pequeño; un capuchón cervical es una especie de tapón, parecido a una gorra de marinero, que cubre el cuello uterino, para evitar el embarazo. Los capuchones cervicales, como FemCap, son entre

un setenta y uno y un ochenta y seis por ciento fiables, y funcionan mejor cuando se usan con espermicida.

- **Diu de cobre:** este diminuto dispositivo se inserta en el útero; su eficacia en la prevención del embarazo supera el noventa y nueve por ciento y dura hasta doce años. El diu de cobre permite seguir con la ovulación, pero provoca una respuesta inflamatoria en el útero que impide que el espermatozoide alcance al óvulo y lo fecunde, a la vez que interfiere en la implantación embrionaria. Advertencia: este tipo de anticonceptivo puede aumentar los niveles de cobre en nuestro organismo e incrementan el dolor menstrual.
- **Bola intrauterina (BIU):** se considera la nueva generación del diu; es un hilo con bolitas de cobre insertadas y que se introduce en el útero para evitar el embarazo; dura hasta cinco años. Como el diu de cobre, no interrumpe la ovulación, pero impide la fecundación del óvulo y es más del noventa y nueve por ciento seguro. Su forma exclusiva hace que sea menos probable que perfore el útero, lo cual es una gran ventaja.
- **Esponja:** esta pequeña y blanda esponja contiene espermicida y se introduce en la vagina para cubrir la entrada del cuello uterino. Si se usa correctamente cada vez que se tienen relaciones sexuales, es un método un noventa y uno por ciento seguro para prevenir el embarazo. Se puede usar junto con el preservativo en los días fértiles para aumentar la prevención.
- **Métodos de concienciación de la fertilidad:** ser consciente de en qué fase de tu ciclo estás cada semana te ayudará a rastrear tu ovulación y a identificar tus días fértiles para evitar el embarazo. Hay tres formas de hacerlo. Puedes tomarte la temperatura basal con un monitor de fertilidad Daysy o Lady-Comp, observar los cambios en tu moco cervical (debe ser como la clara de un huevo no cocido) o rastrear tu ciclo en un calendario o con la aplicación MyFLO. Entonces, has de evitar tener relaciones

sexuales en tus días fértiles, o bien utilizar un condón con espermicida para más seguridad. Cada uno de estos métodos por separado son entre un setenta y seis y un ochenta y ocho por ciento seguros, pero si se utilizan los tres a la vez, aumenta el índice de seguridad.
- **Semillas de zanahoria silvestre (*Daucus carota*):** este antiguo remedio herbal lo han usado las mujeres durante siglos para evitar la implantación de un óvulo fecundado en la pared uterina. Puedes tomar semillas de zanahoria silvestre si has tenido relaciones sexuales en los días fértiles y el preservativo se ha roto, ¡estas cosas pasan! Para más información sobre las dosis, visita la web de la famosa herbolaria Robin Rose Bennet.

¿Puedo sincronizar mi ciclo si estoy tomando la píldora?

La respuesta corta es no... y sí. Tendrás que hacerlo de una forma algo distinta a como lo hace una mujer que no la toma. Puesto que la píldora y otros anticonceptivos orales paralizan tu sistema hormonal, pierdes tu naturaleza cíclica. Ya no hay fase folicular. Dejas de ovular. Los bajos niveles de estrógenos y progesterona te conducen a un ciclo sin fases, pero sin ninguno de sus beneficios. Y el sangrado que experimentas durante la semana de placebo no es un verdadero periodo. Aunque no sientas las fluctuaciones hormonales naturales mientras tomas la píldora, esto no significa que no puedas probar este programa. Aunque te pierdas todos los beneficios de tu ciclo natural, todavía puedes cosechar sus ventajas comiendo alimentos nutritivos, haciendo distintos ejercicios y organizando tu vida teniendo en cuenta el momento oportuno para cada cosa.

Así es como puedes hacerlo:

- Marca en un calendario el día que terminas tu periodo.

KIT DE HERRAMIENTAS DE *BIOHACKING* - PARTE 2

- Considera el día siguiente como el primero de tu fase folicular. Sigue sus directrices durante siete días.
- El octavo día, márcalo como el comienzo de la fase ovulatoria. Sigue sus directrices durante cuatro días.
- A continuación, marca el inicio de tu fase lútea. Sigue las directrices de esta fase durante doce días.
- Por último, al día siguiente de haber terminado la fase lútea, comenzará tu fase menstrual. Sigue sus directrices durante cinco días.
- Vuelve a empezar por la fase folicular.

Experimenta y observa cómo te sientes, pero no esperes sentir creatividad, energía, productividad o intuición, como sucede en cada fase cuando no tomas la píldora. Espero que te apetezca conocer todas las oportunidades físicas y neuroquímicas que tienen lugar cuando tus hormonas y sistemas biológicos funcionan a pleno rendimiento, y que tomes la decisión de abandonar la píldora colaborando con tu médico. Y si decides hacer la transición para dejarla, iniciar este proceso hará que te resulte más fácil.

Puedes dejar la píldora (o cualquier anticonceptivo hormonal) sin sus desagradables efectos secundarios

Recuerda por qué empezaste a tomar la píldora. ¿Fue solo para evitar el embarazo? ¿Fue para regular tu ciclo? ¿Fue para «tratar» tus síntomas de desequilibrio hormonal, SPM agudo, contracciones fuertes, migrañas? Ahora ya sabes que la píldora no corrige las causas de ninguna de estas alteraciones hormonales, de modo que ten en cuenta que, cuando dejas de tomar estas hormonas sintéticas, todos esos desagradables síntomas vuelven a aparecer, y con frecuencia, con más fuerza. El síndrome poscontrol de la natalidad es real y puede causar

KIT DE HERRAMIENTAS DE *BIOHACKING* - PARTE 2

estragos a corto plazo y generar trastornos crónicos, si la transición no se realiza correctamente. Siento ser tan franca, pero si antes de tomar la píldora, como anticonceptivo, no tenías ningún problema, puede que dejarla te provoque una alteración hormonal y que tengas síntomas que no habías tenido. Es muy injusto. Para evitarlo, sigue los pasos que he mencionado en el kit de herramientas de *biohacking*: elimina los disruptores hormonales, toma alimentos que te ayuden a tratar tus síntomas, recupera tus micronutrientes y rastrea tus síntomas. Sigue estos pasos durante un par de meses, mientras todavía tomas la píldora; de este modo, mejorarás tus posibilidades de hacer la transición sin tener una recaída aguda de los síntomas. Dejarlo de golpe nunca es la solución, y te recomiendo encarecidamente que comuniques tus planes a tu ginecólogo, a fin de que pueda controlar dicha transición. Si lo haces de esta manera, conseguirás que el cambio sea mucho más suave. Cuando empieces a experimentar cómo te sientes cuando tus hormonas están equilibradas y te permiten conectar con tus dones, tal vez decidas seguir por este camino. En realidad, depende de ti.

Así es como lo hizo Shawna. En un principio empezó a tomar anticonceptivos hormonales –un anillo vaginal anticonceptivo que se ponía una vez al mes–, en parte para tratarse su terrible acné. Este parecía exacerbarse en los momentos más inoportunos y eso le hacía sentirse insegura en su trabajo y cuando tenía una cita. El acné había mejorado cuando tomaba la píldora, y la primera vez que la dejó, su rostro «explotó». Así que volvió a tomarla. La siguiente vez que tomó la decisión de interrumpir su tratamiento anticonceptivo hormonal, tenía miedo de que volviera a sucederle otro episodio semejante. Sin embargo, esta vez había empezado a sincronizar su ciclo unos meses antes de que llegara el gran día, y cuando interrumpió la toma, su piel permaneció totalmente limpia. No daba crédito a sus ojos. Ahora dice que desearía haberlo hecho siete años antes, en vez de ocultar y medicar el problema con los anticonceptivos.

KIT DE HERRAMIENTAS DE *BIOHACKING* - PARTE 2

Para obtener más información sobre el control de la natalidad sintético, visita www.FLOliving.com/birth-control-rehab.

LOS CUATRO PASOS PARA EMPEZAR CON EL FLO

Recapitulemos sobre cómo podemos empezar a usar el FLO. Estos son los cuatro sencillos pasos que debes seguir:

1. Revisa tu periodo.
2. Si tienes problemas hormonales, lee la sección del kit de herramientas de *biohacking* y sigue las instrucciones.
3. Facilita las cosas para sincronizar tu ciclo añadiendo alimentos y ejercicios más específicos para cada fase:

    - Semana 1: toma las verduras recomendadas para cada fase.
    - Semana 2: introduce los otros alimentos específicos para cada fase.
    - Semana 3: utiliza los métodos de cocinar recomendados para cada fase.
    - Semana 4: añade ejercicios específicos para cada fase.

4. En las semanas siguientes, sigue progresando incluyendo más elementos del programa.

PARTE 3

ADAPTA TU VIDA AL FLO

No intentes que las mujeres se adapten al mundo, intenta que el mundo se adapte a las mujeres.

GLORIA STEINEM

CAPÍTULO 7

Éxito sostenible en el trabajo

Creo que cuando incluyes a las mujeres en cualquier ecuación, la ecuación mejora.

SHELLEY ZALIS

Ahora que ya has visto cómo aplicar el concepto de sincronizar tu ciclo en tu vida personal y en tu forma de gestionar el tiempo, ¿cómo puedes hacerlo en el entorno laboral? ¿Cómo puedes incorporar tu segundo reloj en una cultura empresarial que lleva siglos funcionando con un solo reloj? En primer lugar, piensa en qué precio has estado pagando por no tener en cuenta tu segundo reloj e intentar encajar en la cultura del reloj único. ¿Has observado que en el trabajo te sientes totalmente diferente de una semana a otra? Unas semanas estás entusiasmada por asistir a eventos para hacer contactos y presentaciones, mientras que otras prefieres encerrarte en tu despacho y organizar tus facturas para hacer tus informes de gastos. Si te pasa como a la mayoría de las mujeres, probablemente estés en un entorno laboral que no contempla el ritmo infradiano y que no te da libertad para gestionar tus proyectos, de manera que se acoplen a tu ritmo innato. Simplemente, se supone que has de hacer lo que te piden, cuando te lo piden. Y tal como nuestros condicionamientos culturales nos han hecho creer, es decir, que la regla es dolorosa, también estamos convencidas de que hemos de sufrir en todas las demás áreas de nuestras vidas, especialmente en el trabajo. Así que agachas la cabeza, te esfuerzas y haces lo que te han dicho, aceptando el concepto de la productividad constante, de que la única forma de triunfar es trabajar más duro, echarle más horas y sacrificar tu vida personal y tu salud por el trabajo.

Tanto si estás al comienzo de tu carrera y todavía intentas averiguar qué es lo que quieres hacer con tu vida como si estás ascendiendo puestos en tu vida empresarial, dirigiendo tu propio negocio, igual que yo, o lidiando con la montaña rusa de la vida de autónoma, probablemente sentirás que estás al límite. Tal vez estés aceptando proyectos extra en tu trabajo con la esperanza de recibir un ascenso. Puede que tengas otros trabajillos, para completar tu empleo habitual y engrosar tu currículum, con la idea de encontrar otro puesto mejor. Tal vez dediques las noches y los fines de semana a un proyecto que te apasiona, que podría suponer tu gran trampolín. Pero si a raíz de todo ese trabajo extra sacrificas tu bienestar, no podrás rendir al máximo. Cuando no dispones de la banda ancha necesaria para dedicar todo ese tiempo a cada uno de tus proyectos, puedes terminar cometiendo errores y en puestos que estén por debajo de tu nivel. Peor aún, puedes agotar tu sistema inmunitario, enfermar y tener que darte de baja. He visto muchas mujeres con semejante grado de frustración por el ritmo imparable que impera en sus lugares de trabajo, que acaban pensando que es un problema de su empresa y buscan otro empleo o cambian de profesión y vuelven a encontrarse atrapadas en ese mismo ritmo frenético.

Es cierto que nuestros cambios hormonales a lo largo del mes influyen en nuestras dotes de comunicación, creatividad, energía y productividad en el trabajo. Todo lo que haces para gestionar tu tiempo, en vez de tu energía, y que no está en sincronía con tus fases del ciclo, incrementa tu estrés, reduce tu energía y ralentiza tu progreso, haciendo que te sientas presionada y decepcionada en tu trabajo. Pero

¿y si te dijera que no tiene por qué ser así? No tienes por qué desentenderte de tu segundo reloj en el trabajo o quedarte atrapada en un ritmo de productividad frenético. En este capítulo, descubrirás cómo conectar con tu ciclo mensual en el entorno laboral, para que puedas fluir al máximo en el trabajo, desbloquear tu proceso creativo y sentir energía en tu carrera.

Esto es lo que le sucedió a Allie. Esta emprendedora solía viajar mucho por trabajo. Cuando estaba en casa o en la carretera, hacía lo que siempre había hecho: empezar el día haciendo ejercicio intenso, se bebía un batido seguido de una gran taza de café, trabajaba todas las horas del día e iba a cenas y a reuniones para hacer contactos casi cada noche. Cuando estaba en casa, también sacaba tiempo para estar con su novio. Todo esto, viajando por Estados Unidos o volando al extranjero, no seguía ningún ritmo vital; simplemente era dale, dale, dale, sin importar la zona horaria o su fase del ciclo. Como cabía esperar, sus síntomas y problemas con el periodo empeoraron. Buscaba la forma de encontrarse bien y hacer sus sueños realidad, y era evidente que no lo estaba consiguiendo tomando atajos que comprometían su salud o sus proyectos.

Cuando empezó a sintonizar su energía cíclica, todo cambió. «Ahora, me aseguro de no gastar toda mi energía al principio del día haciendo ejercicio intenso de buena mañana, sin haber dormido suficiente, y seguir con ese ritmo agotador todo el día. Por el contrario, me he vuelto más productiva en mi trabajo, porque no quemo la vela por los dos extremos, que era lo que me pasaba antes. Me siento infinitamente agradecida por haber dilucidado por mí misma lo que me estaba pasando y haber aprendido a reconocer lo que era apropiado para mí», dice Allie.

Reinicia el reloj corporativo

Si crees que estoy defendiendo algún tipo de acomodación especial e inusual a nuestro patrón infradiano, recuerda que lo normal es que nos acomodemos a un patrón hormonal masculino único. De hecho, la cultura empresarial está diseñada para mejorar el rendimiento según los ritmos biológicos del hombre. Veamos un día de trabajo típico.

Día laboral típico según el reloj de veinticuatro horas

Mañana: la testosterona y el cortisol están en sus niveles más altos; esto hace que los hombres sean más eficientes en lo que se refiere a terminar su trabajo, asistir a reuniones y dar impulso a los proyectos.

Tarde: la testosterona empieza a bajar; los hombres son más sensibles a sus estrógenos, lo cual enciende su necesidad de socializar, como ir a tomar algo con los clientes o compañeros de trabajo.

Noche: la testosterona alcanza su nivel más bajo, lo que los incita a arrastrase hasta su cueva y desconectar.

No recomiendo hacer nada radical en este caso, tan solo sugiero que reconozcamos ambas realidades y les dejemos espacio para que todos podamos medrar por igual. Hasta ahora, hemos sido las mujeres las que hemos tenido que desconectarnos de nuestra naturaleza bioquímica para encajar. ¿Cómo podríamos olvidar a las mujeres de las décadas de 1960 y 1970, que tanto tuvieron que esforzarse para ganarse un puesto en una mesa con el resto de los hombres, a costa de su feminidad? Vimos esta represión reflejada en las tendencias de moda de la década de 1980 –¿recuerdas esas fotos de mujeres vestidas con «trajes para el poder»*?– e incluso en el cambio de nuestras creencias de que nuestra biología es una carga que hemos de superar en nuestro camino al éxito. Hicieron todo lo que pudieron para acceder a un entorno injusto. Gracias a sus sacrificios tenemos una

---
* El típico traje de chaqueta, especialmente, con pantalón. Al principio también se caracterizaba por las hombreras que daban amplitud de hombros y hacían que la mujer pareciera más atlética. (N. de la T.)

perspectiva de futuro más amplia para nosotras. Lo cierto es que la cultura empresarial solo reconoce un ritmo biológico, y el nuestro se merece ser incluido ahora.

¿Podría suponer alguna desventaja trabajar según nuestro ritmo infradiano? A esto añadiría que es el siguiente paso importante en la evolución de la cultura empresarial, que se inició y desarrolló sin imaginar que, un día, las mujeres formarían parte de ella. Las mujeres suelen verse obligadas a abandonar sus puestos de trabajo, porque se siguen sin reconocer sus necesidades distintas, pero iguales a un mismo tiempo, como la maternidad, los horarios sostenibles y los programas de bienestar. Estar desconectadas de nuestro ciclo tiene un precio. De hecho, está aumentando el número de mujeres que dejan de trabajar. Desde 1999, cuando se alcanzó el pico de empleo femenino con un setenta y siete por ciento, ha ido descendiendo a menos del setenta y cuatro por ciento entre las mujeres en edad reproductiva, desde los veinticinco a los cincuenta y cuatro años, según un artículo publicado en *The New York Times*, en 2017. Casi una de cada cinco mujeres opta por el trabajo a tiempo parcial, por motivos no económicos —cuidado de los hijos, obligaciones familiares y temas de salud—, en comparación con uno entre diez, en el caso de los hombres, según los datos del Buró de Estadísticas Laborales de Estados Unidos de 2016. Las mujeres también están renunciando a trabajar en empresas, a favor de iniciar su propio negocio, a un índice superior que el de los hombres. En un informe de 2018 de SCORE, que extrajo datos de más de veinte mil pequeñas empresas, el cuarenta y siete por ciento de las mujeres había iniciado su propio negocio el año pasado, en comparación con el cuarenta y cuatro por ciento de los hombres. El deseo de tener más flexibilidad en su vida profesional y personal estaba entre las principales razones citadas para iniciar un negocio. «Crear equilibrio y control sobre mis propios horarios era primordial para mí como madre de dos hijos pequeños», dijo una de las participantes del estudio.

Dejar tu trabajo o iniciar tu propio negocio no son las únicas opciones. Cuanto más espacio ocupemos, en lugar de intentar encajar en la norma cultural actual, más haremos por crear una política laboral nueva, más regularemos nuestras diferencias biorrítmicas y antes podremos recrear una experiencia laboral que no solo acepte nuestra realidad biológica, sino que fomente un entorno laboral más sostenible y humano, a medida que nos precipitamos hacia un futuro donde la inteligencia artificial y el «siempre *on*» nos ponen todavía las cosas más difíciles. Hemos intentado erradicar las discriminaciones de género con las políticas de acoso sexual, leyes de contratación y otras medidas, y hemos de seguir presionando en este aspecto. Pero no podemos esperar a que el mundo empresarial o los organismos gubernamentales lo hagan por nosotras. Hemos de ser el cambio que deseamos ver. Cuando aceptes este paradigma no afectará solo a tu eficiencia desde una perspectiva profesional, sino también a la de tu equipo y tu negocio: te dará impulso para alcanzar tus metas de manera sostenible y para cambiar la cultura.

Haz que tu ciclo trabaje a tu favor

¿Cómo puedes aprovechar tu naturaleza cíclica para fluir y convertirte en tu versión más productiva y poderosa? En primer lugar, recuerda que no eres la misma cada semana, así que deja de pretender trabajar de ese modo. En segundo lugar, abandona el condicionamiento cultural que nos ha hecho creer que nuestras hormonas tienen un efecto negativo en nuestras aptitudes laborales. Aunque nuestras hormonas puedan afectarnos en nuestra forma de pensar, de sentir y de relacionarnos con los demás, e influyen en nuestros intereses y estímulos naturales, no existe ni un solo día o semana en que las mujeres no seamos igualmente capaces que los hombres en cada una de las habilidades relacionadas con el trabajo. Sí, somos fruto de nuestra química, como lo son los hombres, pero nuestro ciclo no dictamina que tengamos que perder una semana cada mes por el SPM y el periodo. Simplemente, significa que al observar estos cambios y programar nuestros días para trabajar *con* nuestras hormonas, podemos conseguir que estas trabajen *para* nosotras ayudándonos a conservar la energía, la creatividad y la productividad, sean cuales fueren los compromisos de nuestra agenda. Trabaja con más astucia, no más duro, haciendo que tus intereses principales se basen en las fases de tu ciclo. Estos son los puntos fuertes que posees durante las cuatro fases de tu ciclo, en lo que respecta al trabajo, y así es como puedes ser la jefa absoluta en cada uno de ellos.

FASE 1: PREPARACIÓN
Fase folicular: 7-10 días
Puntos fuertes cíclicos: creatividad y planificación

A medida que aumentan los estrógenos en la fase folicular, mejora la capacidad de memoria de trabajo, es decir, la habilidad de realizar tareas de procesamiento complejas, según una investigación publicada en *Frontiers in Science*. Esta es la razón por la que deberías programar tus tareas más complejas intelectualmente para esta semana, puesto que el efecto de los estrógenos sobre el cerebro mejora tu capacidad para resolver problemas, diseñar estrategias y planificar. Los niveles hormonales durante esta fase también fomentan la creatividad, haciendo que este sea el momento ideal para concentrar tu energía en nuevos proyectos laborales, abrir un negocio o buscar nuevos clientes. Participa en sesiones de lluvia de ideas con tus compañeros de trabajo para aprovechar este impulso de creatividad cognitiva.

FASE 2: APERTURA
Fase ovulatoria: 3-4 días
Puntos fuertes cíclicos: comunicación y colaboración

El aluvión de estrógenos durante la fase ovulatoria aumenta las conexiones sinápticas; esto puede mejorar la agudeza mental, la creatividad y la comunicación, según un estudio publicado en el *Journal of Comparative Neurology*. La esencia de esta fase es la conexión con los demás. Es el momento de mantener conversaciones importantes con tu equipo, tu jefe o tus clientes. Si puedes programarte las conversaciones más importantes durante esta fase, tus dotes de comunicación al alza te permitirán transmitir tus pensamientos y opiniones con mayor claridad, así como estar más receptiva a los de los demás. Si estás pensando en pedir un ascenso o un aumento de sueldo o hacer esa gran presentación que tienes pendiente, hazlo en esta fase. Aprovecha tus poderes de comunicación para trabajar en tu *marketing* o en los mensajes publicitarios, escribe los blogs que escribirías en todo un mes para tus páginas de las redes sociales o cuelga un vídeo tuyo dando una charla. Tu energía física se encuentra en uno de sus puntos álgidos durante la fase ovulatoria. En el terreno emocional, te sientes extrovertida, optimista y revitalizada. Conecta con esta energía incorporando comidas de negocios, reuniones con clientes y actos sociales para hacer contactos después del trabajo.

FASE 3: TRABAJO
Fase lútea: 10-14 días
Puntos fuertes cíclicos: compleción, cuidados y atención

A medida que el cuerpo lúteo se expande y es reabsorbido, tu energía empieza a focalizarse y a interiorizarse. Observarás que te apetece terminar cosas, lo cual la convierte en una fase ideal para atender tus tareas profesionales. La ratio concreta de estrógenos y progesterona en esta fase hace que te fijes en cosas que antes no habías visto. A raíz de ello, tu cerebro empieza a dar prioridad a las responsabilidades que conllevaban detalles que has estado pasando por alto todo el mes, como preparar un informe trimestral, cerrar contratos o corregir el contenido de una campaña de *marketing*. También sentirás el deseo natural de concluir proyectos y terminar cosas. En el aspecto social intenta no precipitarte haciendo contactos y con tus reuniones fuera de casa o del trabajo, para no cansarte innecesariamente y que tengas tiempo para hacer lo que te resulte más agradable en esta fase, que es terminar tu trabajo.

FASE 4: DESCANSO
Fase menstrual: 3-7 días
Puntos fuertes cíclicos: evaluación, análisis e intuición

Aquí dominarán el análisis y la evaluación. En tu fase menstrual, la comunicación entre los hemisferios izquierdo y derecho es más potente que en ningún otro momento. Esta comunicación te permite evaluar juiciosamente cómo te está yendo en tu carrera o en tu proyecto, y si es necesario, te ayuda a identificar tu rumbo y a corregirlo para retomar la dirección que te habías propuesto. Pregúntate cómo lo hiciste el mes pasado. ¿Tenías energía y eras feliz, o estabas saturada y te sentías menospreciada? ¿Estás trabajando en el tipo de proyecto que te entusiasma o no te sientes inspirada en tu trabajo? ¿Está tu carrera encaminada en la dirección correcta y, si no es así, cuáles son algunos de los pasos que puedes dar hacia tus metas? Aprovecha esta etapa del mes para reflexionar sobre tus metas profesionales. ¿Todavía quieres las mismas cosas que el mes o el año pasado o se te ha despertado el interés por otro camino? Gracias a la forma en que tus hemisferios se comunican durante este periodo, es más que probable que recibas mensajes intuitivos claros. Revisa. Escucha esos mensajes sutiles. ¿Te están diciendo que uno de los proyectos de tu trabajo es imposible? ¿Te están diciendo que uno de los dos posibles candidatos es el correcto para el trabajo? ¿Te están diciendo a gritos que no vas a ninguna parte con tu trabajo, que ha llegado la hora de buscar otro? ¡Presta atención! Utiliza tu planificador femenino para anotar lo que te dicen tus entrañas cada mes. Tal vez descubras que, al cabo de unos meses, tu intuición durante esta fase está reforzando algunos de tus pensamientos, tanto si eran de cambiar de trabajo o de carrera, o bien de iniciar una aventura empresarial, como de confirmarte que estás en el lugar correcto para ti. Muchas mujeres están inquietas e insatisfechas durante la regla. ¿Es la causa de esos sentimientos un nivel hormonal bajo durante esta fase o es tu intuición que te dice que has de hacer algunos cambios en tu vida? Cuando optimices tus patrones hormonales con las prácticas de cada fase que estás aprendiendo, podrás entender con claridad lo que necesitas, en lugar de tener dudas. Unas veces, necesitas descansar más; otras necesitas un cambio más importante. Cuando reduces el tiempo que tardas en comprender tus necesidades y satisfacerlas, lo ganas para empezar a vivir la mejor versión de tu vida. Y al conectar con tu interior y confiar en tu intuición, puedes actuar en el siguiente conjunto de fases para centrarte en tu visión.

A Katja, que tiene una empresa en plena expansión, planificar iniciativas y proyectos empresariales en torno a su ciclo la mantiene llena de energía y entusiasmo. «Utilizo el Método de Sincronización del Ciclo™ para dirigir mi empresa aprovechando al máximo mis habilidades, sin permitirme venirme abajo. Al organizar las cosas basándome en mis prioridades y en mi ciclo, me resulta más fácil hacer que todo siga funcionando con facilidad», me dijo. Para ella planificar de acuerdo con su ciclo le hace ser más creativa, le permite ver que sus proyectos se hacen realidad y que su negocio sigue un curso intencionado y hacia una meta, en vez de limitarse a reaccionar a las crisis.

MÉTODO DE SINCRONIZACIÓN DEL CICLO™: TRABAJO EN EL FLO			
FOLICULAR Duración: 7-10 días. Creatividad	**OVULATORIA** Duración 3-4 días. Comunicación	**LÚTEA** Duración: 10-14 días. Tareas administrativas	**MENSTRUAL** Duración: 3-7 días. Evaluación e intuición
Inicia proyectos nuevos.	Ten conversaciones importantes.	Haz tareas administrativas.	Reflexiona sobre el mes pasado.
Haz sesiones de lluvia de ideas con tus compañeras de trabajo.	Pide un aumento de sueldo o un ascenso.	Organiza tu mesa de trabajo, oficina o documentos.	Revisa tu planificador mensual y observa patrones.
Atrévete con tareas mentales difíciles.	Ve a entrevistas de trabajo.	Dedica tiempo a trabajar a fondo.	Pregúntate si te gustan los proyectos en los que estás trabajando.

MÉTODO DE SINCRONIZACIÓN DEL CICLO™: TRABAJO EN EL FLO			
FOLICULAR Duración: 7-10 días. Creatividad	**OVULATORIA** Duración 3-4 días. Comunicación	**LÚTEA** Duración: 10-14 días. Tareas administrativas	**MENSTRUAL** Duración: 3-7 días. Evaluación e intuición
Resuelve problemas.	Escribe blogs y diseña tu estrategia de *marketing*.	Revisa documentos, contratos e informes financieros.	Pregúntate si tu carrera va en la dirección correcta.
Busca clientes nuevos.	Escribe en las redes sociales.	Archiva informes de gastos.	Analiza los datos y los informes de tu proyecto.
Investiga sobre ideas nuevas.	Asiste a eventos para hacer contactos.	Pide suministros.	Reevalúa tus metas profesionales.
Haz planes para el mes que viene.	Negocia acuerdos.	Termina proyectos.	Escucha a tu intuición.
Toma decisiones.	Da charlas y habla en inauguraciones.	Ayuda a tu equipo a terminar sus proyectos.	Haz pausas con frecuencia.
Sueña a lo grande.	Ve a la *happy hour* con tus clientes o compañeros.	Organiza tus archivos en tu ordenador.	Tómate un día libre (si es posible).

Planificar tu horario laboral en torno a tu ciclo suena fantástico, pero ¿y si tienes que hacer algo que no está en sincronía con tu fase del ciclo, porque has de cumplir con una fecha de entrega en un proyecto? Primero, recuerda que puedes hacer *cualquier* cosa en cualquier fase, eres infinitamente creativa, comunicativa, colaborativa y más cosas, pero existen fluctuaciones naturales de estas energías. Trabajar con tus puntos fuertes cíclicos te da más vitalidad, así que tienes más tiempo para dedicarte a lo que te apetece y energía para esos proyectos que necesitan más atención. Por consiguiente, está bien que hagas tareas que no están en sincronía con tu ciclo, pero eso supondrá que gastarás algo más de energía. Practica lo que has aprendido en el capítulo seis sobre cuidarte más en esos días para compensar la pérdida de energía.

¿Tienes que hablarle a todo el mundo de tus hormonas en el trabajo?

¿Cómo puedes exactamente incorporar una práctica cíclica en tu trabajo? ¿Tienes que estar en sincronía con todas tus compañeras para hacer todas las tareas? ¿Implica que has de decir a todos tus compañeros en qué fase del ciclo te encuentras en cada momento? ¿Tienes que colocar un gráfico menstrual en la puerta de tu despacho que diga: «Estoy en la fase ABC. Esta semana mis puntos fuertes son XYZ»? ¡No! Sincronizar tu segundo reloj en el trabajo puede ser un proceso interno silencioso. Los hombres no van por ahí contando a sus compañeros de trabajo que sus niveles de testosterona están alcanzando la cumbre, así que es un buen momento para tener una reunión, ¿verdad? Por supuesto que no. Para que te hagas una idea sobre lo contagioso que es tu reloj infradiano, te mostraré cómo funciona en mi empresa el FLO Living. En mi caso, suelo programar reuniones estratégicas de planificación cuando estoy en mi fase folicular y lista para embarcarme en ideas nuevas. Tal vez presento entusiasmada cinco proyectos nuevos, con la pretensión de querer abarcar mucho más de lo que podemos hacer en un mes. Mi directora de *marketing* puede que se encuentre en su fase menstrual —momento de evaluación y corrección del rumbo— y diplomáticamente me dirá que la última vez que iniciamos cinco proyectos nuevos a la vez, no dio muy buen resultado. Así que es mejor que nos limitemos a una o dos iniciativas. Nuestra directora de operaciones a lo mejor se encuentra en su fase lútea —ideal para los trabajos de precisión— y tendrá la energía necesaria para hacer una lista de tareas para cada departamento, a fin de que los nuevos proyectos salgan adelante. Y nuestra directora de redes sociales puede que esté en su fase ovulatoria —cuando eres una estrella de las comunicaciones— y compartirá su visión sobre cuáles son las mejores formas de compartir el proyecto nuevo con nuestra maravillosa comunidad de las redes. Puesto que todas estamos en fases diferentes, cada una aporta aspectos distintos y necesarios a la reunión.

En realidad, es mejor que nuestros ciclos *no estén* sincronizados. De este modo conseguimos puntos de vista más diversos. Si todas estuviéramos en la fase folicular al mismo tiempo, nos concentraríamos en proyectos nuevos, sin detenernos a reflexionar que pretender hacerlo todo a la vez puede ser demasiado, y no diseñaríamos un plan esencial para llevarlo a cabo. En un brote creativo folicular, el resultado puede ser un montón de grandes ideas, pero sin el seguimiento necesario para que se materialicen. Programo reuniones de acuerdo con mis fases, y las participantes hacen lo mismo, así todas nos beneficiamos de no estar en la misma fase y avanzamos con más eficiencia, una forma verdaderamente única de colaborar.

Aquí la gran lección es que no hemos de preocuparnos por la fase del ciclo de nuestras compañeras, y tampoco es necesario que digas en cuál te encuentras tú. Basta con que respetes tu ciclo y aportes lo mejor de tu fase en las reuniones, las sesiones de lluvia de ideas y tu ritmo de trabajo diario. Cuando cada persona es más consciente de sus ritmos biológicos, está propiciando la concienciación colectiva que creará un proceso mucho más eficiente para cada una.

RESPETA TAMBIÉN TUS CICLOS COMERCIALES Y DE PROYECTOS

Si eres una «emprendedora solista», propietaria de tu negocio o ejecutiva de alto nivel, observarás que los negocios y los proyectos también son cíclicos. Como todo en la naturaleza, siguen la matriz creativa: inicio, desarrollo, compleción y descanso. Muchas empresas atraviesan periodos de rápida expansión, y luego se contraen. Puede que tengas temporadas de muchos ingresos, seguidas de otras de bajos ingresos. En lo que respecta a los proyectos, puedes atravesar fases productivas y de lanzamiento de productos nuevos y fases en las que evalúas el rendimiento y te centras en la captación de clientes, en lugar de hacerlo en la innovación del producto. Trabajar en estas fases te ayuda a mantenerte centrada en tus proyectos y en tu negocio y a seguir avanzando. Las empresas a las que mejor les va no hacen demasiadas cosas a un mismo tiempo. Por el contrario, se centran en una iniciativa durante un mes o un trimestre y pasan a la siguiente gran idea. La forma más rápida de fracasar en un negocio o en un proyecto es la diversificación excesiva, sobrevalorar tus recursos y no llegar a cumplir tus metas. Igual que ocurre en el aspecto personal, cuando estás en sincronía con tu propio ciclo, puedes adquirir una perspectiva más profunda en el plano profesional, dejando que los proyectos tengan su espacio y su tiempo para evolucionar y atravesar sus propios ciclos de crecimiento.

Cambia tu definición del éxito

A pesar de los hallazgos concretos a favor de hacer las cosas a su debido tiempo, todavía puede que te resulte difícil resistirte a los condicionamientos culturales que te dicen que has de trabajar constantemente para lograr tus metas profesionales. A pesar de todos los años que llevo viviendo en sincronía con mi ciclo y fluyendo con mi energía femenina, a veces me vuelvo a sentir arrastrada hacia ese paradigma masculino y mentalidad de productividad constante. Por ejemplo, cuando trabajábamos en el lanzamiento de la aplicación MyFLO, sobrepasé mis límites. Estaba superentusiasmada con materializar esta idea, porque las lectoras de *WomanCode* hacía años que me lo estaban pidiendo y porque facilita mucho a las mujeres de todo el mundo la adopción del Método de Sincronización del Ciclo™. Estaba tan inmersa en la preparación del lanzamiento y en hacer todo lo que tenía en mi lista que me pasaba demasiado tiempo sin comer, empecé a notar los efectos de las subidas y bajadas de azúcar y sobrecargué mi sistema de respuesta al estrés. Terminé pescando un desagradable resfriado, que me obligó a volver a la esencia de mi práctica. Le doy las gracias a mi cuerpo por sus reacciones, que me informan de que lo que estoy haciendo puede que no sea lo que más me conviene.

Volví a sincronizar mi alimentación y mi ejercicio físico, y a usar mi planificador, las tres herramientas que utilizo para volver a ponerme en la vía rápida. Gracias a este *biohackeo*, me recuperé con bastante rapidez y volví con más concentración y energía renovada. Cambiamos algo de la estrategia de lanzamiento. Delegué más en mi equipo. Para asegurarme de que no me volviera a pasar, hice anotaciones en mi planificador para recordarme que tenía que comer; así no volvería al patrón de hambre-colapso-quemada y daría prioridad a mis cuidados personales, especialmente en las etapas de mucho estrés. Ahora, mi forma de valorar el éxito de un lanzamiento o proyecto es tener en cuenta que toda la experiencia sea positiva y espaciosa para mí y para mi equipo.

Es posible que de vez en cuando te sientas arrastrada hacia los antiguos patrones que has sido condicionada a seguir. Si te sucede esto, no seas muy dura contigo misma. Escucha a tu cuerpo, *biohackea* como jefa y vuelve a trabajar *con* tu ciclo para que este vuelva a trabajar *para* ti. Tu cuerpo te aportará el proyecto interno último para que tengas éxito en tu carrera, así como en cualquier otra área de tu vida. No obstante, es importante recordar que el éxito no necesariamente significa perseguir eternamente un objetivo, ascender puestos en el mundo empresarial o sacrificar tu vida personal por el trabajo. Cualquier cosa que perjudique tu salud, tus relaciones o tu felicidad no es realmente un éxito. Del mismo modo que no tienes por qué sufrir con tu periodo por desequilibrios hormonales, tampoco deberías sufrir o enfermar para medrar en tu puesto de trabajo. Sintoniza tu propia imagen de éxito profesional. ¿Qué te parece? ¿Cuál es el camino más sostenible para ti? ¿Qué es lo que te haría más feliz? Cuando tengas una imagen clara de lo que supone para ti el éxito profesional, ¡haz que pase y hazlo tuyo!

Seis pasos para la planificación cíclica en tu trabajo

Ahora que ya has visto los puntos básicos sobre cómo incorporar la planificación cíclica en un entorno laboral que solo tiene en cuenta un reloj, sigue estos seis pasos para seguir generando energía, fluyendo y optimizando tu creatividad:

1. Haz una revisión cada final de mes. Dedica parte de tu tiempo a prever cuáles son tus próximos compromisos laborales.
2. Planifica tus fases del ciclo y asígnales los proyectos en los que tengas flexibilidad para hacerlo.
3. Ponles fechas de entrega no negociables dondequiera que caigan en tus fases del ciclo.
4. Elimina algunas tareas no esenciales de esa fase y planifica un cuidado personal para compensar el trabajo que no está en sincronía con tu ciclo.
5. Programa todas tus reuniones y recuerda centrarte en aportar a la conversación un punto de vista que se base en tus puntos fuertes de la fase del ciclo en que te encuentras.
6. Anima a tus compañeras de trabajo a ser conscientes de esto grupalmente.

Dirige como una mujer

Las mujeres estamos preparadas para dirigir de una manera única y si vivimos y trabajamos en sincronía con nuestro reloj infradiano, podemos fomentar un cambio en nuestro entorno laboral. No solo lo digo yo, sino que las nuevas investigaciones lo ratifican. El número de estudios que muestra que es una buena idea sintonizar la energía femenina en el puesto de trabajo va en aumento. De hecho, conectar con tus puntos fuertes naturales es tu estrategia secreta para hacer más con menos esfuerzo. Ser mujer no supone una desventaja laboral, sino un enorme beneficio.

En 2014, la empresa consultora sobre liderazgo Zenger Folkman evaluó la eficiencia de unos dieciséis mil directivos, un tercio de los cuales eran mujeres. En cuanto a eficiencia general en liderazgo, las mujeres destacaron en un 54,5 % por encima del 51,8 % de los hombres. Cuando se evaluó a hombres y mujeres en dieciséis competencias de liderazgo —como tomar iniciativas, dar muestras de integridad y honestidad, practicar el desarrollo personal, inspirar y motivar a los demás, capacidad de colaboración y grandes dotes de comunicación—, las mujeres puntuaron más alto que los hombres en doce de ellas.

Los reconocidos investigadores y autores del libro *The Athena Doctrine* [La doctrina de Atenea], John Gerzema y Michael D'Antonio, se propusieron determinar si la sociedad estaba empezando a valorar más los rasgos y características orientados a lo femenino. Los autores encuestaron a sesenta y cuatro mil personas de trece países distintos, y los resultados te asombrarán. El sesenta y seis por ciento de los encuestados de todo el mundo estaban de acuerdo en que este planeta sería mejor si los hombres pensaran más como las mujeres. En lo que respectaba al liderazgo, características típicamente femeninas, como colaborar y compartir méritos, fueron más valoradas que otras típicamente masculinas, como la agresividad y el control. Otros rasgos considerados femeninos —intuición, empatía, flexibilidad y colaboración— también aparecían en la lista de favoritos entre los líderes. Y la mayoría de las personas citaron cualidades tradicionalmente femeninas, entre las que se encontraban la creatividad, la flexibilidad, la conciencia de comunidad, la capacidad de adaptación, la entrega, la generosidad, la cooperación y la atención, como factores esenciales para el éxito. En general, los autores descubrieron: «Los países con mayor tendencia al pensamiento y conducta femenina eran los que tenían el PIB (producto interior bruto) más alto y mejor calidad de vida». *The World Happiness Report 2018* (el informe sobre la felicidad en el mundo de 2018), en el que se tuvo en cuenta la opinión de ciento cincuenta y seis países sobre seis factores, confirma estos hallazgos. Los seis factores utilizados para evaluar la felicidad incluían cualidades típicamente femeninas, como el apoyo social y la generosidad, así como el PIB, esperar un estilo de vida saludable, libertad para tomar decisiones en la vida y no tener corrupción. Según el informe, los cinco países más felices son Finlandia, Noruega, Dinamarca, Islandia y Suiza.

¿Continúas pensando que has de seguir los patrones masculinos para tener éxito en tu carrera? Te voy a contar un secreto que sé intuitivamente desde hace años: los equipos funcionan mejor cuando incorporan mujeres. Los científicos lo demostraron en 2010, cuando hicieron pruebas de inteligencia a seiscientas noventa y nueve personas y luego formaron grupos de dos a cinco integrantes. Cada grupo tenía que abordar una serie de retos, como lluvias de ideas, resolución de problemas y toma de decisiones, temas típicos del mundo laboral. Los investigadores puntuaron a cada grupo calificando su inteligencia colectiva, basándose en su rendimiento. Para su sorpresa, los equipos con puntuaciones de CI (cociente intelectual) más altas no alcanzaron las calificaciones más altas en el CI colectivo. Fueron los grupos en los que había más mujeres los que mejor puntuación en CI colectivo obtuvieron. Esto nos induce a pensar qué más beneficios adicionales se podrían obtener si hubiera más participación femenina donde las mujeres pudieran aportar su conciencia cíclica, su capacidad para gestionar proyectos y los cuidados personales en el entorno laboral.

¿Quién dirige el mundo? ¡Las mujeres!

Si damos ejemplo de que podemos tener una vida profesional más sostenible que nos nutra y dé energía, en lugar de agotarnos, podremos inspirar a nuestras compañeras de trabajo a que adopten un sistema de trabajo similar. Las mujeres somos grandes *influencers*, y no me estoy refiriendo solo a las redes sociales. En Estados Unidos, somos las principales consumidoras de la nación y las que tomamos las principales decisiones en lo que se refiere a las compras para nuestro hogar. Las estadísticas lo demuestran. Controlamos más del cincuenta por ciento de toda la riqueza personal del país y nuestro poder de compra se sitúa nada menos que entre cinco y quince billones de dólares anuales. La influencia de regresar a un patrón de vida y de trabajo que estuviera en sincronía con los ritmos naturales de nuestra bioquímica podría ser de tal magnitud que hasta podría cambiar nuestra cultura corporativa y empresarial y apoyar este modelo laboral sostenible. Trabajar basándonos en el reloj de veinticuatro horas y en el de veintiocho días podría, en última instancia, fomentar la creatividad y la productividad, de un modo similar a cuando Google introdujo el concepto de oficina campus, que inspiró a otras empresas a replantearse el diseño de sus espacios de trabajo, a crear una cultura de trabajo y una comunidad corporativa. Estar en sincronía con nuestro reloj infradiano puede inducirnos a iniciar una conversación más extensa sobre cómo vivir en este planeta de una forma más sostenible. Sana tus hormonas, haz menos, logra más, realza tu felicidad personal..., salva el planeta. Sin duda alguna merece la pena intentarlo.

El futuro es de las mujeres

Las mujeres están liderando el cambio laboral de muchas formas distintas: exigiendo el fin del acoso sexual y de las discriminaciones de género, por ejemplo. Hay muchas empresas que han escuchado nuestras quejas y se han comprometido a velar por la igualdad de género, poniéndose manos a la obra para salvar distancias, creando políticas contra el acoso sexual e invirtiendo en programas de bienestar, para los que han aportado alrededor de ocho mil millones de dólares anuales. Estas acciones tendrán su recompensa. Cada dólar que gasta una empresa en programas de bienestar hace que el coste de su absentismo disminuya en 2,73 dólares y casi 3,27 dólares en gastos médicos, según un análisis de 2010, publicado en *Health Affairs*. Estos cambios son prometedores, pero hay una pieza más que moverá el engranaje: el reconocimiento del ritmo infradiano femenino. En el espacio de estar a salvo y libres para trabajar a nuestro aire, tal vez, por fin, podamos empezar a incluir nuestra realidad en nuestra cultura de trabajo.

En otros países, se tiene en cuenta la salud hormonal de las mujeres. Por ejemplo, ¿sabías que en ciertas naciones como la India, Corea del Sur y Japón, las mujeres se pueden tomar el día libre por «baja menstrual» si tienen periodos dolorosos? ¿Y que en el Reino Unido, las mujeres tienen un año entero de baja *remunerada* por maternidad? En Estados Unidos, la Legislación de Bajas Médicas y Familiares solo garantiza doce semanas de baja *no remunerada*. No obstante, existe un número cada vez mayor de grandes empresas estadounidenses que ofrecen incentivos para atraer y retener a las empleadas, especialmente a las ejecutivas. Google les ofrece grupos de orientación como Google Women in Engineering y Women@Google, donde se conceden cinco meses de baja por maternidad remunerada a las nuevas madres y se les permite un horario flexible y la posibilidad de trabajar desde casa. La empresa internacional de consultoría Deloitte fomenta programas de desarrollo del liderazgo, facilita el horario flexible y cuenta con orientadoras al servicio de sus empleadas. En la compañía de productos sanitarios Johnson & Johnson, una iniciativa de liderazgo femenino tiene por objeto promocionar a sus empleadas y ofrece otras ventajas interesantes para ellas.

El ámbito empresarial de Estados Unidos está empezando a despertar al hecho de que hemos de atender las necesidades de las mujeres en sus puestos de trabajo. Algunas empresas me han invitado a compartir el mensaje con sus empleadas de que cambiar nuestra visión del éxito y de la productividad a través de una perspectiva femenina podría desbloquear nuestra ventaja competitiva. Los grupos de trabajo están empezando a usar el Método de Sincronización del Ciclo^{TM}. No tiene ningún coste adicional ni requiere ningún cambio en la política empresarial. Me sentí muy honrada al ser la primera mujer que habló del *biohacking* femenino en el congreso SXSW[*] de 2018.

---

[*] Son las siglas del congreso South by Southwest, un evento que congrega diversos actos y conferencias, medios interactivos y música, que tiene lugar cada primavera en Austin, Texas. (N. de la T.)

Hasta que no subí al escenario ante una sala abarrotada, ni una sola conferenciante había abordado el tema de que sintonizar nuestro reloj de los veintiocho días es la clave para que las mujeres medremos en nuestro cuerpo y nuestros puestos de trabajo. Este momento crucial dejó patente que las empresas han de reconocer nuestro segundo reloj y que las mujeres necesitamos un nuevo paradigma para definir nuestra productividad y nuestro éxito laboral.

Si eres directora ejecutiva, propietaria de una pequeña empresa o emprendedora, presta atención a cómo puedes aplicar esto en tu trabajo. Piensa en lo que estás ofreciendo y en el ejemplo que les estás dando a tus empleadas. Si te haces polvo trabajando, tus empleadas intentarán imitarte, y tendrán más probabilidades de padecer problemas hormonales y de salud, fatiga mental; es posible que acaben quemándose. En última instancia, se sentirán menos satisfechas y con más ganas de abandonar el barco. Si tenemos en cuenta que las mujeres contribuimos a que el lugar de trabajo sea más ordenado, eficaz y provechoso, vale la pena reflexionar sobre la importancia de respetar nuestra realidad hormonal. Sabemos que el futuro de la medicina se encuentra en el bioindividualismo: poner en práctica técnicas de *biohacking* en el trabajo fomentará el desarrollo individual y corporativo. El *biohacking* laboral nos ofrece a las mujeres un paradigma que nos ayuda a definir la productividad y el éxito según nuestro propio criterio. Hemos de conseguir que nuestro entorno laboral esté a nuestro favor y que incluya nuestras necesidades sanitarias, y nuestros periodos de maternidad y crianza. En FLO Living, trabajamos con la máxima eficiencia y el rendimiento óptimo, porque las mujeres que trabajan en mi empresa fluyen con lo que hacen y son más felices. Un entorno laboral positivo fomenta el éxito y todos salimos ganando.

Con todas estas pruebas aplastantes, es evidente que dejar que salga a la luz tu lado femenino puede ayudarte a conseguir metas profesionales sostenibles. Seguir los ritmos naturales de tu ciclo y programar tus días de acuerdo con tu reloj biológico interno te ofrece una ventaja competitiva. Y al favorecer los cambios hormonales mensuales que influyen en tu manera de pensar, tomar decisiones y crear durante cada fase de tu ciclo, darás lo mejor de ti en todo momento, en cada cosa que hagas.

Al aprender a hacer una cosa en el momento ideal, en lugar de intentar hacerlo todo a la vez, serás más eficiente, fluirás más a menudo e impulsarás tu rendimiento general. Bajar la presión de la obligación de la productividad constante, sustituyéndola por *biohackear* tu proceso creativo con alimentos, ejercicio y hacer las cosas a su debido tiempo, te permitirá realizar más del trabajo que en realidad te importa y te ayudará a hacerlo mejor. Y cuando terminas bien un trabajo, y dedicas un tiempo a reflexionar y a aprender de la experiencia, es como si reiniciaras todo tu sistema. Al final, sentirás que haces menos y volverás con energía renovada y estarás preparada para la siguiente gran idea, podrás lograr más y sentirte muy satisfecha al respecto. Esta dinámica te ayuda a generar más energía para otras áreas de tu vida.

CAPÍTULO 8

Consigue más en el sexo y en tus relaciones

Si quieres ser valorada, primero has de valorarte tú y luego enseñarle a la otra persona cómo valorarte.

REGENA THOMASHAUER

Seamos realistas. Si eres como la mayoría de las mujeres, tanto si eres hetero, lesbiana, bisexual o cualquier otra cosa en el repertorio de la sexualidad, probablemente no estás satisfecha con tu vida sexual. Estoy segura de que les dices a tus amigas —y a ti misma— que tienes una buena vida sexual, pero si has de ser totalmente sincera, podría ser mejor. No eres la única. En una encuesta realizada por *Healthy Women*, en 2015, el sesenta por ciento de las mujeres admitió que su vida sexual no era todo lo buena que podría ser. Eso se debe a que no tenemos suficientes relaciones sexuales, ni disfrutamos del sexo al máximo. En un estudio publicado en *Archives of Sexual Behavior*, en 2017, se observó que las mujeres estadounidenses tenían menos relaciones sexuales que hace diez años; cuando los investigadores revisaron las edades y el periodo de tiempo, se dieron cuenta de que las *millennials* y las de la generación Z* son las que menos relaciones

---

* También conocida como posmilénica o centúrica, es el grupo demográfico que sigue al milénico o *millennial*. (N. de la T.)

tienen en comparación con otras generaciones. Incluso las mujeres nacidas en la década de 1930 –*sí, tus bisabuelas*– tenían más sexo que las jóvenes adultas de hoy en día. A diario vienen a verme mujeres que se lamentan de su falta de libido y de sus relaciones sexuales insatisfactorias, para que las ayude con sus problemas hormonales.

Mariel es una de ellas. Hace poco que ha dado a luz a su segundo hijo, y entre la adaptación al nuevo estilo de vida, que le causaba mucha fatiga, y algo de tensión en su relación, sumado a un desequilibrio hormonal posparto no resuelto, su deseo sexual había desaparecido. Recordaba cómo era su vida antes de que nacieran sus hijos y quería volver a sentir esa chispa, por ella misma y por su relación. Cuando vino a verme para que la ayudara con sus problemas menstruales, no era del todo consciente de hasta qué extremo recuperar su equilibrio hormonal supondría un punto de inflexión en su deseo sexual. Además, descubrió los cambios de la libido según su momento del ciclo. Ahora, disfruta segura de sí misma de orgasmos de más calidad, con mayor regularidad, y siente interés biológico en tener experiencias sexuales consigo misma y con su pareja. Al igual que Mariel, cuando contemplas tu vida sexual y tus relaciones teniendo en cuenta tu ciclo mensual, puedes *biohackear* tu forma de aumentar tu deseo, sentir más placer, mejorar tus orgasmos y reforzar tu relación. Sin embargo, recuerda que en una relación hay dos personas, y no solo es importante que sepas dónde estás en tu ciclo, sino dónde se encuentra tu pareja en sus patrones circadianos y hormonales. En este capítulo, expongo el plan de seis pasos para que tengas una vida sexual más satisfactoria, ¡con tus hormonas al frente!

LLÁMAME POR MI NOMBRE

Si empleas el vocabulario de nuestra cultura sobre el sexo y las relaciones, probablemente estés acostumbrada a utilizar eufemismos para referirte a tus órganos sexuales, como «allí abajo», «conchita» o «conejito». Si no tenemos claro cómo referirnos exactamente a nuestra fisiología, tampoco nos sentiremos seguras para comunicar claramente nuestros deseos a nuestras parejas. Es esencial que hablemos de nuestro cuerpo, y esa es la razón por la que voy a hablar de tus milagrosas partes por su nombre: vagina, labios vaginales, clítoris, etcétera. Solo cuando nombremos y reivindiquemos nuestro cuerpo y su realidad hormonal, podremos usarlo para conseguir el placer que nos merecemos.

Paso 1: disfruta de las cuatro etapas de la excitación

Por muy maravilloso que sea lo que has aprendido sobre las aves y las abejas, te garantizo que no hace justicia a la realidad asombrosa e inspiradora de nuestra respuesta sexual biológica y neuroquímica. Si la mayor parte de lo que esperas sentir en tu respuesta sexual se basa en la pornografía o en las novelas románticas, probablemente pienses que has de pasar de cero al clímax en un santiamén, pero así no es como funciona el cuerpo femenino. Excitarte y llegar al orgasmo es un proceso específico que puedes abordar con considerable éxito cuando sabes cómo hacerlo. Para las mujeres la excitación se divide en cuatro fases diferentes: tumescencia, meseta orgásmica, orgasmo y resolución. Comprender la mecánica de nuestra respuesta sexual es el primer paso para *biohackear* el proceso de excitación y prepara tu cuerpo para mejores orgasmos y garantizarte el placer sistemáticamente.

Etapa 1: tumescencia

Todas sabemos que los hombres tienen una erección en su proceso de excitación sexual, pero ¿sabías que las mujeres tenemos un proceso físico similar de congestión denominado tumescencia? Esta etapa puede empezar en el momento en que sientes el deseo de tener relaciones sexuales o a los pocos segundos de recibir un estímulo erótico. Algunas mujeres, o durante algunas fases de su ciclo, pueden tener una reacción más lenta (más adelante, describo cómo afecta cada fase del ciclo al proceso de excitación). Cuando se inicia la excitación, el corazón y la respiración se aceleran y nos sube la presión. El sistema límbico, el centro emocional del cerebro, desata una reacción en cadena que conlleva la liberación de una oleada de sustancias neuroquímicas que incrementan nuestro interés por el sexo. La liberación de óxido nítrico aumenta la irrigación sanguínea en los genitales, provocando el incremento del tamaño de los labios vaginales menores y mayores, y haciendo que se vuelvan más sensibles a la estimulación placentera. El clítoris, sede de ocho mil terminaciones nerviosas, que está diseñado exclusivamente para generar el máximo placer, también se hincha, ampliando la superficie para que esas terminaciones nerviosas cumplan su función. Se activa la lubricación vaginal y los tejidos del canal de la vagina aumentan de tamaño, haciendo que se expanda y alargue. El aumento de la circulación sanguínea puede igualmente provocar que los senos se hinchen y que los pezones se endurezcan.

Etapa 2: meseta orgásmica

A medida que aumenta la estimulación, el corazón, la respiración y la presión sanguínea siguen acelerándose. El incremento del flujo sanguíneo puede hacer que se te sonroje la cara, el pecho o el abdomen. Como si de magia se tratara, la activación de la circulación sanguínea también intensifica el color de los labios vaginales: del tono pálido cuando están relajados pasan a una versión más oscura. En su proceso de preparación para una mayor estimulación, el orificio vaginal se estrecha, mientras que el cuello uterino se expande, intensificando la sensación de placer. La actividad aumenta en los centros de placer del cerebro, mientras que las regiones asociadas a la ansiedad se toman un descanso. Suben los niveles de dopamina y epinefrina. El clítoris se vuelve hipersensible y se retrae hacia su capucha. A medida que te acercas al orgasmo, el cerebelo envía señales a los músculos, haciendo que se tensen. Casi has llegado... pero ¡espera un momento! La mayoría tenemos tanta prisa por llegar al orgasmo lo antes posible que nos perdemos la gran cantidad de beneficios hormonales y para la salud que tiene la fase de meseta orgásmica. Si tuvieras que pensar en la experiencia culminante puntuándola en una escala del uno al diez, calificando al orgasmo con un diez, entonces, tu meseta orgásmica obtendría de cuatro a ocho puntos. Pasar más tiempo en ella supondría generar más oxitocina y óxido nítrico; esto te ayudará a eliminar el cortisol, a mejorar tus periodos y tu fertilidad, y a regular tu ovulación y tu función inmunitaria. La oxitocina también hace que te sientas más conectada con tu pareja. Juntos pueden conducirnos a un orgasmo aún más intenso y largo. De modo que aunque te sientas tentada a llegar al clímax, hazte un favor a ti misma y a tu cuerpo alargando esta fase cercana al orgasmo y retrocediendo cada vez que estás a punto; procura permanecer en la fase del cuatro al ocho, al menos, veinte minutos si puedes. Hazlo dos veces a la semana para notar los beneficios.

Etapa 3: orgasmo

El orgasmo es el más pasajero de los cuatro estados, dura meramente unos segundos, cuando las ocho mil terminaciones nerviosas —*para tu información, eso supone el doble de terminaciones que tiene el pene*— ya han tenido bastante y necesitan descansar. La producción de oxitocina, serotonina y DHEA del cerebro se dispara, deteniendo de este modo la secreción de cortisol, la hormona del estrés, y ocasionando oleadas de placer por todo el cuerpo. Los músculos tienen espasmos, lo cual provoca que las paredes vaginales se contraigan rítmicamente. Puede que hasta arquees la espalda y tus manos agarren tus pies involuntariamente. Algunas mujeres tendrán la eyaculación femenina, que conlleva la secreción de fluido vaginal. (Y en contra de lo que se piensa, este fluido no es orina).

Etapa 4: resolución

Mientras retozas en el esplendor de esa inyección de oxitocina y óxido nítrico justo después del orgasmo, tu cuerpo regresa a la normalidad. Tus latidos, tu circulación sanguínea y tu respiración se vuelven más lentos; tus órganos sexuales retoman su tamaño y color normales, y tus músculos se relajan. El cuello uterino, sin embargo, permanece abierto hasta media hora más, algo muy útil para las parejas que intentan concebir, así el espermatozoide tiene tiempo para encontrar su camino hacia el útero. En los hombres, el periodo de resolución no les deja volver a tener un orgasmo hasta al cabo de un rato. Pero a las mujeres —¡afortunadas nosotras!— nos basta con un breve periodo de descanso para que esas terminaciones nerviosas se calmen y puedan iniciar otra ronda por estas cuatro etapas. De hecho, hay muchas mujeres que tienen múltiples orgasmos de clítoris (aunque existen otros tipos, la gran mayoría de las mujeres llegan al orgasmo a través del clítoris con mayor facilidad). Lo único que necesitas para conocer el alcance de tu placer es seguir estas cuatro fases y disfrutar de lo que cada una de ellas te ofrece.

Paso 2: sincroniza tus orgasmos con tu ciclo

La segunda parte del *biohackeo* de tus orgasmos se encuentra en sincronizar las cuatro fases de tu ciclo. Del mismo modo que tus cambios hormonales mensuales afectan a tus niveles de energía, estados de ánimo, poderes cognitivos, creatividad, sistema inmunitario y otros sistemas biológicos, también influyen en tu forma de experimentar las cuatro fases de la excitación, tu interés en el sexo e, incluso, la intensidad de tus orgasmos. Tus necesidades, emociones, energía y deseos varían de una semana a otra, según tus fluctuaciones hormonales. Si hay días en los que no te apetece, en los que necesitas más preliminares para calentarte y excitarte, o que te cuesta más llegar al orgasmo, no es porque te pase nada malo. No tienes que darle vueltas al asunto, es simplemente tu bioquímica haciendo su trabajo. Cuanto más sepas cómo funciona, menos te obsesionarás pensando que te está fallando la libido. El día en que, por fin, asimiles esta información, te darás cuenta de que puedes dejar de culpabilizarte, que puedes liberarte del sentimiento de culpa y recibir el amor que te mereces cuando más lo deseas. También entenderás mejor que las necesidades de tu pareja pueden fluctuar diaria o mensualmente; de este modo, puedes estar más conectada con su deseo sexual. En la siguiente sección, describo patrones saludables de deseo sexual mediante el ciclo y te ofrezco pistas sobre cómo ayudar a tu cuerpo y mejorar tus relaciones y el placer sexual en cada una de las cuatro fases. El sexo no volverá a ser igual. Si lees esto y crees que tus problemas de libido podrían deberse a un desequilibrio hormonal, vuelve a la sección de kit de herramientas de *biohacking* para recordar qué puedes hacer para recuperar tu deseo.

FASE 1: PREPARACIÓN
Fase folicular: 7-10 días
Objetivo cíclico: la novedad

Centro de atención: tu cuerpo. Cuando empieza tu fase folicular, tus hormonas sexuales —estrógeno, progesterona y testosterona— se encuentran en su nivel más bajo. Los estrógenos ayudan a mantener la lubricación de la vagina, y como en estos momentos está en sus horas bajas, puede que esta no esté tan húmeda como en otros momentos del mes. Esta sequedad es completamente natural y no significa que te suceda nada anormal. De hecho, la fase folicular es una de las dos fases secas que atraviesas durante el ciclo. Para intensificar tus orgasmos durante esta fase seca, debes usar lubricante. Asegúrate de que tu pareja sabe que estás en la fase seca, para que te pueda alcanzar el lubricante.

Centro de atención: tu relación. En el capítulo tres hemos visto los cambios en la química cerebral que se producen en las diferentes fases del ciclo y que, en esta fase, estamos más receptivas a las experiencias nuevas y tenemos más energía, así que sé creativa y prueba algo nuevo con tu pareja. Las experiencias nuevas unen, crean recuerdos duraderos y ayudan a forjar vínculos más íntimos. Por ejemplo, id a una clase de cocina, a visitar un museo, a caminar por una nueva pista forestal o haced una escapada de fin de semana a una ciudad que no conocéis. En una relación estable, es muy importante hacer cosas nuevas y que os hagan ilusión. La fase folicular nos proporciona una oportunidad ideal —y un recordatorio— para probar cosas nuevas cada mes. Otro beneficio es que hacer cualquier cosa que incremente la producción de oxitocina y óxido nítrico en el cerebro, como salir juntos a correr o probar algo nuevo, une más. Es un mecanismo de unión que te recuerda por qué amas a esa persona, y eso te predispone a tener ganas de intimar y de sexo.

Centro de atención: el sexo. Es el momento perfecto para renovaros y probar nuevas formas de daros placer, posturas nuevas, técnicas de masaje tántrico o cambio de roles. Alarga la fase de la meseta orgásmica para llegar a un orgasmo satisfactorio. El óxido nítrico y la oxitocina que se liberan durante la meseta orgásmica y el clímax reforzarán vuestro vínculo emocional.

FASE 2: APERTURA
Fase ovulatoria: 3-4 días
Objetivo cíclico: recibir

Centro de atención: tu cuerpo. Con la subida de estrógenos y de testosterona, tu deseo sexual estará por las nubes. Gracias a estos cambios hormonales, tu cuerpo produce hasta veinte veces más fluido cervical, haciendo que tu vagina esté más húmeda de lo habitual. Esta es una de las fases húmedas de tu ciclo y el momento en que tu cuerpo está listo para recibir: recibir el esperma para concebir, recibir atención de posibles parejas y, lo más importante, recibir el máximo placer. ¿Recuerdas el concepto de adoptar la actitud del óvulo, que vimos en el capítulo seis? Considérate un óvulo esperando en el útero. El óvulo no va en busca del espermatozoide, sino que le envía una señal para conducirlo al frenesí, y luego le espera para recibirlo. Tienes que imitar al óvulo y conseguir lo que quieres, cuando lo quieres.

Centro de atención: tu relación. Es un momento excelente para crear vínculos y socializar con tu persona amada. Si siempre estáis solos y no os relacionáis con más gente, esta situación os puede generar sentimientos de aislamiento y aburrimiento, así que aprovechad esta fase para salir a cenar con otras parejas, hacer una fiesta en casa o ir a actos sociales. Tendréis más ganas de hablar y de adquirir compromisos, lo cual hace que sea el momento perfecto para hablar juntos sobre tus metas personales y de pareja, tus sueños y tus fantasías. A mí me gusta aprovechar este momento para sentar las bases con mi marido de lo que deseamos para nuestro futuro juntos y hacer planes para lo que queremos conseguir en cinco, diez o veinte años. Esta comunicación nos acerca más y refuerza nuestro vínculo. Si estás soltera, también es el momento ideal para primeras citas. Tus buenas dotes de comunicación en esta fase realzan tu magnetismo y tus crecientes niveles de estrógenos te hacen más fascinante durante tu etapa fértil. De hecho, un estudio de 2013, publicado en *Hormones and Behavior*, concluyó que tanto hombres como mujeres encuentran que los rasgos faciales y las voces de la mujer son más atractivos durante la fase ovulatoria.

Centro de atención: el sexo. Una de las mejores cosas de esta fase es que estás orgásmica por naturaleza. Y puesto que tu cuerpo siente la necesidad de atraer más atención, lo mejor que puedes hacer es concentrarte en recibir. Aprovecha tus superpoderes orgásmicos y anima a tu pareja a que te dedique tiempo a darte placer como tú se lo pidas. ¡Y no te sientas culpable por ello! Nos han condicionado tanto a que hemos de cuidar de todo el mundo salvo de nosotras mismas que tal vez te cueste asimilar la idea de dejar que la relación sexual se centre en tu placer. Por supuesto, también puedes corresponder, pero asegúrate de que se satisfacen tus necesidades primero. Dado que tienes más facilidad de palabra durante esta fase, no dudes en pedir lo que te gusta: «Más a la izquierda», «Más despacio», «Más rápido», «No pares», etcétera. Si te cuesta ser la que recibe toda la atención, utiliza este momento para aprender a ser más consciente de por qué te cuesta y supera esta dificultad en tus relaciones sexuales. Este proceso también puede ayudarte a sentirte más cómoda recibiendo en otras áreas de tu vida.

FASE 3: TRABAJO
Fase lútea: 10-14 días
Objetivo cíclico: la claridad

Centro de atención: tu cuerpo. La fase lútea se compone de dos partes. Durante la primera mitad, tienes niveles de estrógenos, progesterona y testosterona altos, así que estás bien lubricada; esto implica que esta fase es húmeda y que estás más dispuesta a tener sexo. En la segunda mitad, estas hormonas empiezan a disminuir en concentración, y lo mismo le sucede a la lubricación, lo cual hace que estés en una fase seca y que pierdas interés en el sexo.

Centro de atención: tu relación. La primera mitad de la fase lútea puede parecerte una extensión de la fase ovulatoria, así que disfrútala. En cuanto disminuyan los estrógenos de tu cerebro, en su segunda mitad, podrás ser más sincera contigo misma sobre todo lo que tenéis que corregir en vuestra relación. El estrógeno actúa como lubricante social y te hace más proclive a pasar por alto los problemas. En esta fase, si hay algo que no funciona, puedes estar segura de que saldrá a la luz. Sencillamente, no podrás hacer ver que no pasa nada, como haces en la primera mitad del ciclo, cuando te sobran estrógenos y las cosas te resbalan.

No obstante, nuestros condicionamientos culturales nos indican que no podemos hacer caso de nuestra intuición en esta fase, que simplemente «son las hormonas». En realidad, tu ciclo ha ido dando forma a este momento ideal, en el que das prioridad a tus necesidades y atiendes cualquier problema que te preocupe. Esta fase es como una revisión mensual para la salud emocional de tu vida en pareja y una gran oportunidad para ir en la dirección correcta y afianzar vuestra relación. Esto no es algo que debamos temer o evitar. Si estás equilibrada hormonalmente, serás capaz de expresar tus reflexiones de una manera constructiva y amorosa. Sin embargo, cuando las hormonas no están equilibradas, tal vez te cueste más distinguir entre la irritabilidad del SPM y tu insatisfacción con tu pareja o tu relación. Sigue observando estos sentimientos durante unos ciclos, mientras haces algo para equilibrar tus hormonas. Sea como fuere, la sinceridad de tus sentimientos es la forma que tiene tu cuerpo de ayudarte a conseguir la relación que te mereces. Si estos sentimientos no cambian cuando se hayan equilibrado tus hormonas, puede que tengas que replantearte tu compromiso con tu pareja. De hecho, tu mejor momento para romper con alguien sería durante la segunda mitad de la fase lútea o durante la fase menstrual. Esta fase es también un momento excelente para concentrarte en los deberes domésticos. Tal vez no resulte muy sexi, pero para obtener el máximo placer en tu relación durante el resto del mes, tienes que atender las cosas del día a día: economizar, limpiar y organizar. Hacer esto juntos os ofrece otra oportunidad para estar más unidos.

Centro de atención: el sexo. En la primera mitad de la fase lútea, todavía disfrutarás de un fuerte deseo sexual. Sin embargo, este deseo es probable que empiece a debilitarse en la segunda mitad. En esta parte de la fase es mejor el sexo lento. Observa si respondes mejor con muchos preliminares y lubricante.

UTILIZA TU CICLO PARA QUE TE AYUDE A ROMPER

Puedes usar tu ciclo para que te ayude a tomar decisiones y actuar respecto a las relaciones y los compromisos. Recomiendo que pases bastantes ciclos hormonales con tu pareja antes de que te comprometas con ella. Observar cómo te sientes en relación con su energía, a medida que vas cambiando de fase, es una excelente forma de afianzar tu relación emocional y te garantizará que puedes compartir tu vida en cada fase.

Recuerdo que cuando apliqué este concepto por primera vez en una relación, observé el valor que tiene ser consciente del ciclo en lo que respecta a las relaciones. Cada mes que pasaba, solo me sentía a gusto con él en la primera mitad de mi ciclo: en la fase folicular y la ovulatoria. Las fases lútea y menstrual llegaban puntualmente, y la relación siempre me decepcionaba. En la segunda mitad, me quedaba muy claro cuál era el problema y por qué quería poner fin a lo nuestro. Pero en cuanto empezaba la ovulación, estaba más dispuesta a pasar por alto esas cosas. Tuvieron que transcurrir un par de ciclos completos para que me diera cuenta de que la Verdad –con uve mayúscula– de la situación se me revelaba en mis fases lútea y menstrual, y que tenía que hacer algo con esta valiosa información. Así que programé la ruptura para mi fase lútea, cuando estaba más convencida –de mi verdad–, y eso facilitó mucho las cosas.

Puedes estar segura de que a medida que pasas ciclos con tu pareja, tu cuerpo te va ofreciendo información sobre la relación. Y si crees que has de terminarla, utiliza tu ventaja hormonal para hacerlo.

FASE 4: DESCANSO
Fase menstrual: 3-7 días
Objetivo cíclico: recargar

Centro de atención: tu cuerpo. A medida que bajan tus hormonas, es normal que disminuya tu interés en hacer el amor, incluso puede que quieras mantener las distancias con tu pareja. Sin embargo, hay algo más en juego. Justo antes de que empieces a menstruar, tu útero aumentará ligeramente de volumen. A raíz de ello, lo notarás más pesado en el suelo pélvico; esto puede generar una agradable sensación de presión en toda tu estructura genital. Aunque tus hormonas no propicien tu deseo de sexo, la presión sobre el útero puede estimular las terminaciones nerviosas de tu punto G, los labios vaginales menores y las «piernas» del clítoris (el par de pilares o cuerpos cavernosos que descienden a ambos lados de este pequeño órgano) y hacer que tengas ganas. Muchas personas creen que la sangre menstrual actúa como lubricante, pero no es así. Cuanta más fricción aplicas sobre la zona, más aire entra y más se seca. Es como cuando tienes sangre sobre tu piel que se seca enseguida. Así que, en contra de la creencia popular, esta no es una fase húmeda, así que necesitas lubricante para experimentar el máximo placer.

Centro de atención: tu relación. Tal vez te apetezca pasar algún tiempo sola durante esta fase menstrual, y puede resultarte muy provechoso para ayudarte a recargar pilas y a conectar contigo misma. Concédete cuidados personales que te hagan sentirte bien y disfrutar de algo de «tiempo para ti»: lee una novela, mira una película, escribe en tu diario o habla por teléfono con una amiga o amigo. Siempre va bien dedicarte tiempo de calidad y también puede acrecentar tu aprecio por tu pareja, tanto si tenéis relaciones sexuales en esta fase como si no.

Centro de atención: el sexo. En nuestra sociedad, las relaciones sexuales durante el periodo son tabú. Muchas mujeres creen que han de evitar tener relaciones sexuales y disuaden a sus parejas para no hacerlo; esto se debe al condicionamiento adquirido de ver la sangre menstrual como algo negativo. Tal vez hasta hayas tenido alguna experiencia de haber sido rechazada por tu sangrado, generalmente debido a la falta de información. La naturaleza hace todo lo posible para que sientas placer todo el mes. Cuando tus hormonas han disminuido, el útero toma el relevo para estimularte desde dentro y despertar tu interés sexual. De ti depende explorar y experimentar con el sexo en esta fase. Para algunas mujeres es muy beneficioso relajar la fascia que envuelve al útero. Considéralo como una especie de masaje interno que puede relajar la acción del útero y aliviar las contracciones dolorosas. La estimulación del clítoris propiciará la liberación de óxido nítrico y oxitocina, a la vez que ayudará a eliminar cortisol, aliviando de este modo cualquier malestar menstrual. *Si tú quieres,* tener relaciones sexuales con la regla puede ser positivo, tanto física como hormonalmente. Algunas mujeres prefieren descansar del sexo durante la menstruación debido a su bajón natural de deseo sexual. Si te preocupan las sábanas, hay sábanas especiales para usar cuando tienes relaciones sexuales durante el periodo y otros productos estupendos para manejar mejor la situación. Sea como fuere lo que sientas –tener relaciones o no tenerlas–, está bien, siempre y cuando obedezcas a lo que te dicen tu cuerpo y tus hormonas, no los tabúes culturales.

MÉTODO DE SINCRONIZACIÓN DEL CICLO™: AMOR FLO			
FOLICULAR Novedad. Duración: 7-10 días	**OVULATORIA** Recepción. Duración: 3-4 días	**LÚTEA** Claridad. Duración: 10-14 días	**MENSTRUAL** Recargar. Duración: 3-7 días
Viajad a un lugar desconocido.	Disfrutad de una cena con amigos.	Dedicaos a realizar proyectos domésticos juntos.	Cuídate más.
Id a un museo o a un espectáculo.	Ve a una fiesta.	Evaluad vuestra relación.	Lee un buen libro.

MÉTODO DE SINCRONIZACIÓN DEL CICLO™: AMOR FLO			
FOLICULAR Novedad. Duración: 7-10 días	**OVULATORIA** Recepción. Duración: 3-4 días	**LÚTEA** Claridad. Duración: 10-14 días	**MENSTRUAL** Recargar. Duración: 3-7 días
Probad nuevas posturas sexuales.	Habla de tus fantasías sexuales con tu pareja.	Cocinad juntos y tened una cita casera por la noche.	Mira tu película favorita.
Salid a la calle y haced algo de ejercicio físico juntos.	Habla de lo que esperas de vuestra relación.	Pregunta cómo puedes mejorar la relación.	Pide a tu pareja que te haga un masaje en los pies.
Centraos en los preliminares y usad lubricante.	Ten primeras citas.	Disfruta de las relaciones rápidas en esta primera mitad de la fase.	Dedícate tiempo de calidad.
Presta atención a la fase de meseta orgásmica.	Ten orgasmos múltiples.	Disfruta de más preliminares en la segunda mitad de la fase.	Utiliza siempre lubricante en esta fase.

JUGAR EN SOLITARIO ES ESENCIAL

¿No tienes pareja? ¡No pasa nada! Incluso aunque tengas pareja, es esencial que cultives la práctica de darte placer a ti misma por dos razones: 1) te ayuda a mantener el equilibrio hormonal, y 2) eres más consciente de tu respuesta sexual, así cuando tengas relaciones sexuales con otra persona, puedes indicarle cómo darte placer para que satisfaga mejor tus necesidades. El autoplacer es fantástico: puede aliviar síntomas del SPM, como el dolor y los cambios de humor, y te ayuda a tener una visión más positiva de tu cuerpo y de tu sexualidad. Basta con que tengas presentes sus patrones cíclicos. Tus necesidades y deseos dependen por completo de lo que les sucede a tus hormonas; conocer esta información te servirá para utilizar las herramientas adecuadas en el momento correcto. Hablando de herramientas, si quieres incrementar los beneficios del tiempo que pasas contigo misma, no uses el vibrador en las fases húmedas. Estos juguetes sexuales son como tomar un tren rápido hacia el orgasmo, y te pierdes los múltiples beneficios de la fase de la meseta orgásmica.

Fase folicular: usa lubricante, prueba algo nuevo, si lo deseas, experimenta con juguetes para descubrir los nuevos estímulos que puedes crear.

Fase ovulatoria: no uses el vibrador, utiliza la mano en su lugar, quédate el máximo tiempo posible en la fase de la meseta orgásmica.

Fase lútea: usa la mano en la primera mitad de esta fase. El lubricante y, si te apetece, el vibrador están bien para la segunda mitad. En ambas mitades de esta fase, céntrate en tu estado de ánimo, haz algo que te ayude a sentirte bien, date un baño, enciende una vela y disfruta de los placeres de los sentidos.

Fase menstrual: si lo deseas, utiliza lubricante y conecta el vibrador. Puede ser un gran método para aliviar las menstruaciones dolorosas.

Paso 3: cuida tu libido y tus orgasmos

¿Sabías que hay ciertos alimentos y suplementos que pueden mejorar tu vida sexual? A continuación tienes algunos de los mejores potenciadores del sexo. Muchos de ellos los encontrarás en Suplementos FLO para equilibrar (www.FLOLivig.com/supplements).

Vitaminas B (que encontrarás en alimentos como los frutos secos, las semillas, las carnes, las aves, el pescado, los huevos y las verduras de hoja verde oscura) ayudan a calmar el estrés, que es uno de los culpables más frecuentes de acabar con la libido. Especialmente en los momentos de estrés, las vitaminas del grupo B impiden la ruptura de la dopamina y de la serotonina, dejando cantidades apropiadas de neuroquímicos para que te sientas con energía, en vez de agotada. Cuando no estás agobiada por el estrés, es mucho más probable que te apetezca el sexo.

Zinc (lo encontramos en la carne, los mariscos, las legumbres y las semillas): favorece niveles saludables de testosterona, gracias a que bloquea la enzima aromatasa, que convierte esta importante hormona en estrógeno. A menos que tu cuerpo tenga suficiente zinc, la aromatasa puede transformar el exceso de testosterona en estrógeno, que hará que desciendan los niveles de testosterona. Y ya sabes lo que pasa cuando tu deseo sexual cae en picado. Décadas de estudios han demostrado que tomar suplementos de zinc produce un aumento de los niveles de testosterona en los hombres. Por ejemplo, en un estudio del año 2000, publicado en el *Journal of Exercise Physiology Online*, se concluyó que los hombres que tomaban treinta miligramos de zinc al día experimentaban un aumento en sus niveles de testosterona. Por desgracia, no incluyeron mujeres en el estudio.

Magnesio (alimentos como las almendras, los aguacates, las verduras de hoja verde oscura y la sandía): reduce la cantidad de testosterona que se une a la globulina fijadora de hormonas sexuales (SHBG, por sus siglas en inglés), que permite la permanencia en la sangre de un mayor número de esta hormona. Niveles más altos de testosterona bioactiva-libre generan más deseo sexual. El magnesio también reduce los síntomas de la ansiedad y la depresión, según un estudio de 2017, publicado en *PLOS ONE*; por consiguiente, te predispone a disfrutar más.

Ácidos grasos omega-3 (salmón, nueces, sardinas y semillas de lino): desempeñan su función en la prevención del desarrollo hormonal y contribuyen a la liberación de los neurotransmisores dopamina, serotonina, GABA y glutamato. El equilibrio hormonal y una buena función neurotransmisora mejoran la salud general y el estado de ánimo de muchas formas; también facilitan la probabilidad de que des luz verde a la acción en el dormitorio. Un estudio de 2014 señala la existencia de un vínculo entre el consumo de ácidos grasos omega-3 y el óxido nítrico, gas producido espontáneamente por nuestro cuerpo, que favorece la circulación sanguínea. Si hay más sangre circulando por tus partes femeninas, estas se hincharán en la fase de excitación sexual y tendrás orgasmos más intensos y placenteros.

Probióticos (alimentos como el chucrut, el tempeh y la kombucha): tal vez no tengan un efecto directo sobre tus hormonas sexuales u órganos reproductivos, pero *sí* afectan a tu salud intestinal general, que está relacionada con el estado de ánimo y la salud mental. Ya sabes cuánto influye tu humor en tu deseo sexual. *Annals of General Psychiatry* publicó un estudio de 2017, que vinculaba los trastornos psiquiátricos, como la depresión, con un desequilibrio de las bacterias intestinales. Otras investigaciones, incluido un estudio de 2005 publicado en la revista *Medical Hypotheses,* sugieren que los probióticos tienen el potencial para restaurar el equilibrio de la microbiota intestinal.

LAS FEROMONAS

Las feromonas son moléculas aromatizadas que segregamos los seres humanos y que se propagan por el aire. Pueden ser potentes afrodisíacos o grandes repelentes. Tal vez no seas consciente de que el aroma de una persona te está excitando o repeliendo; solo sabes intuitivamente que estás sintiendo una tremenda atracción, o todo lo contrario, hacia esa persona con la que estás hablando en el bar. En 2013, un estudio sobre las feromonas y sus efectos en la sexualidad de las mujeres, que se publicó en *Facts, Views & Vision in ObGyn*, concluyó que estas moléculas tienen una función positiva en nuestros estados de ánimo, en nuestra respuesta sexual y en la elección de pareja, lo cual demuestra todavía más si cabe que nuestra biología domina nuestra conducta. Puedes incluso *biohackear* las feromonas de tu compañero para incrementar tu deseo sexual durante la fase lútea de tu ciclo, cuando notes que disminuye tu interés en el sexo. Así es como yo lo hago. Durante mi fase lútea, preparo platos con apio para mi marido, porque tienen los esteroides masculinos androstenona y androstenol, que hacen que segregue más de sus embriagadoras feromonas. Cuantas más moléculas eróticamente aromatizadas segrega, más atractivo me parece y más fácil es que me entren ganas. Es una apuesta segura.

Adaptógenos (entre los que se encuentran la maca en polvo, la ashwagandha, la seta reishi y la albahaca sagrada): son sustancias naturales que pueden ayudar a incrementar tu deseo sexual cuando tienes estrés, estás en la perimenopausia o en el posparto. Revisa la sección de recursos (en la página 415) para descubrir más adaptógenos.

HAZ UNA ENSALADA SUPERERÓTICA

Aquí tienes una receta cargada de los micronutrientes que acabo de mencionar, que aumentan la libido en ambos sexos. ¡Disfruta!

Ensalada supererótica

6 rodajas de sandía

1 manojo de espárragos

¼ de taza de semillas de calabaza al natural

1 taza de nueces naturales

2 tallos de apio

2 cucharadas de aceite de oliva virgen extra

2 cucharadas de zumo de limón
Sal marina o sal rosa al gusto

Corta los espárragos en trozos de unos 2 centímetros y hazlos al vapor, pero no demasiado para que sigan estando crujientes. Corta la sandía a trozos del mismo grosor que los espárragos. Utiliza un molinillo de especias para moler las semillas de calabaza y las nueces. Echa la mezcla molida en la ensalada. Ralla el apio muy fino con una mandolina y espárcelo por encima de la ensalada. Alíñala con un poco de aceite de oliva virgen extra y una pizca de sal y zumo de limón.

Paso 4: involucra a tu pareja en tu ciclo

¿No te parece que sería fantástico que tu pareja supiera automáticamente tus deseos y necesidades secretos y pudiera darte lo que necesitas sexualmente? Es fantástico no tener que conformarte con menos, y cuando estás en sintonía con tus necesidades cíclicas es posible. Cuando puedes enseñarle a tu compañero o compañera en qué fase de tu ciclo te encuentras y lo que significan para ti las necesidades físicas, sexuales y de pareja, a él o a ella le será más fácil darte lo que quieres cuando lo necesitas.

No importa cuántos años llevéis juntos, no des nunca por hecho que tu pareja sabe en qué fase del ciclo te encuentras. De ti depende que le comuniques que estás en una fase seca, por ejemplo. Tanto si tienes una relación heterosexual como homosexual, puedes decirle: «Tengamos el lubricante a mano para que sea más fácil el acceso esta semana». Y cuando tu pareja vaya a alcanzarlo, sonríe y dale algún tipo de respuesta positiva. Explicar y dar instrucciones ayuda, y le ofrece una pista a tu pareja sobre en qué fase del ciclo te encuentras y qué es lo que te gustaría hacer para que todo fluya mejor. Cuando tu pareja tiene ese conocimiento, es más probable que pueda darte lo que necesitas y proporcionarte un inmenso placer; eso le da confianza en sí misma y genera una bella dinámica que fomenta el acercamiento emocional, además de unas relaciones sexuales más satisfactorias.

Conozco a muchas mujeres que están emocionalmente cerradas o desconectadas de sus parejas, porque se callan gran parte de sus necesidades físicas. «A veces quisiera que mi pareja fuera más despacio cuando me practica sexo oral». «A veces, necesito más preliminares». «Me gustaría probar posturas nuevas que estimulen más mi clítoris durante el acto». Estas son algunas de las cosas que me transmiten las pacientes. Estas mujeres se sienten insatisfechas, y me atrevería a asegurar que sus parejas también están frustradas. Tu pareja no puede adivinar qué es lo que te va a excitar la próxima vez. Tal vez piense que como la semana pasada te volvió loca cierta cosa, vas a querer lo mismo esta semana. Y no entiende por qué no tiene el mismo efecto orgásmico cada vez.

Llevo muchos años con mi esposo y sigo asegurándome de que sabe en qué fase me encuentro y qué tipo de preliminares necesito. Él valora la información, porque le predispone al éxito conmigo. Cuando hace que me sienta bien, él también se siente bien. La práctica de informarle sobre mi realidad hormonal y fisiológica ha trascendido nuestra vida sexual. Cuando estaba embarazada y se acercaba la fecha del parto, le preparé un documento de cuatro páginas sobre las cuatro fases del parto, lo que tenía que saber al respecto y lo que podía hacer para aliviarme en cada una de ellas. Sí, planifiqué mi propio parto, y mi esposo era totalmente consciente de lo que le esperaba al casarse con una mujer que había fundado el Club del ciclo. Cuando llegó el momento y estaba en plena experiencia de dar a luz, no tuve que intentar explicarle lo que me estaba sucediendo, ni se sintió desconcertado e impotente. No me hizo falta decir ni una palabra —que en aquellas circunstancias, tampoco hubiera podido pronunciar—, por ejemplo: «Vale, cariño, ahora necesito que hagas presión justo encima de mis caderas para contrarrestar el dolor». Aunque tu vida sexual cotidiana tal vez no requiera un documento de cuatro páginas, cuando entiendes tu proceso y defiendes tus necesidades las cosas pueden fluir mejor, especialmente en el dormitorio.

Si te resulta agobiante rastrear tus fases hormonales y notificárselas a tu pareja, puedes simplificar el proceso con una de las funciones de la aplicación MyFLO, que avisa a tu pareja de cuándo entras en una nueva fase de tu ciclo menstrual y le informa de lo que te está sucediendo hormonal y físicamente. La aplicación es solo una forma más de mantener informada a tu pareja para que la relación fluya mejor. Esto puede suponer una gran ventaja si eres de esas mujeres a las que les cuesta decirle a su pareja lo que quieren y necesitan sexualmente, o si no deseas decir lo que necesitas mientras haces el amor. A veces, solo quieres una de esas sesiones calientes en las que estás en perfecta sintonía con tu pareja y esta acierta todos los puntos correctos. El regalo de involucrar a tu pareja en tu ciclo con antelación es que no has de hablar del tema mientras lo estás practicando. Sabrá de antemano lo que necesitas, así que tú solo te habrás de dedicar a fluir y gozar. ¡*Puedes biohackear* tu vida para mejorar tu relación!

Hacen falta dos para bailar un tango

Mucho de lo que estoy compartiendo en este capítulo se centra en lo que *tú* puedes hacer para mejorar tu vida sexual y tu relación. Pero conseguir este tipo de vida sexual y relación abierta, comunicativa y satisfactoria no depende solo de ti. Del mismo modo que has de responsabilizarte de que tus hormonas se encuentren en estado óptimo y de conocer tus procesos orgásmicos, puedes disfrutar igualmente de todos estos beneficios con tu pareja, pero para ello tu amante también tendrá que estar interesado en optimizar su propio bienestar y conocimientos, porque la calidad de su salud y su grado de concienciación afectarán a la calidad de vuestra relación. Necesitas un compañero que acepte este conocimiento y participe activamente en este nuevo paradigma, alguien que esté dispuesto a vivir en sintonía con tu ciclo. Afortunadamente, el bienestar se está convirtiendo en un tema de dominio público y es más fácil encontrar a alguien que esté dispuesto a explorar y a adoptar un nuevo paradigma relacional. Si todavía no has conocido a tu alma gemela, ¡elige bien! Imagina que sales con alguien que es consciente de tus ciclos desde buen principio. Compartir esa concienciación facilitará las conversaciones y transiciones importantes que tengáis por el camino. Cuando estás equilibrada hormonalmente y gozas de buena salud, es mucho más fácil mejorar tu vida emocional y sexual.

Paso 5: sintoniza los ciclos de las relaciones estables

Muy bien, no todo es sexo: enamorarse es una de las experiencias humanas más extraordinarias de este universo. Cuando encuentras a tu alma gemela, crees que ese flujo de atracción y lujuria durará siempre, pero el verdadero amor sufre cambios similares a los que sufren todas las criaturas de la naturaleza. C. G. Jung, el influyente psiquiatra y psicoanalista suizo del siglo XX, escribió mucho sobre un concepto que llamó el matrimonio interior, es decir, el intento de equilibrar lo femenino y lo masculino dentro de nosotros. Visto bajo ese prisma, el deseo de casarse es una mera manifestación externa de nuestro afán de plenitud interior. La psicoanalista Marion Woodman, autora de numerosos libros populares que indagan en la conciencia femenina, en su obra *La doncella rey* escribió que ambos sexos han de incorporar elementos del otro para sentirse completos. Este impulso primario de unidad nos conduce a buscar una pareja para una relación duradera. Pero conseguir que una relación dure puede ser muy difícil. La relación se ha de reinventar en cuatro puntos de inflexión esenciales, durante el ciclo de vida. De la misma manera que saber cómo actuar durante las cuatro fases de tu ciclo menstrual es una gran ventaja, también lo es saber que estas cuatro fases de una relación son normales y que forman parte del viaje. Conocer esto con antelación puede ayudarte a atravesar este proceso con mayor conciencia, compasión y gracia. Al reconocer la interrelación entre tu bioquímica y tu identidad en cada etapa, podrás disfrutar de una relación duradera y maravillosa. Puede que hasta os convirtáis en una de esas afortunadas y amorosas parejas que celebran sus bodas de oro. Pero si entras de lleno en una de esas transiciones, sin entender sus bases biológicas y neuroquímicas, tu relación podría peligrar en alguno de estos puntos de inflexión.

Etapa 1: cortejo romántico

La etapa del cortejo destaca por la novedad y la pasión, que en cierto modo equivaldría a las fases folicular y ovulatoria del ciclo. En los primeros y alegres días de una relación, no puedes dejar de pensar en esa persona especial y cuando estáis juntos no podéis dejar de tocaros. El encaprichamiento es muy fuerte, pensáis constantemente el uno en el otro y queréis pasar todos los minutos del día juntos. Puede que os sintáis embriagados o totalmente fuera de control. Y en cierto modo, lo estáis. Cuando te encuentras en las garras del amor romántico, tu biología hace horas extra para empujarte al sexo. Helen Fisher, científica y autora de *Por qué amamos: naturaleza y química del amor romántico*, realizó un estudio con universitarios, hombres y mujeres, que estaban locamente enamorados. Fisher escaneó los cerebros de los jóvenes amantes y observó que cuando les enseñaba imágenes de su amado o amada se activaban ciertas regiones del cerebro y circuitos neuroquímicos. Concretamente, descubrió que el sistema de recompensa del cerebro —implicado en el deseo y la motivación de buscar cosas placenteras— se activaba paralelamente a las zonas que segregaban dopamina. La dopamina aumenta la producción de una serie de hormonas y sustancias químicas, incluida la testosterona y la norepinefrina. Como recordarás, tus niveles de testosterona aumentan espontáneamente durante la fase ovulatoria, lo que intensifica el deseo sexual y te empuja a buscar pareja. La norepinefrina actúa como estimulante, acelerando tu energía y mejorando tu atención. ¿Cuál es el resultado? Te sientes más viva, piensas obsesivamente en el nuevo amor y estás eufórica. Estas hormonas se comunican con tu cuerpo, incluidos los genitales y la piel, de modo que un simple toque de tu amante puede activar el sistema de recompensa y la liberación de dopamina, creando un poderoso bucle que te induce a enamorarte todavía más. Has de ser consciente de que algunas personas pueden encapricharse demasiado cuando se enamoran; por consiguiente, tienen problemas en trascender esta etapa de la relación. Esta vulnerabilidad inherente surge cuando desaparecen los sentimientos intensos, y esas personas buscan otra nueva pareja para volver a experimentar ese subidón amoroso.

Etapa 2: dicha doméstica

La etapa de la dicha doméstica se asemeja a la primera mitad de la fase lútea del ciclo. A medida que progresa tu relación, la inyección de adrenalina del nuevo amor se va esfumando y se hace la transición hacia una nueva fase de compromiso más cómoda. El sistema de recompensa y el cóctel químico que te condujeron a enamorarte ya no están desbordados, sino que se encuentran en unos niveles más sostenibles. Este puede ser el momento para seguir o romper la relación, porque algunas personas pasan por una especie de síndrome de abstinencia por la ausencia de esas potentes sustancias químicas o piensan que ya no están enamoradas. Si puedes superar este periodo, las sustancias químicas de unión biológicas, la oxitocina y la vasopresina, serán las que predominen ahora. Los investigadores sugieren que la oxitocina es un poderoso mecanismo de unión que promueve la fidelidad. En un estudio realizado en Alemania, en 2012, publicado en el *Journal of Neuroscience*, los investigadores querían probar si dando a los hombres una dosis de oxitocina, la «hormona del amor», mediante un spray nasal, podían persuadirles de sobrepasarse en un encuentro amoroso con una mujer atractiva. Lo que descubrieron fue que los hombres que mantenían una relación monógama tenían más facilidad para mantener las distancias de la mujer que los que estaban solteros o habían recibido un placebo. En esta fase de la relación o del matrimonio, lavas los platos, cambias pañales, haces obras en el cuarto de baño, y estas son solo unas de las pocas cosas de tu aparentemente interminable lista de tareas. No tiene nada de erótico. En esta fase aparece una vulnerabilidad en la que el estrés de la educación de los hijos y del trabajo se ceba en los dos, y la pareja deja de realizar esfuerzo alguno para hacer que el otro se sienta especial. Entonces, ¿qué haces para mantener la llama?

La respuesta está en sincronizar tu reloj infradiano. Este puede ser un momento mágico, en el que tratas de sacar lo mejor de cada fase de tu ciclo para mantener vivo el interés en el otro, gozar de relaciones sexuales más satisfactorias y fortalecer la relación. No sentirás el estímulo de un nuevo amor con una persona nueva, pero estarás aprendiendo constantemente algo nuevo respecto al funcionamiento de tu cuerpo y el de tu pareja. Recuerdo la etapa después de haber tenido a nuestra hija, en que mi esposo y yo estábamos volviendo a retomar nuestro contacto físico. Cuando estaba en mi fase lútea, tenía que recordarle que necesitaba más preliminares, porque mi biología no me permitía pasar de cero a tener ganas en sesenta segundos como le ocurría a él. Debía decirle que teníamos que ir con calma. Le pedía que me diera masaje en los hombros durante diez minutos; eso me ayudaba a relajarme y a preparar mi cuerpo para el sexo. Y él se dio cuenta de que dedicar un poco más de tiempo a los preliminares me ayudaba a desconectar de mi función de madre.

Mantener viva tu vida sexual durante esta fase es esencial para el éxito de la relación. La actividad sexual y el orgasmo hacen que liberemos la «hormona del abrazo», la oxitocina, que refuerza los sentimientos de proximidad, vinculación, confianza y afecto. El sexo también puede daros a tu pareja y a ti una descarga de felicidad, gracias a la satisfacción que se siente después de un buen revolcón. En 2017, la revista *Psychological Science* publicó un artículo que decía que las parejas recién casadas experimentan sentimientos de satisfacción hasta cuarenta y ocho horas después de la actividad sexual. Las parejas que experimentaban los efectos más intensos poscoitales fueron las que dijeron ser más felices al cabo de cuatro o seis meses.

Etapa 3: transición hacia la mitad de la vida

La transición hacia la mitad de la vida es similar a la segunda mitad de la fase lútea y es muy esclarecedora en una relación. Cuando estás en la perimenopausia, cambian tus valores e intereses. Jung lo denomina transición; desde aproximadamente los cuarenta en adelante, es la etapa en que las personas están más interesadas en la relación con su alma. Existe el potencial de que tu pareja y tú, una buena mañana, os despertéis deseando cosas muy dispares en la vida. Suceden varias cosas a nivel biológico que pueden hacer que te cuestiones si te sientes realizada o vais camino de Divorcio City. Si tienes una relación heterosexual, debes entender que tu pareja puede estar experimentando su propia versión de la «andropausia» o tener problemas de erección. Al bajar sus niveles de testosterona, también puede verse reducido su deseo erótico. Entonces pueden producirse fricciones y desconexión sexual. Si tienes una relación con una persona de tu mismo sexo, tu pareja puede que también tenga sus problemas hormonales. Si no habéis cuidado vuestras hormonas durante los años fértiles, tal vez ahora tengáis problemas que os ocasionen efectos negativos en vuestra lubricación vaginal y vuestro deseo físico; por consiguiente, os costará más llegar al orgasmo.

Que no os pille por sorpresa. Si entendéis vuestra biología y os anticipáis a dichos cambios, tu otra mitad y tú podéis prepararos para esta nueva fase de vuestra relación. Vuestro ciclo os aporta el perfecto modelo práctico: la fase lútea. Los niveles hormonales durante este tiempo se parecen a los que experimentarás en la segunda mitad de la perimenopausia. Siempre me aseguro de que mi marido sabe que estoy en la fase lútea, pues es como una práctica de diez días de lo que está por llegar. Es una manera de profundizar en nuestra mutua comprensión. Durante esta transición, os hará falta mucha paciencia y compasión mutua, y tendréis que ser proactivos para que el sexo sea más placentero. Por ejemplo, utilizad lubricante, alargad los preliminares, probad prácticas tántricas y concentraos más en la conexión emocional y en las sensaciones físicas agradables. También puedes intentar el *biohacking* para conservar la libido fuerte en la mitad de la vida, como tomar más vitaminas B, ácidos grasos omega-3, magnesio y zinc o explorar potenciadores naturales y seguros de la testosterona o aceite de CBD (cannabidiol). El conocimiento es la clave para navegar por esta transición.

Etapa 4: edad de oro

El trabajo profesional y la educación de los hijos ya han terminado. Ya eres dueña de tu tiempo. Tal vez te dediques a viajar, a disfrutar de tus nietos y descubrir nuevas aficiones. Puede ser una etapa maravillosa. Es el momento de la vida en que es más probable que tengas problemas de salud, y necesitas resiliencia emocional para superar los cambios que puede acarrear el envejecimiento. No obstante, puesto que has vuelto a funcionar con un solo reloj, también supone una oportunidad para que utilices los dones de todas las fases de tu vida cíclica para reforzar tu relación. Puedes emplear todas las lecciones que has aprendido de tu concienciación cíclica y ponerlas en práctica ahora. Básicamente, aportarás toda esta sabiduría a tus años dorados. Los cambios hormonales de esta etapa reducen tu deseo de cuidar de los demás y te inducen a dar prioridad a tus necesidades e intereses. En esta transición, tendrás la ocasión de descubrir cosas nuevas que llenen de placer tu día a día y sentirás que tienes algo más para dar. Centrarte en actividades físicas que podéis hacer en pareja —como en la fase folicular de los años cíclicos— es una forma excelente de generar oxitocina, reforzar vuestra conexión emocional y conservar la salud física. Todo esto es necesario para ayudaros a disfrutar de esta etapa de vuestra vida juntos.

Si te preparas para esta etapa, tu transición del reloj infradiano al ritmo circadiano será menos traumática. Y si tu pareja va en el mismo barco y es consciente de estos cambios hormonales, podréis afrontarlos juntos y disfrutar de vuestro amor en vuestra edad de oro.

DISFRUTA DEL SEXO EN TODAS LAS ETAPAS DE TU VIDA

Tus necesidades y deseos sexuales fluctuarán según la etapa de tu vida. Las cosas que pueden afectarte negativamente en tu respuesta sexual son:

- Los anticonceptivos hormonales.
- El embarazo.
- El posparto.
- La transición a la perimenopausia.
- La menopausia.

Al sincronizar tu ciclo, puedes superar estas transiciones con mucha más sensibilidad a lo que te está sucediendo hormonal y físicamente, y entender tus necesidades. Con más paciencia, compasión y concienciación de tu biología y neuroquímica, podrás continuar obteniendo el máximo placer de tu vida sexual a través de estas etapas vitales. Estarás habituada a usar lubricante cuando lo necesites, a pedir lo que quieres y a dejar que tu pareja sepa cuándo tu cuerpo necesita más preliminares. Si no eres consciente de esto, tal vez pienses que experimentas alguna disfunción sexual o te parezca que le pasa algo a tu relación. Con una práctica cíclica puedes ahorrarte esta confusión, sentirte de maravilla contigo misma y con tu pareja, y gozar de una vida sexual más satisfactoria.

Paso 6: entiende cómo apagan los anticonceptivos orales tu deseo sexual

Tal como he explicado en la sección de kit de herramientas de *biohacking*, la píldora puede hacer que te enamores de la pareja incorrecta. También puede apagar tu deseo sexual, reducir el tamaño de tu clítoris y hacer que te cueste más llegar al orgasmo. En 2010, un estudio alemán, publicado en el *Journal of Sexual Medicine*, concluyó que, en algunas mujeres, la píldora anticonceptiva reduce el deseo sexual, debido a los cambios que se producen en una molécula llamada globulina fijadora de hormonas sexuales (ver más a continuación). Cuando tomas la píldora, básicamente, te encuentras en una zona carente de fases. Ahora tienes una combinación de dosis bajas de estrógenos y progesteronas que engaña a tu cuerpo haciéndole creer que se ha producido la implantación, de modo que has dejado de ovular, y significa que te pierdes el aumento de testosterona de mitad del ciclo. Los altos niveles de testosterona durante tu fase ovulatoria son los que despiertan tu interés por el sexo. Saltarte ese proceso de tu ciclo anula eficazmente tu deseo sexual. Lo que es peor, tal vez descubras que siempre tienes la vagina seca y que te cuesta llegar al orgasmo. No te lo estás imaginando. Estás tomando una medicación que secuestra tus hormonas y afecta negativamente a tu vida sexual. En todos mis años de práctica, muchas mujeres han recurrido a mí para pedirme ayuda con sus problemas de deseo sexual. Lo más habitual es que estas mujeres hayan tomado la píldora. Así es como interfiere la medicación en tu función sexual.

El hígado produce una molécula, denominada globulina fijadora de hormonas sexuales (SHBG, por sus siglas en inglés), que está implicada en el transporte del estrógeno, la testosterona y la dihidrotestosterona por todo el cuerpo. Cuando la SHBG está alta, la testosterona está baja. En un estudio de 2006, publicado en el *Journal of Sexual Medicine*, participaron ciento veinticuatro mujeres premenopáusicas con problemas de salud sexual; los investigadores descubrieron que las que tomaban anticonceptivos orales tenían niveles cuatro veces más elevados de SHBG que las que nunca habían tomado anticonceptivos hormonales. Incluso después de haber dejado de tomarlos, los niveles de SHBG seguían siendo altos. Las investigaciones parecen indicar que unos niveles de SHBG continuamente altos pueden producir consecuencias sexuales, metabólicas y mentales a largo plazo. En otro estudio, publicado en 2010, en la misma revista, las mujeres que tomaban anticonceptivos hormonales tenían menos deseo y excitación sexual en comparación con las que no usaban métodos anticonceptivos hormonales o ningún tipo de control de la natalidad.

Lo que sienten es real. La píldora baja la testosterona y apagan el deseo sexual. Algunas de las mujeres que toman anticonceptivos sintéticos nunca vuelven a recuperar la producción de testosterona y la libido que tenían antes de su uso, incluso aunque dejen de tomarlos, según un estudio de 2006, publicado en *The Journal of Sexual Medicine*. Si tomas la píldora, tal vez tengas una vida sexual poco satisfactoria debido a su efecto en tu estado de ánimo, producción de testosterona, niveles de estrógenos y SHBG. Todos estos efectos pueden originar pérdida del interés, sequedad vaginal y dificultad en alcanzar el orgasmo, la fórmula perfecta para sabotear tu vida sexual.

Buen sexo, salud excelente

¿Por qué deberías preocuparte de potenciar tu deseo sexual y tener encuentros más satisfactorios? Aparte de hacer que te sientas fenomenal, una vida sexual plena tiene superpoderes para equilibrar las hormonas y muchos otros beneficios biológicos. Un importante informe de 2007, escrito por investigadores de la sexualidad y publicado por Planned Parenthood, fue uno de los primeros en destacar los múltiples beneficios que tiene una vida sexual satisfactoria para la salud. Desde entonces, los investigadores han seguido comprobando que tener orgasmos regularmente —tanto si es con una pareja como en solitario— ayuda a tu aparato reproductor, tus sistemas biológicos y tu bienestar general en un sinfín de formas.

El orgasmo puede equilibrar tus hormonas

El sexo es bueno para tu salud reproductora. Décadas de estudios científicos lo demuestran. Una serie de estudios han demostrado que las mujeres que tienen actividad sexual con una pareja, al menos una vez a la semana, tenían ciclos más regulares que las célibes. En estos estudios, de los cuales el primero se publicó en la revista *Psychoneuroendocrinology*, en 1979, las mujeres que practicaban sexo al menos una vez a la semana tenían ciclos de unos veintinueve días con tres días de sangrado. Las que mantenían menos relaciones sexuales solían experimentar ciclos más extremos, ya fueran más cortos de veintiséis días o más largos de treinta y tres.

Tener más relaciones sexuales con orgasmo mejora la fertilidad. No es solo porque el espermatozoide tiene más oportunidades de fecundar el óvulo. Las relaciones sexuales semanales con orgasmo tienen un efecto positivo sobre la temperatura basal corporal, que favorece la fertilidad. La temperatura basal es tu temperatura cuando te despiertas por la mañana. Sube ligeramente en los días más fértiles, lo cual te indica que estás ovulando. Revisar la temperatura basal es el método que recomiendo a las mujeres que quieren conocer sus días fértiles. Basta con que te tomes la temperatura cada mañana antes de levantarte de la cama y hacer varias tomas para ver cuál es tu temperatura más alta. Puedes utilizar un termómetro normal y tablas para anotarla en papel o bien una aplicación. *Physiology & Behaviour* publicó un estudio de 1985, en el que las mujeres que tenían relaciones sexuales cada semana mostraban una mayor incidencia de niveles de temperatura basal fértil, que se encontraban dentro de los parámetros de fertilidad un noventa por ciento de las veces. Las que tenían relaciones esporádicas alcanzaron este nivel el cincuenta y cinco por ciento de las veces, mientras que las célibes, solo un cuarenta y cuatro por ciento.

Tener relaciones sexuales satisfactorias también las ayudaba a aliviar dos de los síntomas más frecuentes del SPM: el dolor de cabeza y las contracciones. La próxima vez que tengas alguno de ellos, tal vez prefieras no tomar ibuprofeno y pasar a la acción. Muchos estudios han concluido que la excitación sexual, la estimulación genital y el orgasmo suben los niveles de endorfinas y corticoesteroides, que tienen un efecto analgésico. En un estudio de 2013, publicado en *Cephalalgia*, se entrevistó a ochocientas mujeres que padecían migraña habitualmente y a doscientas con cefaleas en racimo. Entre las que tenían relaciones sexuales durante el dolor de cabeza, el sesenta por ciento dijo experimentar mejoría en su migraña y el treinta y siete por ciento una disminución de la cefalea en racimo. Y no te pienses que eres la única que tiene relaciones sexuales o se autoestimula para aliviar el dolor. La psicóloga Carol Rinkleib Ellison, en su libro *La sexualidad femenina: guía completa para cuidar tu sexualidad*, escribe que el nueve por ciento de aproximadamente mil novecientas mujeres estadounidenses dijo haberse masturbado en los tres meses anteriores para aliviar sus dolores menstruales.

También tenemos pruebas de que el poder sanador del sexo podría ir más allá del dolor menstrual cotidiano. Un estudio que data del año 2002, publicado en la revista *Gynecologic and Obstetric Investigation*, concluía que la actividad sexual podía reducir el riesgo de endometriosis. El estudio, dirigido por un investigador de la Universidad Estatal de Connecticut Sur, reveló que las mujeres que tenían actividad sexual y experimentaban orgasmos durante la menstruación tenían menor incidencia de endometriosis. Puesto que conozco a tantas mujeres que padecen esta dolorosa dolencia, me encantaría conocer más investigaciones sobre este tema.

La actividad sexual también promueve niveles saludables de estrógenos para mantener flexibles los tejidos vaginales y protegernos contra las enfermedades cardíacas y la osteoporosis. Y por último, pero no por ello menos importante, cuando tus hormonas están sanas, el brillo interior se refleja en el exterior. Cuando las mujeres tienen relaciones sexuales tres veces a la semana, parecen diez años más jóvenes que las que solo tienen dos veces a la semana, según el psicólogo David Weeks en su libro *Secrets of the Superyoung* [Secretos de las superjóvenes].

Los grandes beneficios del orgasmo sobre los cinco sistemas biológicos

¿Podría la O mayúscula de orgasmo reducir el riesgo de la C mayúscula de cáncer y otras enfermedades graves? Algunos estudios sugieren que la actividad sexual podría reducir el riesgo de las mujeres de padecer cáncer de mama. Una investigación publicada en un número de la revista científica *Journal of Clinical Epidemiology* comparó la actividad sexual de cincuenta y una mujeres francesas sin hijos, a las que se les había diagnosticado cáncer de mama en los tres meses anteriores, con la de noventa y cinco mujeres sanas. Los investigadores observaron un mayor riesgo de desarrollar la enfermedad entre las que habían tenido relaciones sexuales menos de una vez al mes.

Las relaciones sexuales hacen que circule la sangre y que el corazón lata más rápido, lo cual podría ser una buena noticia para este. Un estudio de 2010 concluyó que los hombres que tenían relaciones sexuales al menos dos veces a la semana reducían su riesgo de desarrollar problemas cardiovasculares en un cincuenta por ciento. Por desgracia, no hay ningún estudio comparable con mujeres sobre la frecuencia de relaciones sexuales y el riesgo de enfermedad cardíaca. Sin embargo, en un estudio de 2016, publicado en *Heart*, las mujeres a las que les diagnosticaron enfermedad cardíaca coronaria en los cuatro años anteriores era menos probable que hubiesen estado sexualmente activas que las que no tuvieron ese diagnóstico.

Por sus beneficios a la hora de mantener a raya las enfermedades, mejorar la salud hormonal y reforzar nuestros sistemas biológicos, el buen sexo podría ser el secreto para la longevidad. En un estudio de la Universidad de Duke, donde se hizo seguimiento a doscientas cincuenta y dos mujeres y hombres, durante veinticinco años, los investigadores buscaron indicadores de la longevidad. En las mujeres, los tres factores más importantes asociados a la longevidad eran la buena salud, el bienestar físico y el disfrute, *no la frecuencia*, de la actividad sexual. Una razón más para respetar tu naturaleza cíclica en tu vida sexual. Cuando estás en sincronía con tu ciclo, disfrutarás más de tus etapas eróticas y vivirás más tiempo.

EL ORGASMO Y LOS SISTEMAS BIOLÓGICOS

Sistema biológico 1: el cerebro. La O mayúscula es un interruptor de encendido y apagado para tu cerebro. ¿Qué significa eso? El orgasmo activa una oleada de neuroquímicos que influyen en tu humor –oxitocina (la hormona que crea vínculos, como la pasión, la intuición y las habilidades sociales), serotonina y dopamina– que hacen que exclames «¡aaaah!». Sin embargo, una investigación realizada en 2005, por un equipo de científicos de la Universidad de Groningen, de Holanda, demostró que hay muchas regiones del cerebro que se desconectan durante el orgasmo femenino. Específicamente, la actividad de la amígdala, del hipocampo y de la corteza prefrontal, áreas implicadas en el miedo, la ansiedad, las emociones, la memoria y el estado de alerta quedan fuera de servicio. Durante esos breves segundos, por fin puedes olvidarte de tu lista de tareas pendientes y de todas tus preocupaciones, y disfrutas del momento. Tener relaciones sexuales con regularidad puede aguzar tu inteligencia. Un estudio de 2010, publicado en *PLOS ONE*, demostró que tener relaciones sexuales frecuentes promovía la neurogénesis del hipocampo, área asociada con el aprendizaje y la memoria. Hay muchos estudios, incluido uno de 2011, de la revista *Nature*, que han concluido que la neurogénesis, o creación de neuronas nuevas, mejora la cognición. El orgasmo activa la liberación de la hormona DHEA, que mejora la función cerebral, equilibra el sistema inmunitario, ayuda a mantener y a reparar los tejidos y promueve la salud de la piel. Sincronizar tu ciclo, a medida que cambian tus hormonas y tu neuroquímica cada mes te ayuda a alcanzar el orgasmo con más regularidad y puedes beneficiarte de estos efectos positivos.

Sistema biológico 2: el sistema inmunitario. ¿Quién necesita megadosis de vitamina C cuando el sexo aumenta las células del sistema inmunitario en un treinta por ciento? Tener sexo con regularidad puede ahorrarte resfriados y gripes. Un estudio publicado en 2004, en *Psychological Reports*, en el que participaron ciento doce estudiantes universitarias, concluyó que las que tenían relaciones sexuales una o dos veces a la semana presentaban niveles de inmunoglobulina A (IgA) más altos que las que no tenían relaciones o tenían menos de una vez a la semana. Un par de estudios, realizados en 2015, descubrieron una conexión fascinante entre la actividad sexual, el sistema inmunitario y las oportunidades para concebir. Los investigadores examinaron a treinta mujeres, la mitad de las cuales eran activas sexualmente y la otra mitad no. Las que practicaban sexo con regularidad experimentaron cambios en la actividad de su sistema inmunitario que favorecían la concepción, mientras que las célibes no los experimentaron. En ambos estudios se observó que ciertos tipos específicos de células inmunitarias, conocidas como linfocitos Th1 (linfocitos T helper 1) y las IgA, que luchan contra los invasores externos, eran más abundantes en las mujeres activas sexualmente durante su fase folicular del ciclo, lo cual las ayudaba a combatir infecciones, virus y bacterias. Sin embargo, durante la fase lútea, se produjo un aumento en los niveles de linfocitos Th2 e IgG, que ayudan al cuerpo a aceptar al espermatozoide y al feto en lugar de considerarlos «invasores». En las mujeres que no eran activas sexualmente, no se produjo este cambio en las células inmunitarias.

La actividad sexual proporciona un masaje linfático, que es esencial para la salud del sistema inmunitario y promueve el proceso de desintoxicación natural del cuerpo. El masaje linfático mejora la digestión y el estado de ánimo, y ayuda a prevenir el cáncer.

Sistema biológico 3: el metabolismo. Si quieres adelgazar, deberías intensificar tu actividad en el dormitorio. Todas sabemos que el sexo ayuda a quemar calorías, bien, vale, solo unas sesenta y nueve calorías en el caso de las mujeres, pero ¿sabías que el sexo también está relacionado con un IMC (índice de masa corporal) saludable? Un estudio de 2004, del *Journal of Sex & Marital Therapy*, demostró que la actividad sexual frecuente –tanto en solitario como en pareja– estrecha la cintura y la circunferencia de la cadera en ambos sexos. Recuerda que tu metabolismo cambia desde la primera mitad de tu ciclo a la segunda, de modo que tus relaciones sexuales te harán quemar más o menos calorías dependiendo del momento del mes.

Sistema biológico 4: el microbioma. Las relaciones sexuales no afectan necesariamente a tu microbioma, pero tu salud intestinal puede influir en tus ganas de sexo. Una microbiota intestinal desequilibrada provoca cambios de humor, problemas del sueño y numerosos trastornos de salud, según una investigación publicada en 2015, en *Clinical Psychopharmacology and Neuroscience*. Todo esto se combina para sabotear tu deseo sexual. Por otra parte, una microbiota equilibrada contribuye a una buena producción hormonal y de neurotransmisores, durante todo el ciclo. Esto mejora el estado de ánimo, condición imprescindible para que aumente tu deseo sexual.

Sistema biológico 5: la respuesta al estrés. No tiene nada de extraño que estar ocupada reduzca el estrés. Te das cuenta de ello cuando tienes uno de esos orgasmos que estrujas las sábanas. La ciencia lo atribuye a la liberación de oxitocina. Lo más curioso es que el aumento de este neurotransmisor del bienestar puede alterar la respuesta de una persona al estrés, según un estudio de 2002, publicado en *Sexual and Relationship Therapy*. La psicóloga Ellison, en su libro *La sexualidad femenina*, editado en 2002, entrevistó a 2.632 mujeres estadounidenses de edades comprendidas entre los veintitrés y los noventa años, y descubrió que el treinta nueve por ciento de las que se masturbaban lo hacían para relajarse.

Su efecto de reducción del estrés es tan poderoso que puede ayudarte a dormir mejor. La mayoría pensamos que son solo los hombres quienes después de una relación sexual se quedan dormidos, pero las mujeres también experimentamos la relajación poscoital y un sueño más agradable. El cóctel de neurohormonas liberado durante la actividad sexual induce a la relajación y te ayuda a conciliar el sueño, y un aumento en la producción de estrógeno se asocia a ciclos de REM más profundos. Si tienes problemas en conciliar el sueño, achucha a tu pareja o inicia una relación en solitario para poder pegar ojo. En el trabajo de Ellison, el treinta y dos por ciento de las mujeres que dijeron haberse masturbado en los tres meses anteriores lo hicieron para poder dormir. Puedes usar el orgasmo para *biohackear* tu sueño y relajación durante el ciclo.

Si sigues los pasos de este capítulo descubrirás una nueva relación más positiva con tus fluctuantes necesidades y deseos sexuales, y ya no te sentirás innecesariamente frustrada o confundida. Al entender mejor tu biología, respetar tu ciclo y etapas de la relación, nutrir tus hormonas sexuales y mantener involucrada a tu pareja, tu deseo y tu respuesta sexual serán más predecibles; por consiguiente, podrás empezar a optimizar tu placer. Aprender a trabajar con tu ciclo sexual tiene más alcance que restaurar tu vida sexual y concederte orgasmos apabullantes; te abre la puerta a otra poderosa forma de energizar tu bioquímica y alimentar tu naturaleza creativa, que puedes trasladar a otras áreas de tu vida.

CAPÍTULO 9

La maternidad más fácil

Quiero que mis hijas me vean como una madre que las ama profundamente, que se dedica a ellas, pero también a sí misma. Lo que quiero es que aprendan de jóvenes que está bien ponerte un poco más arriba en la lista de prioridades.

MICHELLE OBAMA

¿Qué no harías por tu hijo o hija? ¿Te levantarías temprano para hacer dos docenas de magdalenas sin gluten, para la venta de pasteles caseros, que organiza su clase de primero? ¿Ayudarías a tu hijo o hija adolescente a terminar un complicado trabajo de CTIM (ciencia, tecnología, ingeniería y matemáticas) después de un largo día de trabajo? ¿Lo llevarías con un tráfico infernal a su partido de voleibol a ochenta kilómetros de casa? ¡Por supuesto! Y si no pudieras, te culpabilizarías por no haber hecho más por tus hijos. Todas queremos ser las mejores madres y dar a nuestros hijos lo mejor de todo. Pero, además, la cultura de la «mamá popular» crea la presión para que seamos perfectas. Casi todos los mensajes que vemos en los medios, en los blogs para madres o en las redes sociales dicen que deberíamos hacer cualquier cosa por nuestros hijos e hijas sin problema, parecer perfectas cuando lo hacemos y disfrutarlo cada instante. La consecuencia es que estamos bajo estrés constante y nos comparamos con otras madres. Por más que hagas por tus hijos, siempre encontrarás imágenes de otras madres que parece que estén haciendo más: proyectos escolares dignos de Instagram, seguidoras de la moda infantil cursi, fiambreras de revista para el almuerzo... Ver estas imágenes te incita a querer hacer más, pero si intentas hacerlo todo según tu reloj de veinticuatro horas, te sentirás agotada y vacía.

Aunque estemos preparadas biológicamente para la maternidad, hemos de reconocer que la idea de la madre perfecta es un mito. ¿Qué se supone que has de hacer para ser siempre una madre sexi, emprendedora de narices, mediadora consciente, cocinera ecológica, diosa del *fitness* y complaciente? Es demasiado. Intentar hacerlo todo semana tras semana es como ir en un tren expreso hacia el agotamiento. Y si te supone un mundo asistir a las reuniones de la AMPA (asociación de madres y padres de alumnos), a los entrenamientos de fútbol y a las obras de teatro de la escuela, confiando en que tu *latte* de caramelo de la mañana te dará el empuje que necesitas y que tu *chardonnay* de la noche te ayudará a relajarte, te estás haciendo un flaco favor a ti misma y a tu familia. Estar estresada, enferma o hecha polvo por agotamiento no ayuda a que seas la mejor madre. De hecho, propicia que seas más agresiva con tus hijos, que *vuelvas* a llegar tarde a recogerlos después de la clase de piano o que estés ausente emocionalmente, cuando se supone que estás disfrutando de tu tiempo de calidad. Eres el corazón y el alma de la unidad familiar. Tu humor, tu energía y tus palabras dejarán huella en tus hijos de por vida. Esta es la razón por la que has de sacar de tu mente el concepto de que debes anteponer tu salud y tu bienestar y darlo todo por tus hijos. Por el contrario, has de vivir según esas instrucciones que escuchas cada vez que vas en avión: «Ponte primero tu mascarilla de oxígeno». Practicar autocuidados específicos para el ciclo es como ponerte tu mascarilla de oxígeno. No te concederá más tiempo al día, pero te aportará las bases para gozar de la mejor salud posible y de la energía que necesitas sin llegar a quemarte. También te descarga de la presión que ejerce tu lista interminable de cosas pendientes y te ayuda a priorizar, delegar y marcar fronteras, para hacer las cosas con menos estrés. Tener en cuenta tu reloj infradiano te ofrece un plan más sostenible para la maternidad, pues te permite utilizar los regalos exclusivos de cada fase de tu ciclo, para que puedas dar a tus hijos lo que necesitan en el momento en que estás más predispuesta a ello, ¡no hace falta sentirse culpable!

Hechas para la maternidad

No es solo la sociedad la que nos insta a que nos excedamos en nuestros cuidados a nuestros hijos. Es un impulso innato que tenemos grabado en nuestro cerebro. ¿Sabías que la maternidad produce los cambios neurobiológicos más importantes en la vida de una mujer? Estos cambios estructurales y neuroquímicos, que fomentan y apoyan los cuidados maternales y el vínculo filial, son mucho más profundos que los que tienen lugar en la pubertad. Todas estamos familiarizadas con la extraña transición que hacemos a la adolescencia, cuando nuestras hormonas están alteradas y nuestra piel, cuerpo y emociones actúan de acuerdo con esas alteraciones. Tratamos a las adolescentes con compasión y comprensión durante esa etapa, porque sabemos que su forma de pensar y de ver el mundo está cambiando y se están adaptando a su nueva realidad hormonal. Pero ¿qué hay de la transición a la maternidad? Eso sigue siendo un gran misterio. En una charla TED,* de 2018, la psiquiatra de la reproducción Alexandra Sacks dijo: «Hay libros de texto enteros dedicados al arco de desarrollo de la adolescencia, y no se dice ni una palabra sobre la transición a la maternidad. Necesitamos una». Sacks nos anima a que usemos el término *matrescencia*, que merece la misma atención que damos a la pubertad. Al fin y al cabo, es cuando experimentamos los cambios neurobiológicos más espectaculares de nuestra vida de adultas, más si cabe que los que podemos esperar en la menopausia, que recibe

---

* Organización sin ánimo de lucro dedicada a las «ideas dignas de difundir». Es muy conocida por su congreso anual y sus charlas, que cubren un amplio espectro de temas. Entre sus conferenciantes hay personajes tanto muy famosos como desconocidos. (N. de la T.)

mucha más atención. Sí, tenemos muchos libros, sitios web y grupos de ayuda mutua que abordan con todo detalle lo que puedes esperar que le suceda a tu cuerpo durante el embarazo, el parto y el posparto, pero la mayoría no tratan el aspecto mental y neuroquímico de esta transición a la maternidad (el libro de Angela Garbes, *Like a Mother* [Como una madre] es una excepción). Esta falta de información hace que no estemos preparadas para estos cambios dinámicos y que nos preguntemos por qué sentimos que ya no somos las mismas, y que demasiadas veces pensemos que nos pasa algo malo. La periodista Chelsea Conaboy analizó con elocuencia la transformación radical que experimentó en su experiencia de madre novata, en un artículo en el *Globe Magazine*, la revista del periódico *The Boston Globe*: «Temía que hubiera algo en lo más profundo de mí —mi disposición, mi forma de ver el mundo, yo misma— que hubiera sido alterado. A decir verdad, había cambiado algo muy funcional: mi cerebro».

A medida que empieza a haber pruebas científicas sobre los cambios que se producen en el cerebro de una madre, lo que sí está cada vez más claro es que la maternidad transforma nuestro cerebro. Esa es la conclusión de los investigadores que participaron en un estudio de 2016, de la revista *Hormones and Behavior*, cuando observaron los cerebros de las nuevas madres en el primer, tercer y cuarto mes después del parto. Hay varias regiones cerebrales implicadas en aspectos importantes del acto de cuidar —motivación maternal y procesamiento de la recompensa, procesamiento sensorial, empatía y regulación de las emociones— que aumentaron de tamaño en el transcurso del estudio. Algunos de estos cambios cerebrales podrían influir en la ansiedad e hipervigilancia que experimentan muchas nuevas madres durante las primeras semanas después del parto, según una investigación de 2013, publicada en el *Infant Mental Health Journal*. En este estudio, los investigadores propusieron que esta preocupación intensa tiende a disminuir al cabo de unos meses.

No obstante, parte de esta transformación se mantiene mucho después de la primera parte del periodo posparto. En un estudio de 2016, publicado en la revista *Nature Neuroscience*, los investigadores utilizaron imágenes de resonancias magnéticas para observar los cerebros de mujeres que esperaban concebir. Les realizaron resonancias de seguimiento después de haber dado a luz y las compararon con las de mujeres que no se habían quedado embarazadas. El cerebro de las que habían tenido hijos mostraba grandes cambios en el volumen de la materia gris que se correlacionaban con el incremento de las medidas de apego maternal, y estas diferencias permanecieron los dos años que duró el seguimiento. Las diferencias eran tan claras que los investigadores podían distinguir fácilmente qué mujeres habían tenido hijos, basándose solo en las imágenes del cerebro.

Las potentes sustancias neuroquímicas también influyen en el acto de programarnos para vincularnos con nuestros bebés e incitarnos a centrar toda nuestra atención en ellos, como si fuera un láser. En un estudio realizado en 2014, publicado en *Scientific Reports*, se confirmó que la oxitocina, el mismo compuesto que liberamos cuando tenemos un orgasmo, es lo que segregamos cuando amamantamos, y crea un fuerte vínculo emocional. Las investigaciones han demostrado que a algunas mujeres, el llanto de su bebé hace que les baje la leche. Una investigación pionera, que se publicó en un número de la revista *Proceedings of the National Academy of Sciences*, en 2017, reveló que la dopamina, otra sustancia química cerebral que mejora el humor, está implicada en el proceso de vinculación. Todo esto que sucede en tu cerebro tiene una finalidad evolutiva, te convierte en una persona totalmente apta para la monumental tarea de mantener a un diminuto ser humano con vida. Pero cuando tu cerebro está programado para estar superatento, también puede descontrolarse.

La búsqueda de la perfección

¿Estamos condenadas a pensar que no somos lo suficiente buenas madres? ¿Estamos programadas para intentar ser mejores cuidadoras el resto de nuestra vida? Cada pequeño progreso que hacemos en el departamento de madres va seguido inmediatamente de un mayor deseo de mejorar. Es una persecución constante de la perfección, toda una vida de sufrimiento. Brené Brown, en su libro *Los dones de la imperfección*, escribe: «Es esencial entender la diferencia entre un esfuerzo sano y el perfeccionismo, para deshacerte de tu armadura y retomar tu vida. Las investigaciones demuestran que el perfeccionismo es enemigo del éxito. De hecho, suele ser el camino hacia la depresión, la ansiedad, la adicción y la parálisis en la vida».

Entiendo el arraigado deseo de ser la madre, la esposa, la amiga y la profesional perfecta. A mí me educó una reina de la productividad, fue mi modelo de rol. Mi madre tenía un trabajo a tiempo completo, a la vez que ejercía activamente de madre. Tal vez ser inmigrante la impulsaba a estar en continuo movimiento. Era incansable, preparaba comida caliente tres veces al día, nos llevaba al colegio y a actividades extraescolares, y tenía la casa en perfecto orden y limpia. Ahora cuesta creerlo, pero yo no comí en un restaurante hasta que me marché de casa. Cuando mi madre no estaba trabajando, estaba por la cocina, haciendo la colada, llevándome a comprar ropa a la tienda de oportunidades o haciendo algún que otro proyecto manual en la casa. Era la persona más emprendedora que he conocido y extraordinariamente creativa en lo que se refería a aprovechar el dinero. Era tan productiva que jamás la vi sentarse durante más tiempo que el que tardaba en tomarse una taza de té por la tarde. ¡Hablando de vivir en productividad constante! Pero estaba motivada para hacer todo eso, porque tenía el profundo deseo de ayudar a sus hijos a desarrollar todo su potencial.

Como todas las madres de su generación, junto con las abuelas y bisabuelas, antes que ella, tenía que desenvolverse en una sociedad que estaba más centrada en el hombre que la de hoy en día. El icónico libro que Betty Friedan escribió en 1963, *La mística de la feminidad*, en su exploración de las creencias culturales subyacentes que obligaban a las mujeres a conformarse con un idealizado papel en el ámbito del hogar, destapó la delicada situación de la asfixiada ama de casa-madre estadounidense, analizó las creencias culturales subyacentes que obligaban a la mujer a conformarse con su idealizado papel doméstico. En el libro reflejaba la insatisfacción generalizada entre las mujeres que vivían como zombis, al carecer de oportunidades para desarrollar todo su potencial. Sin embargo, cuando empezaron a participar en el mundo empresarial, se sintieron asfixiadas de otro modo. Además de seguir haciéndolo todo en casa, también tenían que cumplir en el trabajo, lo cual reforzó la creencia de la falta de tiempo y de que teníamos que sufrir. Con empleos remunerados durante el día, trabajo prácticamente invisible en casa y la sobrecarga mental de gestionar todos los detalles de ambos trabajos, la mayor parte de las madres, de entonces y de ahora, han estado tremendamente ocupadas. No tienen suficiente tiempo, ni forma de administrar su energía, mucho menos de dedicarse algún tiempo a cuidarse. Pero lo peor de todo es que estas madres se sienten culpables por no ser las mejores madres, las más felices, las más «sensatas». Arrastramos estas heridas de una generación a otra. Todavía estamos intentando averiguar cómo combinar todos estos roles. Hay una forma mejor. Actualmente, aún estamos curando las heridas que sufrieron nuestras antepasadas. Pero tenemos una oportunidad increíble de cambiar nuestra historia y trazar un camino nuevo para nosotras y nuestras hijas.

Siempre siento un profundo asombro cuando pienso en todas las mujeres que vivieron antes que nosotras y que tuvieron que afrontar los problemas hormonales, una sociedad machista y el culto por la perfección sin ayuda alguna. Debieron de quedarse agotadas y sentirse vacías. Doy gracias por el don de estas reflexiones sobre nuestra bioquímica, que ahora podemos usar para *biohackear* como madres. Una de las lecciones más importantes que puedes aprender de escuchar tu biología interior es que no tienes por qué hacerlo todo a la vez. El anticuado concepto de «hacerlo todo para tenerlo todo» dio pie a la idea de que hemos de aspirar a la perfección. Es importante que entendamos que sincronizar nuestro ciclo no es un método para ayudarnos a ser más organizadas, para hacer todas las cosas que creemos que hemos de hacer. Esta práctica cíclica, por el contrario, es para ayudarte a estar en sintonía con tu sabiduría interior y a tomar las decisiones no solo con la cabeza, sino también desde tu centro: cuerpo, corazón y hormonas. Tu biología te guiará a hacer lo que quieres hacer de una manera sostenible y te ayudará a reorganizar las cosas que no quieres o no puedes hacer o para las que necesitas ayuda. Me gustaría ver que seguimos evolucionando en la narrativa sobre la maternidad para recibir más apoyo de todos los frentes, en lugar de seguir fomentando el autosacrificio y el agotamiento. Si realmente queremos honrar a nuestras madres y a todas las mujeres que vivieron antes que nosotras, ¿qué mejor forma de hacerlo que crear una nueva realidad donde podamos sentirnos mujeres completas e integradas que viven en sintonía con su biología?

Deja que sea tu naturaleza cíclica la que marque tu estilo de maternidad

Yo he heredado la actitud de estar siempre activa de mi madre y es fácil que vuelva a esa actitud sin darme cuenta. Tengo muchas ganas de vivir. Quiero tener éxito en mi profesión y en mi relación. Quiero ser una madre diez, que cuando está con su hija se vuelca totalmente en ella. Quiero preparar comida casera y tener una bonita casa que parezca que acaba de salir de una revista. Y quiero tener una vida social divertida. Lo quiero todo, pero cuando enumero mis deseos de este modo, me doy cuenta de que tener todas estas expectativas es una locura. ¿Cómo se supone que he de proyectar-planificar todo esto? ¿Cómo puedo conseguirlo sin agotar mi energía?

El estilo de vida cíclico me permite practicar el arte del discernimiento. Hago más de lo que es importante para mí como madre, solo que lo hago en diferentes momentos del mes. Dejarte guiar por tu ciclo para conseguir tus metas como madre con menos esfuerzo es la mejor forma de evitar que vuelvas a caer en el culto a la perfección. Cada fase de tu ciclo te aporta talentos y habilidades únicos que puedes utilizar para planificar actividades con tus hijos, pulir tu estilo de crianza y hacer tareas domésticas. Aprovechar los puntos fuertes naturales de mi ciclo me ayuda a ser una madre más feliz, eficaz y realizada. Cuando planifico actividades y tareas fase por fase, mi inmensa lista de objetivos me parece más alcanzable. Al concentrarme en lo que soy mejor cada semana, termino consiguiendo regularmente la mayoría de los objetivos que tenía en mi lista. Sincronizar mi ciclo me ayuda a sentir que puedo hacer más malabarismos sin que se me caigan las pelotas.

Pero sincronizar tu estilo de ser madre con tu ciclo no es una cuestión que se limite a mejorar tu productividad en el ámbito doméstico. Se trata de tener la energía y la concentración para estar emocionalmente presente con tus hijos hagas lo que hagas. Y hay otra razón todavía más poderosa por la que el momento oportuno es tan importante para ser madre. En cuanto nació mi hija, enseguida me di cuenta de que no iba a ser siempre pequeña. No tardaría en llegar a la adolescencia y en marcharse a la universidad. Ser consciente de lo especial que es esta etapa de la infancia hizo que todavía me propusiera con más fuerza sacarle el máximo partido. Ser desorganizada o no tener la energía suficiente para estar presente con ella supondría desperdiciar la etapa mágica de la niñez. Descubrir que mi ciclo me aporta una estructura natural es como un regalo que me ofrece más tiempo para estar con ella. ¿Y qué madre no quiere más tiempo para estar con sus hijos?

Este proceso le está yendo muy bien a mi paciente Jessie. Esta farmacéutica de treinta y tantos años ha descubierto que sincronizar su ciclo hace mucho más que aliviar sus problemas con el periodo: «Antes, siempre me forzaba y no me daba cuenta de que, después de varios embarazos, estaba cayendo en un pozo hormonal. El Método de Sincronización del Ciclo™ me ha dado la oportunidad de obtener el máximo de lo que puedo darme a mí misma, a mi familia y a mis amigos. También me ha enseñado a gestionar mi ajetreada vida: tres hijos, un esposo, un negocio, ser farmacéutica emprendedora y tener amistades. Asimismo, me ha servido para aprender a tomar decisiones más inteligentes. Ahora, solo tengo amistades que me aportan algo. No tengo tiempo para lo negativo. No me queda sitio. Y esto es una parte muy importante de todo esto; me ha enseñado a organizar todas las cosas, a decir no y a romper con aquello que anteriormente me tenía bloqueada».

LA MADRE DE LA CREACIÓN

Toda mujer, por el hecho de serlo y tener acceso al reloj infradiano, posee el don de crear algo de la nada, de dar vida al fértil vacío. Tanto si tienes hijos como si no, puedes aplicar la orientación maternal a tu proceso creativo. Puedes aprender a ser paciente, compasiva y atenta contigo misma, del mismo modo que lo serías con un hijo o hija. Las cuatro fases del ciclo te guían para que completes el ciclo creativo, y al conectar con tu naturaleza cíclica puedes generar energía y hacer que tus ideas y proyectos creativos den fruto una y otra vez.

PROTEGER Y MEJORAR TU FERTILIDAD

Si todavía no eres madre o estás intentando concebir en estos momentos, sincronizar tu ciclo te protegerá y conservará tu fertilidad a largo plazo. Este método ofrece muchas ventajas hormonales y de salud en general, puede mejorar significativamente tu ecosistema reproductor y aumentar tus posibilidades de concebir. Cuanto antes empieces a vivir en sincronía con tu naturaleza cíclica, más fácil te resultará concebir cuando estés dispuesta a ello. Cuanto más consciente seas de las etapas de tu vida y de la *matrescencia*, más fluida será tu transición a la maternidad. Una práctica cíclica también puede ayudarte a darle un empujoncito a la progesterona, si te encuentras en ese grupo del diez al quince por ciento de mujeres cuyos embarazos terminan en aborto. Con las hormonas equilibradas y una buena alimentación, te recuperarás más rápido físicamente. En el aspecto emocional, la práctica del método te aportará diversas formas de experimentar tu tristeza y pérdida a través de cada uno de los ciclos, a la vez que sanas tu cuerpo y tu espíritu.

Sincronizar la crianza de tus hijos con cada fase

FASE 1: PREPARAR
Fase folicular: 7-10 días
Objetivo cíclico: curiosidad

Objetivo de la actividad: con la plétora de energía que tienes en esta fase, estás preparada para romper la rutina y probar experiencias nuevas con tus hijos: ir a un museo, salir a pasear al campo o ir a recolectar manzanas.

Objetivo de la crianza: los cambios hormonales de la fase folicular hacen que seas más cerebral y avivan tu curiosidad; por consiguiente, es un momento ideal para hacer más preguntas acerca de la crianza. En esta fase, romper rutinas, adoptar actitudes novedosas con tus hijos, crear estrategias con ellos y buscar soluciones divertidas cuando encuentras alguna resistencia puede ser una buena idea. Por ejemplo, la otra noche, le dije a mi hija de tres años que era hora de cepillarse los dientes. Saqué su cepillo de dientes y estaba a punto de cepillárselos; entonces, se cruzó de brazos y se negó enfáticamente. En lugar de obligarla a realizar nuestra rutina habitual, me detuve y le pregunté por qué no quería cepillarse los dientes. Seguí indagando amablemente hasta que conseguí que me dijera que no era que no quisiera cepillarse los dientes, sino que lo que no quería era que fuese yo quien lo hiciera. Fue uno de esos momentos en los que se te enciende la bombilla y me sirvió para entender algo nuevo sobre ella. Ahora, nos hemos graduado en dejar que sea ella la que se cepille los dientes, y así siente que es mayor por hacerlo sola. Si me hubiera obcecado con la rutina diaria, sin pararme a indagar el porqué de su negativa, me habría perdido este nuevo paso y nos hubiéramos sentido frustradas. Por el contrario, fue una buena lección para ambas.

Objetivo doméstico: la fase folicular es la de las novedades y la de ver las cosas con otros ojos. Empieza a planificar proyectos en casa, piensa en lo que tienes que hacer este mes e involucra a tu pareja en ese proceso de planificación. ¿Hay algo que querías hacer, como pintar una habitación o poner una estantería? Expón tus planes para que suceda.

FASE 2: APERTURA
Fase ovulatoria: 3-4 días
Objetivo cíclico: atención y diversión

Objetivo de la actividad: esta fase es el mejor momento para socializar durante tu ciclo. Algunas de las formas para sacar mejor partido de esta fase son programar una barbacoa con todos los primos pequeños, invitar a otros niños a jugar a tu casa, visitar a algún familiar o planificar una salida con otras madres y sus hijos. En mi última fase ovulatoria, organicé un encuentro de ajedrez para mi hija y sus amigas con una organización que utiliza cuentos para enseñar a jugar al ajedrez a los niños y niñas pequeños.

Objetivo de la crianza: en esta fase, tu nivel de concentración de estrógenos fomentará tu deseo de atender a tus hijos y les mostrarás más afecto y amor. Por ejemplo, durante esta fase tal vez te apetezca salir a comer fuera con ellos, ayudar a los niños con un proyecto o hacerles magdalenas por sorpresa. La fase ovulatoria es el momento cúspide para tus habilidades verbales, así que aprovecha y usa esta etapa para hablar con tus hijos. Haz una revisión emocional y pregúntales cómo se sienten y si hay algo de lo que quieran hablar. Te darás cuenta de que no te cuesta ser una madre divertida en esta fase y que puedes resolver los conflictos de una manera más física, lúdica y amorosa. Mi último juego con mi hija se llama «mamá jaguar y bebé jaguar». Si está sentada en el sillón y se está poniendo tozuda, salto al sillón a cuatro patas y empiezo a ronronear, a rugir, a acariciarla con el hocico en la mejilla de una forma divertida. Entonces, se empieza a reír, nos abrazamos y enseguida se olvida de lo que le había hecho enfadar.

Objetivo doméstico: tus dotes sociales y de comunicación brillan en esta fase, así que puedes planificar una charla entre padres y alumnos, ayudar a tu hijo o hija adolescente a rellenar los formularios para la universidad o tener un encuentro familiar, donde todo el mundo pueda compartir lo que piensa.

FASE 3: TRABAJO
Fase lútea: 10-14 días
Objetivo cíclico: colaboración

Objetivo de la actividad: en la fase lútea, eres una supermujer en lo que respecta a tachar cosas de tu lista. Utiliza esta etapa para hacer participar a tus hijos en las tareas domésticas. Pídeles que te ayuden a poner la lavadora, a trocear las zanahorias o a recoger su habitación. Así ejercitarán habilidades y te ayudarán a completar tu lista con mayor rapidez.

Objetivo de la crianza: como madre, este es el momento de revisar tu lista y completar las cosas que tienes por terminar. Es la etapa de dar la oportunidad a tus hijos de aprender a disfrutar de este proceso, enseñándoles a secuenciar, la gratificación retrasada, adquirir habilidades, hacer seguimiento y terminar las cosas. También es la mejor fase para que tus hijos practiquen afrontar las cosas por sí solos. A mi hija le recuerdo que es el momento de lavarse las manos antes de cenar. Si no me hace caso, emplearé el amor y las preguntas lógicas. Por ejemplo: «¿Quieres lavarte las manos tú solita, o quieres que te ayude mami?». Normalmente, se lo piensa y lo hace sola. Lo sorprendente de este proceso es que nota el ritmo subyacente de mi fase de cuidadora y sabe cuándo he cambiado de vibración. Durante mi fase lútea, será proactiva y me dirá orgullosa: «¡Mamá, me he lavado las manos antes de que me lo dijeras!».

Objetivo doméstico: durante esta fase, sentirás un fuerte deseo de ordenar las cosas. Escucha esa voz interior organizando y completando proyectos con la ayuda de tus hijos, si procede. Una vez al trimestre, durante la fase lútea, revisa los armarios de tus hijos, saca los *shorts* de verano y pon las sudaderas de otoño o guarda los abrigos de invierno y saca la ropa de primavera. Me gusta hacer una limpieza a fondo una vez al mes; entonces le pido a mi esposo que mueva los muebles para sacar el polvo de esas zonas a las que normalmente no llego. Es el momento en que realizo tareas administrativas, como rellenar formularios o pedir material. También miro la despensa y anoto todo lo que falta. Si estás con un proyecto –empapelar o pintar una habitación o enmarcar fotos familiares para colgar en la pared– es el momento de ponerte manos a la obra y acabarlo. Tanto tú como el resto de la familia os sentiréis mucho mejor cuando esté hecho.

FASE 4: DESCANSO
Fase menstrual: 3-7 días
Objetivo cíclico: individuación

Objetivo de la actividad: para ser una madre feliz, necesitas estar algún tiempo a solas, y no hay mejor momento para ello que la menstruación. Dile a tu pareja que se ocupe de acostar a los niños, mientras tú te relajas en la bañera, lees un libro apasionante o pones algún canal en la televisión en el que hablen de algo verdaderamente interesante. Dejar tiempo de intimidad a tus hijos también es bueno para ellos. Los obliga a usar su imaginación y a entretenerse ellos solos. Estar a solas no significa que tengáis que estar separados físicamente. Por ejemplo, mi hija y yo podemos estar sentadas en el sofá, cada una leyendo un libro. Estamos conectadas, pero cada cual hace lo suyo. De hecho, creo que es un entrenamiento excelente para los años de la pubertad en que ella querrá hacerlo todo por sí sola; así aprendemos que aunque tengamos intereses distintos no se rompe nuestro vínculo. Además, tomarte un pequeño descanso puede hacer que eches terriblemente de menos a tus hijos, y eso te dará energía para volver renovada en la fase folicular.

Objetivo de la crianza: durante esta fase, me gusta apoyarme en mi pareja y dejo que él haga más cosas, así puedo reponerme. ¿Cómo lo haces si eres madre sin pareja? Intenta concederte un día de tu sangrado, contratando a una *baby-sitter* si puedes permitírtelo, pidiendo que vengan tus padres o dejando que tus hijos se queden a dormir en casa de sus mejores amigos. Así tendrás la oportunidad de hacer la siesta, salir a cenar sola, ir al cine, que te den un masaje o hacer cualquier otra actividad para recargar pilas.

Objetivo doméstico: tus hormonas se pondrán de tu parte para ayudarte a analizar y evaluar. Pero, a diferencia de la fase ovulatoria, en la que haces preguntas y te implicas en la conversación para analizar los temas, el proceso en la fase menstrual se basa más en escuchar a tu sabiduría interior, a tu intuición. ¿Tienes la intuición de que le pasa algo a tu hijo o hija en el colegio? ¿Se te ha escapado algo de tu radar de autocuidados, relación, economía o amistades? En la fase menstrual tu intuición está más activa y te concede la perspicacia que necesitas para hacer lo que has de hacer. Eres la directora ejecutiva de tu familia y es importante que evalúes todas las cosas que influyen en crear un hogar feliz y sano. También es un momento ideal para recordar todo lo que ha ido bien el mes anterior.

MÉTODO DE SINCRONIZACIÓN DEL CICLO™: MAMÁ FLO			
FOLICULAR Curiosidad. Duración: 7-10 días	**OVULATORIA** Atención y diversión. Duración: 3-4 días	**LÚTEA** Colaboración. Duración: 10-14 días	**MENSTRUAL** Individuación. Duración: 3-7 días
Planifica el calendario familiar para el mes que tienes por delante.	Asiste a reuniones familiares.	Deja que te ayuden tus hijos en las tareas domésticas.	Disfruta de tu tiempo a solas.
Id a algún sitio nuevo.	Organiza reuniones para que jueguen tus hijos.	Ayuda a tus hijos a que practiquen la resolución de problemas.	Deja que tus hijos también aprendan a estar a solas.
Haz preguntas para conocer mejor las necesidades de tus hijos.	Juega con tus hijos.	Anima a tus hijos a practicar tareas de seguimiento.	Pide ayuda a tu pareja o a alguna amiga.
Prueba una actividad nueva con tu familia.	Montad una fiesta con música para bailar.	Haz tareas administrativas relacionadas con sus estudios.	Actualiza tus cuidados personales.
Planifica las comidas para todo el mes.	Cultiva las relaciones sociales.	Inicia un proyecto doméstico.	Intenta conectar con tus hijos y averiguar cómo se sienten.
Haz recetas nuevas.	Prepara una reunión familiar.	Organiza los armarios de tus hijos.	Evalúa las prioridades familiares.

Recuerda tu etapa de la vida

Tu naturaleza cíclica va más allá del reloj de veintiocho días: también incluye la temporalidad general de tu expresión como mujer a tu paso por la vida. Considera el ciclo de veintiocho días como tu propia matriz creadora biológica, que influye en tu energía durante el transcurso de tu vida. Desde tu infancia hasta tu juventud, desde tu maternidad hasta convertirte en «una chica de oro», cada una de estas etapas está vinculada a cambios hormonales en tu cuerpo que influyen en los ritmos de tu energía, vitalidad y creatividad. Según una revisión publicada en *Frontiers in Neuroscience*, en 2015, estos cambios hormonales también afectan a los neurotransmisores y modelan nuestro cerebro. Uno de los principales beneficios de vivir cíclicamente es que reduce el estrés, al permitir que te concentres en lo que más te importa. Asimismo, tener presente dónde te encuentras en lo que respecta a las etapas de tu vida te da alas para hacer lo que para ti es importante en una etapa en particular. Ser consciente de tus ciclos te marca unas directrices respecto a la temporalidad de la vida e incrementa tu comprensión de que hay un momento para darle un empujón a tu carrera y un momento para buscar más equilibrio, un momento para crear amistades de por vida y un momento para cuidar de tu bebé. La necesidad de respetar la etapa de la vida en la que te encuentras suele ser más evidente durante la *matrescencia*, que es cuando te estás debatiendo con tu nueva identidad como madre. Desoír la realidad temporal de tu vida puede aumentar tu estrés y tu sentimiento de culpa, a la par que hace peligrar tu salud. No hay ningún otro momento en la vida en el que sea más probable que antepongas las necesidades de otros que cuando te conviertes en madre. Puede que te sientas culpable por no hacer suficiente por tus hijos, pero, por otra parte, también sufres por no cumplir tus objetivos en la vida, por no ser una buena amiga y por no prestarle suficiente atención a tu pareja. Esta es la tensión fundamental de la maternidad.

Estar en armonía con tu etapa de la vida engloba el concepto del momento oportuno y de la gestión de tu energía. El momento oportuno no afecta solo a cómo programas tus días, sino en qué concentras tu energía a lo largo de tu vida. Confiar en tu reloj hormonal y dejar que te guíe para cambiar tus prioridades te ayuda a centrarte y a reafirmarte. Tu reloj hormonal te permite rechazar algunos proyectos laborales o no salir por la noche con tus amigas. Puedes buscar otras formas de estar en contacto con ellas, por supuesto. No te tortures por no ser siempre «perfecta» en todas las facetas de tu vida. Cuando las cosas empiezan a superarte, pregúntate: «¿En qué fase del ciclo me encuentro? ¿En qué etapa de mi vida estoy?». Ram Dass, un maestro espiritual, escribió: «Está aquí ahora», en su famoso libro con el mismo nombre, *Be here now* [Está aquí ahora]. Honra a tu biología y déjate guiar por ella.

Atravesar las transiciones de la vida de una etapa a otra puede ser todo un reto, porque indican cambios profundos en nuestra identidad. Y ningún cambio es mayor y cuenta con menos respaldo social que pasar de ser una mujer joven sexual y despreocupada a una madre responsable y estresada. Este cambio puede hacer tambalear tus pilares, especialmente si no te has preocupado de tu salud hormonal. Afortunadamente, nunca es demasiado tarde para empezar a sintonizar tus relojes biológicos internos.

Ser conscientes de los cambios que tendrán lugar en cada etapa y prepararnos para ellos cuidando nuestras hormonas puede ayudarnos a hacer más llevaderas estas transiciones. Las mujeres de tu propia familia pueden ser un reflejo de lo que te espera a ti. Jean Liedloff, una escritora que pasó más de dos años viviendo en la selva de Sudamérica con una tribu intergeneracional, escribió en su libro *El concepto del continuum: en busca del bienestar perdido* que todas las personas podían aprender de sus mayores, en su propia cultura, a la vez que hacían de mentoras de los más jóvenes. Según la autora, esto facilitaba la transición de una etapa de la vida a la siguiente. Crecer en un hogar intergeneracional, donde convivieran la abuela y la madre, por ejemplo, debería proporcionarte un modelo de cómo es cada etapa de la vida. En 1950, casi el veintiuno por ciento de los estadounidenses vivía con dos o más generaciones de adultos en la misma casa, según un análisis de datos del censo del Pew Research Center. Esa cifra se desplomó al doce por ciento, en 1980; de modo que la mayoría de las que estáis leyendo este libro probablemente no habréis crecido con más de una generación en vuestra casa para tener a quien emular. Sin embargo, el número de hogares multigeneracionales ha ido aumentando gradualmente, hasta alcanzar la cifra récord de 64 millones de personas, o el equivalente de uno de cada cinco estadounidenses, en 2016. Formar parte de la «generación del sándwich», que vive con sus padres y sus hijos, conlleva sus propias dificultades, pero a ti te permite –y a tu hija, si tienes una– observar que, en la vida de una mujer, existe el aspecto del momento oportuno, además del ciclo mensual. Ser consciente de esto es muy útil, especialmente en la maternidad, donde realmente has de respetar tus relojes internos. Si no has tenido esta transmisión intergeneracional de sabiduría y no sabes lo que te espera, es probable que te angustien los cambios en general; es la misma falta de preparación que hace que nuestra experiencia de la pubertad nos pille por sorpresa o sea negativa. Veamos nuestra biología para que nos ayude a tener confianza para superar los cambios con éxito.

Las ocho transiciones hormonales de la vida

Infancia (desde el nacimiento hasta aproximadamente los doce años)

Centro de atención: tu cuerpo. Durante la infancia, el cuerpo, el cerebro y el sistema endocrino de una niña sufren un rápido desarrollo. La glándula hipófisis, en el cerebro, segrega una hormona del crecimiento que nos hace crecer más. Las hormonas tiroideas permiten que las células –especialmente las del cerebro– se desarrollen y funcionen adecuadamente. Las suprarrenales pasan a la acción hacia la mitad de la infancia –una transición denominada adrenarquía– y empiezan a liberar DHEA, esencial para el desarrollo del cerebro, según una investigación publicada en *Human Nature*, en 2011. Durante la infancia, las niñas funcionan con su reloj biológico de veinticuatro horas, igual que los niños.

¿Puedo sincronizar mi ciclo durante la infancia? Puesto que las niñas funcionan con el reloj biológico de veinticuatro horas, no tienen necesidad de sincronizar el ciclo en esta etapa. Sin embargo, una mala dieta y la exposición a disruptores endocrinos en la infancia podrían ocasionar problemas en la pubertad. Recomiendo que revises lo que come tu hija y evites su exposición a disruptores endocrinos, lo antes posible, para sentar unas buenas bases para su salud hormonal.

Centro de atención: tu estilo de vida. En esta etapa todo es nuevo y fantástico. Al principio, todo gira en torno a mamá y papá, pero esto cambia en la mitad de la infancia, cuando las niñas van al colegio y desarrollan habilidades emocionales, intelectuales y sociales, y empiezan el proceso de individuación.

Pubertad (desde aproximadamente los doce a los veintiún años)

Centro de atención: tu cuerpo. El primer periodo de una joven indica el maravilloso comienzo de su vida como criatura cíclica, donde añade un reloj hormonal mensual a su reloj de veinticuatro horas. En Estados Unidos, el noventa por ciento de las chicas empiezan a menstruar a la edad de 13,75 años (la edad promedio para la menarquía es de 12,4 años, según una investigación de 2003, publicada en la revista *Pediatrics*). Menos del diez por ciento tienen su primer periodo antes de cumplir los once años. Varios factores pueden influir en un inicio temprano de la pubertad y la menarquía. Estudios publicados en las revistas *Pediatrics* y *Pediatrics Research* muestran que un índice de masa muscular más alto en las chicas podría estar relacionado con el desarrollo de los senos y la salida del vello púbico a una edad más temprana. Otros factores asociados con una menarquía precoz son la exposición a disruptores endocrinos, que la madre fumara durante el embarazo y una clase socioeconómica baja. Por otra parte, los trastornos alimentarios, los niveles altos de actividad física y la desnutrición se asocian a la menarquía tardía, según una revisión de *Reproductive Biology and Endocrinology*, de 2010.

Cuando una joven empieza a menstruar, no es extraño que su ciclo sea irregular. El intervalo medio entre ciclos en adolescentes es de 32,2 días, pero los intervalos que oscilan entre veintiún a cuarenta y cinco días son considerados normales, según el Colegio Estadounidense de Obstetricia y Ginecología. El eje hipotálamico-hipofisiario-ovulatorio necesita tiempo para generar suficiente concentración hormonal para que una chica pueda ovular y menstruar con regularidad. Según una investigación de 2003, publicada en *Human Reproductive Update*, a los tres años de la menarquía, del sesenta al ochenta por ciento de las chicas experimentará la regulación de la duración de su ciclo a veintiún o treinta y cuatro días, que es un patrón similar al de las mujeres adultas jóvenes. El Colegio Estadounidense de Obstetricia y Ginecología recomienda a las adolescentes que controlen sus ciclos menstruales con la ayuda de su médico. En las primeras fases, puede aportar una información muy útil sobre temas de salud que necesitan diagnóstico temprano y conocimiento. Si en esta etapa aparecen problemas menstruales, evita suprimir los procesos hormonales y cíclicos en desarrollo con anticonceptivos sintéticos. Ve a la sección de kit de herramientas de *biohacking* para ayudar a tu hija adolescente a cuidar de sus hormonas y ahorrarse años de sufrimiento, tiempo y gastos intentando volver a regular su ciclo.

¿Puedo sincronizar mi ciclo en la pubertad? En nuestra cultura, enseguida damos por hecho que cualquier tema relacionado con el ciclo menstrual durante esta etapa de la vida ha de ser controlado con medicación, concretamente con anticonceptivos hormonales. La píldora solo enmascara los problemas de salud reproductora y retrasa el tratamiento y los cuidados adecuados. En vez de subirnos al carro de la píldora, hemos de hacerlo mejor y enseñar a nuestras adolescentes y jóvenes que la dieta y el estilo de vida pueden curar los trastornos hormonales.

Centro de atención: tu estilo de vida. Es un gran momento para explorar, aprender, emprender nuevas aventuras y descubrir nuestra identidad. Durante esta etapa, las adolescentes tienden a trasladar su atención de su familia a sus amistades, que desempeñan un papel mucho más importante e influyente en su vida. Además, suelen olvidarse de las amistades que habían tenido desde la infancia.

Años menstruales de adulta (desde los veintiuno a los treinta y cinco años)

Centro de atención: tu cuerpo. En esta etapa de la vida, el ciclo menstrual suele producirse cada veintiún a treinta y cuatro días, con una duración de dos a siete días. Es el momento de pasar a la acción si los síntomas que has tenido en la pubertad, como menstruaciones dolorosas, SPM o acné, no fueron tratados o no se resuelven por sí solos, o si empiezas a desarrollar síntomas nuevos. Con tratar no me refiero a aliviar los síntomas para que tengas unos periodos más suaves, sino a conservar tu fertilidad y a prepararte para poder beneficiarte de tus ventajas hormonales en cada faceta de tu vida.

¿Puedo sincronizar mi ciclo de adulta? De adulta, tienes la oportunidad de aprovechar el potencial de tu bioquímica femenina viviendo en sintonía con tu ciclo.

Centro de atención: tu estilo de vida. Es una etapa fascinante de la vida en la que cabe la posibilidad de que te mudes para vivir sola, que intentes que despegue tu carrera y que vivas apasionados romances. También es posible que tomes más alcohol y cafeína, que tienen un efecto sobre tus hormonas, así que cuidado con la forma en la que te afectan, reduce la dosis o elimínalos de tu vida para una salud hormonal óptima.

Embarazo (la edad varía)
Centro de atención: tu cuerpo. El cuerpo de la mujer es fascinante en lo que respecta a la creación de pequeños seres humanos. Tras la implantación de un óvulo fecundado, la fábrica de hormonas corporal experimenta cambios radicales. Aproximadamente, a los ocho días de la ovulación, tu jefa biológica interna activa la producción de gonadotropina coriónica humana (hCG, por sus siglas en inglés), que da instrucciones a los ovarios para que dejen de liberar un óvulo maduro cada mes. El principal trabajo de la hCG es preservar el cuerpo lúteo, a fin de que pueda reforzar la secreción de estrógeno y progesterona, para sustentar el embarazo. En la primera fase de la gestación, nuestro cuerpo produce hCG a un ritmo frenético, que alcanza su pico a las ocho o diez semanas, antes de bajar su producción y estabilizarse, en los dos últimos trimestres. Después de que la producción de hCG haya llegado a su nivel máximo, la placenta asume la producción

de estrógeno y progesterona. El estrógeno ayuda a regular otras hormonas clave, favorece el desarrollo y la nutrición del feto, aumenta el riego sanguíneo en el útero y contribuye al desarrollo de los canales de la leche. Por desgracia, también es el culpable de las náuseas que tienen muchas mujeres en el primer trimestre. El exceso de progesterona suprime la respuesta inmune de la madre para que su cuerpo no rechace al feto por considerarlo «un invasor extraño». Los niveles altos de progesterona mantienen la placenta y construyen el tejido endometrial, ayudan a que el útero se expanda para que quepa el feto y mejoran el estado de ánimo. Esta hormona principal ayuda a evitar abortos espontáneos, pues detiene las contracciones uterinas prematuras. Un estudio de 2017, publicado en *Fertility & Sterility*, concluyó que dos tercios de las mujeres que usaban un suplemento de progesterona antes de quedarse embarazadas tuvieron sus hijos a término, aunque previamente hubieran sufrido múltiples abortos. Si estás tan agotada que no puedes mantener los ojos abiertos, la culpable es esta hormona clave, porque suele actuar como un somnífero. Tus cambios de niveles hormonales pueden provocar el aumento del volumen de tus senos, oscurecer tus aureolas y aumentar tu sensibilidad mamaria. La retención de líquidos y la hinchazón son síntomas habituales a medida que avanza el embarazo, como lo son la retahíla de cambios que se producen. Un regalo menos conocido, pero mágico, a corto y largo plazo, del embarazo es que las células del corazón y del cerebro del feto siempre están en los correspondientes órganos maternos. Las células cardíacas del feto pueden ayudar a curar el corazón de la madre, una vez que ha duplicado su tamaño durante el embarazo, e indudablemente, esto propicia la resonancia emocional entre madre e hijo. Las células cerebrales fetales te dan ese vínculo psicológico con tu hijo, que hace que lo entiendas antes de que sepa hablar o cuando todavía no sabe comunicarse; verdaderamente, es la biología en su forma más poética.

Hay una serie de hormonas implicadas en el proceso de la creación de un hijo. Aumenta la producción de hormonas tiroideas que favorecen el metabolismo y la regulación de hormonas esteroides. El lactógeno placentario humano (hPL) provoca cambios en tus senos para facilitar la lactancia y tiene su función en tu metabolismo para que puedas nutrir adecuadamente al feto. Durante el parto, la oxitocina estimula las contracciones uterinas, que son las que expulsan al feto del útero. Tu cuerpo sabe intuitivamente qué has de hacer, pero las cosas se pueden descontrolar si no has solucionado cualquier desequilibrio hormonal previo. Puedes –y debes– sentirte de maravilla durante el embarazo, pero, para ello, normalmente, necesitas algo de preparación. Si eres una persona hormonalmente sensible como yo, con mi diagnóstico de síndrome de ovario poliquístico, es todavía más importante que te prepares para el embarazo, pues es probable que seas más susceptible a los cambios hormonales posparto.

EL PODER DE LA PLACENTA

Durante demasiados años, nuestra cultura ha infravalorado nuestro cuerpo, su naturaleza cíclica y el proceso de dar a luz. Veamos la placenta, por ejemplo. Este órgano que protege temporalmente la vida y nutre al feto durante el embarazo ha sido considerado como un desecho clínico. Increíble, ¿no te parece? Muchos hospitales tienen la costumbre de tirarlas después del parto. Esta práctica me saca de quicio, porque este increíble órgano encierra un gran potencial.

Técnicos innovadores futuristas y otros *influencers* importantes, entre los que se encuentra el gurú de la autoayuda Tony Robbins, están despertando por fin al inmenso poder de la placenta. Robbins, en un *post* que escribió en Facebook, en 2018, elogió los transformadores beneficios que había recibido tras someterse a una terapia de células madre placentarias, diciendo: «Las células madre de placenta humana me salvaron el hombro, después de haber estado luchando contra un insoportable dolor, debido a una estenosis espinal, y, más recientemente, por la rotura del manguito rotador. El tratamiento con células madre, realmente, es otro nivel de innovación en el campo de la salud, que puede revertir el desgaste al que sometemos a nuestro cuerpo y prevenir enfermedades y lesiones discapacitantes por seguir forzando. Este avance tecnológico afectará a la humanidad cambiando la vida de las personas; ¡tiene el potencial de transformar y salvar MILLONES de vidas!».

Robbins ha formado equipo con el doctor Peter Diamandis, cofundador de Human Longevity Inc. y uno de los líderes de la lista de los 50 Líderes más Importantes del Mundo, de la revista *Fortune*, para proporcionar terapia con células madre placentarias a los consumidores. Del mismo modo que las empresas farmacéuticas pagan a los consumidores por sus datos sanitarios, las mujeres deberían percibir una remuneración por sus placentas, y más mujeres deberían recibir fondos para proseguir con sus investigaciones sobre este tema. Solo espero que este sea el primer paso hacia un cambio de visión en el que se contemple el cuerpo femenino como la fuente última del poder de crear vida.

¿Puedo sincronizar mi ciclo durante el embarazo? No, ¡en absoluto! Sin embargo, te aconsejo que te prepares físicamente para la gestación con dietas específicas para cada fase y cambios en tu estilo de vida, al menos durante tres meses, pero preferiblemente un año, antes de intentar concebir. Al corregir los síntomas hormonales *antes* de que el test de embarazo dé positivo, aumentarás tus probabilidades de tener menos problemas durante la gestación.

Centro de atención: tu estilo de vida. En el embarazo, estás básicamente en una fase casi lútea extendida durante cuarenta semanas, que es la razón por la que sientes el deseo de anidar. Literalmente, estás anidando a un ser humano, y luego anidarás tu hogar. Anidarás cualquier cosa. Estarás muy activa terminando cosas: planificando la fiesta de *baby shower*,* organizando el cuarto del bebé, llenando los armarios con su ropita...

Posparto (la edad varía)

Centro de atención: tu cuerpo. Después de que tu bebé haya hecho su entrada triunfal en este mundo, tus niveles hormonales cambian radicalmente y experimentas un rápido descenso de los niveles de estrógeno, según una investigación publicada en la revista *Behavioural Brain Research*. La prolactina entra en acción para estimular la producción de leche en los senos. Cada vez que das de mamar, tu cerebro libera la poderosa hormona del vínculo, la oxitocina, que refuerza tu conexión con tu bebé. El primer periodo después del parto puede presentarse a las seis u ocho semanas, si no estás dando de mamar. Pero si estás amamantando, tu ciclo menstrual puede tomarse su tiempo en regresar. A las mujeres que vienen a mi consulta, la menstruación les tarda en regresar y regularse una media de unos seis meses. Yo tardé nueve meses. *CNS Spectrums* publicó una revisión de investigaciones, realizada en 2015, sobre el papel de las

---

* Costumbre estadounidense de hacer una fiesta para el bebé, poco antes de su nacimiento, en la que los familiares y amigos dan los regalos a los padres. (N. de la T.)

hormonas reproductoras en la depresión posparto y la ansiedad, donde se observó que algunas mujeres «sensibles a las hormonas» podrían tener mayor riesgo de desarrollar esta condición. En mi práctica con miles de mujeres he observado que la forma de alimentarse, de hacer ejercicio y de programarse la vida durante la década anterior al parto, o bien te protege de desarrollar trastornos del estado de ánimo después de este o te hace más vulnerable a ellos. La alimentación posparto también puede marcar la diferencia.

¿Puedo sincronizar mi ciclo después del parto? No sincronices tu ciclo en la etapa posparto. Deja pasar los tres primeros meses, considéralos una extensión de la fase menstrual. Centra tu dieta en alimentos cocinados calientes, incluidas grasas saludables, proteínas y comida muy nutritiva. Por ejemplo, el caldo de huesos, el paté de hígado, las carnes rojas, la avena caliente, los aguacates, los huevos enteros o el aceite de coco. No es momento para ensaladas, batidos o fruta cruda, ¡nada frío! Olvídate de adelgazar los kilos de más comiendo menos. No funciona. Tal vez pienses que estos alimentos potentes harán que subas de peso, pero a mí me ayudaron a perder rápidamente, y sin darme cuenta, los veintisiete kilos que había engordado con el embarazo. Mi programa alimentario después del parto también me ayudó a evitar los altibajos emocionales que podía sufrir a causa de mi sensibilidad hormonal. En cuanto regrese tu periodo y hayan pasado al menos seis meses después del parto, puedes empezar a sincronizar de nuevo tu ciclo.

Centro de atención: tu estilo de vida. Durante esta etapa, puede parecerte que tu vida gira en torno a ese pequeño bucle de llantos, comidas y cacas. Haz todo lo posible para no presionarte para trabajar más ni para mantener tu relación amorosa y tus amistades como lo hacías antes, mientras te estás adaptando a ser madre.

Perimenopausia fase 1 (aproximadamente de los treinta y cinco a los cuarenta y cinco años)

Centro de atención: tu cuerpo. El proceso de retroceso del segundo reloj empieza a mediados de la treintena. Tu cuerpo todavía produce suficientes hormonas para proporcionarte una buena energía, deseo sexual, tono de piel y tono muscular, pero los cambios sutiles ya se están produciendo en el interior de los ovarios. La reserva ovárica –el número de folículos y óvulos restantes en los ovarios– puede empezar a disminuir. A medida que decrece tu reserva de óvulos, las células ováricas segregan cantidades más bajas de dos hormonas clave, la inhibina B y la anti-mulleriana, que pueden provocar la elevación esporádica de los niveles FSH durante la fase folicular de tu ciclo, según una investigación de 2017, publicada en *JAMA*. Con el elevado número de mujeres de más de treinta y cinco años que tienen hijos, es evidente que la forma en que cuidas tus hormonas afecta en gran manera a tu fertilidad durante esta etapa. En esta fase de tu vida, seguramente tu ciclo llegue puntualmente cada mes, pero también puedes empezar a experimentar algunas variaciones en la duración. En los últimos años de esta fase, incluso puede que algún mes no tengas el periodo.

¿Puedo sincronizar mi ciclo en la fase 1 de la perimenopausia?

¡Sí! Si todavía te encuentras en la fase de la perimenopausia y estás empezando a aprender el concepto de vivir en sincronía con tu ciclo, ¡tienes que empezar a hacerlo *ahora*! Si has estado comiendo, haciendo ejercicio y administrando tu energía de acuerdo con tu ciclo, puede que no tengas síntomas durante esta fase. No obstante, si has descuidado o ignorado tu naturaleza cíclica femenina, tu cuerpo te lo recordará. Tal vez tengas problemas de fertilidad, sequedad vaginal, piel seca o arrugada o cabello superseco. Es la forma que tiene tu cuerpo de avisarte de que tienes problemas subyacentes que has de solucionar. No pretendas solucionar tus problemas de piel y de pelo en el balneario o el salón de belleza. El problema trasciende el nivel de la piel. Es imprescindible que empieces a *biohackear* tu vida para lograr un mayor equilibrio hormonal, antes de iniciar tu transición a la segunda fase de la perimenopausia, o podrías enfrentarte a síntomas graves e innecesarios. Al responsabilizarte ahora de tu salud tomando alimentos y suplementos específicos para cada fase, puedes evitar muchos de los efectos del envejecimiento hormonal prematuro y reducir la probabilidad de desarrollar síntomas en la fase final de la perimenopausia. También puedes retrasar este proceso y, con ello, la menopausia. Un estudio de 2018, del *Journal of Epidemiology and Community Health*, concluyó que una dieta rica en pescado y legumbres retrasa el inicio de la menopausia en más de tres años, mientras que comer arroz y pasta refinados reduce tus años reproductores. También relacionaron las dosis altas de vitamina B_6 y zinc con el retraso de la menopausia.

Centro de atención: tu estilo de vida. Ahora ya le estás tomando el pulso a la maternidad, a tu carrera y a tu vida sentimental. Cuando tus hormonas estén en su mejor momento y respetes tu naturaleza cíclica, podrás hacer que todo funcione con menos esfuerzo y tendrás más energía que nunca. También puede ser un momento en el que inicies un viaje de regreso a ti misma. La psicóloga Marion Woodman ha escrito largo y tendido sobre el cambio de atención de las mujeres en la mitad de la vida, cuando de concentrarse en las cosas externas y de buscar aprobación fuera pasan a interiorizarse. Acepta esta transición y conócete mejor.

Perimenopausia fase 2 (de los cuarenta y cinco a los cincuenta y cinco años)

Centro de atención: tu cuerpo. A medida que tu reloj infradiano sigue su proceso de retroceso, tus niveles hormonales sufren cambios todavía más radicales. Con el tiempo, tu cuerpo generará cada vez más FSH, y al final, dejarás de tener tu ciclo de veintiocho días. Cuando llegas a la fase 2 de la perimenopausia, tu reserva ovárica se ha reducido, haciendo que el embarazo sea menos probable, pero no imposible. Los niveles de la hormona FSH aumentan, provocando que los folículos maduren más rápido y acorten la fase folicular; los niveles de progesterona de la fase lútea disminuyen; la producción de estrógenos puede seguir siendo estable o desajustarse, y la testosterona también desciende. Estos cambios pueden provocar ciclos más irregulares. Al final, los niveles de FSH suben hasta el extremo de que dejas de ovular. Tal vez dejes de tener el periodo uno o dos meses seguidos y estés más de sesenta días sin menstruar. El periodo puede ser más largo o más corto, o más o menos copioso. Esta transición puede ser relativamente suave y que tus niveles hormonales permanezcan equilibrados entre ellos, si has sincronizado tu ciclo. Las mujeres que no han practicado este cuidado específico de las fases pueden experimentar intensas fluctuaciones hormonales y padecer un montón de trastornos, como los siguientes:

- Sofocos y sudoración nocturna.
- Trastornos del sueño.
- Mayor riesgo de desarrollar miomas y endometriosis.
- SPM.
- Aumento de peso.
- Sensibilidad e hinchazón mamaria.
- Problemas de fertilidad.

- Pérdida de memoria.
- Cambios de humor.
- Problemas de concentración.
- Dolor de cabeza.
- Falta de libido.
- Sequedad vaginal.
- Incontinencia urinaria.
- Falta de respuesta sexual.
- Falta de energía.
- Cansancio.
- Menos motivación.
- Cambios en el cabello y el vello púbico.
- Mayor susceptibilidad a padecer infecciones urinarias y vaginales.
- Mayor riesgo de osteoporosis.

¿Puedo sincronizar mi ciclo en la fase 2 de la perimenopausia?
Puedes utilizar algunos aspectos del Método de Sincronización del Ciclo™, pero tendrás que permitir el cambio de ritmos. Tal vez tengas que pasar más tiempo en varias fases dependiendo de lo que te suceda hormonalmente, y cuidado con tu afán de ponerle solución con medicamentos. Contempla los síntomas de la perimenopausia como una oportunidad para consultar contigo misma y ver si necesitas incrementar tus cuidados personales.

Centro de atención: tu estilo de vida. Si tienes hijos, las exigencias cotidianas de la maternidad empezarán a remitir, puesto que se vuelven más independientes. Considéralo como una etapa en la que puedes dedicarte más a tu relación de pareja y a tu carrera. Es posible que también te estés replanteando tus metas en la vida.

Posmenopausia (de cincuenta y cinco años en adelante)
Centro de atención: tu cuerpo. Transcurridos doce meses desde tu último periodo, pasas a formar parte de los casi dos millones de mujeres estadounidenses al año que cruzan el umbral de la posmenopausia, según la Sociedad Estadounidense de la Menopausia. Lo más habitual es hacer esa transición alrededor de los cincuenta y un años, la edad promedio para la menopausia natural en este país; sin embargo, como has visto antes, tu dieta y tu estilo de vida pueden retrasar o acelerar su inicio. También hemos visto que en el Biocycle Study (estudio del biociclo) se observó que cuanto más tardamos en tratar el SPM, mayor es el riesgo de desarrollar cáncer, enfermedades cardiovasculares, diabetes y demencia en la posmenopausia. Es evidente que tus elecciones durante tu vida de adulta y el viaje de la perimenopausia afectarán notablemente a tu salud y tu bienestar en la posmenopausia. En esta fase, la FSH se habrá estabilizado en sus nuevos y elevados niveles, y el estrógeno, la progesterona y la testosterona se habrán establecido en sus niveles bajos para largo plazo. A medida que tus hormonas dejen de subir y de bajar en un patrón mensual rítmico, tu naturaleza cíclica irá dando paso al regreso al reloj biológico de veinticuatro horas que seguías en tu infancia. Sin embargo, solo porque tu segundo reloj ya no esté en escena, eso no significa que tus órganos femeninos ya no te sirvan. De hecho, otra razón para invertir en tu salud hormonal mientras tu segundo reloj permanece activo es que puedes incrementar las posibilidades de conservar tu útero en la posmenopausia. ¿Sabías que casi un tercio de las mujeres sufren una histerectomía a eso de los sesenta? ¿O esa investigación demuestra que casi todas ellas son innecesarias? Cuando eras joven, tu ginecólogo quería que tomaras la píldora para regular tu sistema hormonal, y cuando eres mayor, te dicen que no necesitas tu útero. Es la pieza final de la trayectoria de la creencia que

afirma que hemos de medicarnos y suprimir nuestros procesos biológicos naturales. Pero esta operación acarrea problemas en tu bienestar sexual y físico a largo plazo. Una investigación reciente, realizada en 2019, concluyó que el útero podría tener un papel sorprendente en la memoria y someterse a una histerectomía se ha asociado a déficits de memoria. Durante esta etapa de la vida, si tus hormonas y circuitos cerebrales reciben un refuerzo, se reorganizan de manera que te abrirán la puerta a una nueva forma de vida. Creo que Christiane Northrup lo expresa fantásticamente: «La mujer en la menopausia, que se está convirtiendo en su propia reina, se encuentra en una encrucijada de su vida, dividida entre lo que conocía hasta ahora y una nueva forma de ser que está empezando a vislumbrar... que le implora que explore aspectos de sí misma que han estado latentes durante los años en que cuidaba a los demás y se concentraba en sus necesidades».

¿Puedo sincronizar mi ciclo en la posmenopausia? Tu cuerpo ha vuelto al reloj de veinticuatro horas; por consiguiente, ya no necesitas vivir cíclicamente por motivos de salud y fines de *biohacking* hormonales, pero si te apetece puedes continuar la práctica. A algunas mujeres les gusta estar conectadas con el ciclo sincronizando las fases lunares. No obstante, aquí el foco principal es el consumo de alimentos ricos en nutrientes, proteínas y ácidos grasos esenciales, porque tu cuerpo ya no fabrica tantas hormonas. Puedes seguir comiendo los alimentos saludables de la lista de alimentos para cada fase de tu ciclo del capítulo cuatro, pero no tienes que seguir dichas fases. Asimismo, es importante que hagas ejercicio de forma que refuerce tu cuerpo sin que incremente tu riesgo de lesionarte. Y puedes programar tu vida a un ritmo más sostenible, aunque funciones con un solo reloj. No hay razón alguna para pasar un duelo por el final de tu vida cíclica, si aprovechaste las ventajas de tu reloj infradiano mientras estuvo activo. Creo que las mujeres que manifiestan un sentimiento de pérdida en esta etapa están haciendo las paces con una tristeza subyacente por no haber vivido según su ciclo mientras pudieron. De hecho, si has vivido respetando tus ciclos, estarás acostumbrada a pasar de una fase a otra, y de una etapa de la vida a otra, aceptarás este nuevo capítulo con los brazos abiertos.

Centro de atención tu estilo de vida: contempla esta etapa de tu vida como una oportunidad para dar más importancia a tus objetivos personales, en lugar de estar pendiente de cuidar de otros. Más de la mitad de las mujeres estadounidenses posmenopáusicas dicen sentirse más felices y realizadas que cuando tenían veinte, treinta o cuarenta y tantos años, según una investigación publicada en la revista *Menopause*. Considera la menopausia como una etapa para disfrutar de golpe de la sabiduría que aportan todos los regalos del ciclo.

MÁS SOBRE LA ETAPA DE MATERNIDAD

Siempre que estoy agobiada o me siento culpable por no haber visto a mis amistades durante algún tiempo, no haber estado más por mi pareja o no haber respondido a mis *emails* durante el fin de semana, me recuerdo que estoy en la etapa de maternidad y, hormonalmente, en la perimenopausia temprana. Ese recordatorio me ayuda a ver las cosas con mayor objetividad. Me vuelvo a dar permiso para aceptar esta etapa, en vez de ejercer sobre mí misma una presión excesiva para hacer más. Hay ciertas etapas de tu vida en que puedes estar por ahí con tus amigas durante horas, hacer escapadas románticas con tu amante o dedicar mucha parte de tu tiempo libre a trabajar en tus proyectos profesionales, pero no cuando estás criando activamente a tus hijos pequeños. Tu reloj interno te dice que has de dar prioridad a tu bebé. Las investigaciones confirman lo que dice tu reloj. La revista *Child* encuestó a casi un millar de madres y padres para evaluar cómo había afectado tener hijos en las relaciones con sus amistades. Los resultados mostraron que las mujeres tienden a alejarse de sus amistades después de tener un hijo. Aproximadamente, el cuarenta y cinco por ciento dijo haber perdido amistades después de ser madre, y pasaba menos tiempo con las que le quedaban, de catorce horas a la semana antes de ser madre a cinco horas. También cambia nuestra forma de relacionarnos con nuestras amigas. En lugar de reunirnos para ir a comer, tomar cócteles o ir de compras, pasamos a comunicarnos mediante *chat*, *emails* o las anticuadas llamadas telefónicas, y nos recompensa de distintas formas.

Ser madre puede provocar un cambio sísmico en tu relación romántica. ¿Te extraña? Ese manojito de júbilo reclama cada segundo de tu atención, impide que duermas lo suficiente y hace que añadas ciento treinta y siete cosas más a tu lista de tareas pendientes. No es fácil encontrar tiempo para ti, mucho menos para tu pareja. Décadas de investigaciones confirman que después de haber sido padres se produce una disminución de la felicidad conyugal. Un estudio de 2017, publicado en *Current Opinion in Psychology*, concluyó que el nacimiento del primer hijo tiene un efecto negativo en la relación de los padres, tanto si eres una pareja heterosexual como del mismo sexo. Y no se trata del típico bajón de recién casados. En un estudio de 2008, del *Journal of Family Psychology*, los investigadores midieron la satisfacción conyugal entre mujeres con hijos y sin hijos en un periodo de más de treinta y nueve meses. Todas experimentaron una reducción de la satisfacción, pero la de las madres fue mucho más pronunciada, más del doble del declive que sufrieron las mujeres sin hijos. Si utilizas las estrategias del capítulo ocho, puedes cambiar esta tendencia.

En lo que respecta a trabajar después de haber tenido un hijo, puedes sentirte arrastrada en dos direcciones. Todas queremos dar el cien por cien en nuestra carrera, pero también queremos darlo en el cuidado de nuestros hijos. No hace falta ser un genio de las matemáticas para darse cuenta de que eso no puede ser. Dado que vivimos en la cultura de la productividad constante, estamos condicionadas a pensar que siempre hemos de estar disponibles para nuestros clientes, acostarnos tarde para demostrar que trabajamos mucho y aceptar proyectos adicionales para probar lo que valemos. Si a esto le sumas un bebé –o un segundo bebé–, no te queda suficiente tiempo para ti. El instinto bioquímico de cuidar a los hijos es muy fuerte, y la cultura de trabajo es tan insostenible e insolidaria con la maternidad que muchas mujeres sienten que han de tomar una decisión muy difícil. De hecho, cada vez hay más mujeres que se retiran de la vida laboral para ejercer el papel de madre a tiempo completo. El porcentaje de mujeres trabajadoras de edades entre veinticinco y cincuenta y cuatro años alcanzó su pico en 1990, un setenta y cuatro por ciento, pero desde entonces ha ido disminuyendo hasta un sesenta y nueve, según un artículo de 2014, de *The New York Times*. El porcentaje de madres que no trabajan fuera de casa se disparó hasta el veintinueve por ciento –supone 10,4 millones de madres que se quedan en casa– en 2012, del veintitrés por ciento que había en 1999, según un análisis de uno de los Centros de Investigación Pew. El *Harvard Business Review* analizó una encuesta de 2004, en la que participaron 2.443 mujeres altamente cualificadas –con un título profesional, una licenciatura o una diplomatura con honores–, y descubrió que el treinta y siete por ciento de ellas había elegido dejar el trabajo en algún momento. Entre las madres, la cifra ascendía al cuarenta y tres por ciento. Como puedes suponer, las responsabilidades familiares estaban en uno de los principales puestos de la lista de razones por las que las mujeres abandonaban el mundo laboral. Según un sondeo de 2014, de *The New York Times/CBS News/Kaiser Family Foundation* entre mujeres estadounidenses que no trabajaban, y de edades comprendidas entre los veinticinco y los cincuenta y cuatro años, el sesenta y uno por ciento de ellas citó las obligaciones familiares como una de las razones por las que no trabajaban. Es evidente que no existe suficiente flexibilidad y apoyo por parte de las empresas para las madres trabajadoras. Muchas mujeres que han dejado de trabajar para quedarse en casa se consideran unas fracasadas. ¿Por qué no podemos «tenerlo todo» tal como nos habían hecho creer? Sin lugar a dudas, sincronizar tu ciclo te ayuda a organizar y a ampliar lo que puedes hacer en el transcurso del mes y reduce la presión que sientes para conseguir hacerlo todo a lo largo del día. Sin embargo, me gustaría ver que hay más empresas que ayudan a las mujeres durante su maternidad, siendo flexibles para que sus empleadas tengan horarios laborales compatibles con sus obligaciones familiares. Cambiar la definición de éxito durante la maternidad –conseguir metas profesionales, estar disponible para tus hijos y tener tiempo para cuidarte– forma parte del *biohacking* que necesitas en esta etapa de la vida, para que puedas dejar de intentar hacer más cosas y dedicarte a hacer más de lo que realmente importa.

El ciclo continúa: cuando tu hija empieza a menstruar

Si tienes una hija, lo más importante que puedes hacer como madre es ser un modelo de tu naturaleza cíclica para ella. Si la educas en esta cultura, para que pueda ver que vives en armonía con tus fases hormonales, esto se le quedará tan grabado que seguirá tu ejemplo. Ver que cambias tu alimentación, que adaptas tu forma de hacer ejercicio y que utilizas tu energía según tu ciclo hará que este estilo de vida sea natural para ella cuando se haga mayor. Tal vez no te des cuenta, pero tu hija observará tu forma de actuar en la vida. Yo lo veo con mi propia hija, ¡y solo tiene tres años! Una noche, a finales de mi fase lútea, le dije que había estado sentada todo el día trabajando y que necesitaba mover mi cuerpo, pero que no quería forzarlo demasiado. Siempre me observa cuando hago ejercicio en casa; se quedó pensando un momento y me dijo: «¿Qué te parece hacer ejercicio sobre la esterilla? Eso te irá bien». Fue uno de esos momentos en que me sentí muy orgullosa, y le respondí: «Tienes toda la razón. Es el tipo de ejercicio perfecto para hacer ahora». Así que hice treinta minutos de pilates y ella hizo los dos minutos de calentamiento conmigo.

El estilo de vida cíclico es la base de la cultura de mi hogar. Tal como he dicho anteriormente, mi hija se da cuenta de que las cosas cambian durante el mes y observa inconscientemente los cambios de cada fase. Cuando llegue a la pubertad, tendrá muy asumido que ha de vivir de acuerdo con su ciclo. ¡Aleluya! No quiero que tenga que empezar a darle vueltas a esta forma de vida de un modo racional, como un concepto que le trato de inculcar, pero que yo misma no practico. Prefiero que sea ella la que me diga: «Uf, mamá. Déjame en paz. ¿De qué otro modo podría vivir?». Si sucede esto, le perdonaré la forma de responderme.

Por desgracia, esto todavía no es lo más común. Una paciente compartió conmigo una conversación que otras madres amigas suyas habían tenido con los pediatras de sus hijas. El médico les aconsejó que dieran Prozac a sus hijas, antes de empezar a menstruar, para no tener que afrontar su conducta «hormonal» cuando alcanzaran la pubertad, y que comenzaran a tomar la píldora en cuanto tuvieran su primer periodo. Creo que hemos de ser muy cautelosas respecto a medicar a nuestras adolescentes, tanto si tienen síntomas como si no. Mi paciente me dijo que estas madres también tomaban la píldora para solucionar sus problemas menstruales y que tomaban antidepresivos para sus trastornos de estado de ánimo, y es muy probable que piensen que medicar a sus hijas en una fase temprana les evitará sufrir lo que ellas han sufrido. Lo cierto es que todas nos merecemos tener una mejor salud hormonal en cada etapa de nuestra vida. Dependiendo de tu edad cuando tuviste a tu hija, puede que ya no estés menstruando cuando ella alcance la pubertad. En cualquier caso, compartir cualquiera de los dos escenarios es hermoso y encierra sabiduría. Si las dos estáis con el ciclo, puedes ser un buen modelo para ella durante este proceso. Ella descubrirá su identidad y tal vez tú, en tu mitad de la vida, te redescubras a ti misma y tus valores. Es un gran cambio para ambas partes. Puedes ayudarla a atravesar cualquier turbulencia, pero recuerda que su cerebro está sufriendo constantes cambios, por lo que te recomiendo que intentes tomártelo con la mayor calma posible. El libro de Sil y Eliza Reynolds *Mothering and Daughtering* [Ser madre y ser hija] puede ser de gran ayuda. Dale ejemplo con tus prácticas de cuidados personales, para que la ayuden a desenvolverse en todas las etapas de transición de su vida. También puedes hacerla partícipe de tu propia indagación sobre las transiciones naturales. Si te gustan los retiros y talleres sobre bienestar, llévala contigo. Déjala que explore prácticas como el baile, el yoga, la meditación, escribir un diario o el arte, para que pueda desarrollar su relación consigo misma y con su mundo interior e identificarse con su biología como fuente de sabiduría interior.

Si ya no tienes el periodo cuando tu hija entre en su fase cíclica, desempeñarás un papel más de soporte. Haced algo juntas en la cocina, para que puedas enseñarle cómo funciona esto. Tal vez te apetezca sincronizar las fases lunares para que te ayuden a permanecer conectada con los ritmos de la naturaleza y enseñarle a tu hija adolescente que es importante crear un vínculo con el mundo que te rodea y cuidarlo, del mismo modo que cuidas tu cuerpo.

En el aspecto práctico, anímala a usar la aplicación MyFLO y haz que programe alertas para enviártelas a ti y sepas en qué fase se encuentra. Así podrás prepararle los alimentos que necesita y ayudarla en su práctica de estar en sintonía con sus fases, para que pueda crear un equilibrio entre sus estudios y sus cuidados personales. Las alertas también te ayudarán como madre a no tomarte las cosas de un modo muy personal cuando tu hija descargue una energía o actitud demasiado abrasiva. Sencillamente, ten en cuenta su fase del ciclo y ayúdala a pasar por ello. Recuerda que la estás guiando en la transición de una vida no cíclica a cíclica. Sé paciente. Amable. Encantadora. Comprensiva. Las directrices vitales que le aportarás durante esta etapa sentarán las bases para que se convierta en una mujer sana hormonalmente, con capacidad para discernir, equilibrar y priorizar sus valores, necesidades y responsabilidades, que la conducirán a la felicidad y satisfacción duraderas. Piensa en lo maravilloso que hubiera sido si te hubieran transmitido esta sabiduría cuando estabas haciendo la transición hacia una vida cíclica. Te podrías haber evitado el camino que te ha conducido a la búsqueda de la perfección, haber reivindicado tu salud hormonal y haber disfrutado y aprovechado las ventajas de tu reloj infradiano. Algún día... te lo agradecerá.

CAPÍTULO 10

Dinámica, sabia y libre

Una mujer que está en armonía con su espíritu es como un río que fluye. Va a donde quiere sin pretensiones y llega a su destino dispuesta a ser, nada más ni nada menos, ella misma.

MAYA ANGELOU

Recuerda cuando eras niña y volabas en los columpios, saltabas por la calle y pedaleabas en tu bici con el cabello al viento. Apenas pensabas en tu cuerpo, salvo para usarlo para hacer lo que te apeteciera. Hasta que llega un día en que tu madre te sentó para darte «el sermón de la maldición del periodo», o te sentiste decepcionada y avergonzada ante una clase de educación sexual, como la mía, y de pronto, todo cambia. Descubriste lo que el mundo pensaba de tu sexo, que tu cuerpo era una carga y que estabas destinada a sufrir por su culpa. Y ese descubrimiento te rompió el corazón. Te obligó a empezar a forjar un nuevo conjunto de creencias sobre ese cuerpo que tan bien te había servido hasta entonces e iniciaste un nuevo diálogo interior para consolar a tu corazón. Comenzaste a creer que tu cuerpo te traicionaría y te desconectaste de él. Aprendiste a desconfiar de tu biología y de sus ritmos cíclicos e intentaste someterlo para dominar su naturaleza. Y tu cuerpo respondía a gritos con sus síntomas, intentando avisarte de un aspecto fundamental que estabas olvidando. Procuraste escucharlo, pero tu médico te dijo que no se podía hacer nada o te animó a enmascarar los síntomas. Entretanto, el desequilibrio hormonal subyacente persistía y creaba un círculo vicioso que se convertía en la profecía que se cumple a sí misma. Como has ido viendo en este libro, el concepto básico de que tu cuerpo es una carga no podía estar más alejado de la verdad biológica científicamente avalada. De hecho, el único camino hacia la curación es a través de tu naturaleza femenina, a través de tu cuerpo y de integrar tu reloj infradiano. Espero que te hayas sentido reafirmada cuando has leído que tu diálogo interior afirma: «Sí, esto es lo que he estado sintiendo; «He tenido esa intuición, pero no entendía cuál era la conexión»; «Deberíamos haber aprendido esto antes», y «Sí, tiene sentido seguir mi propio *flow*». Tu voz interior y tu intuición te han estado indicando el camino a casa. El Método de Sincronización del Ciclo™ es el puente que te une al cuerpo que adorabas, que te hacía sentir que podías hacer cualquier cosa. Ha llegado la hora de que empiece la curación.

¿Cómo hemos llegado hasta aquí?

En mis talleres, me gusta compartir la historia sobre cómo las mujeres terminamos en nuestro estado actual. Antes de la era de la razón, cuando Descartes, Newton y Galileo empezaron a explorar el «cómo» de las cosas, vivíamos en una era de espiritualidad. Durante esa etapa, todas las actividades de la vida de las personas encerraban un sentido de lo sagrado y de lo divino, la gente vivía de acuerdo con el orden natural que observaba en el mundo que los rodeaba y que creían que fomentaba el bienestar de su alma y de su salud espiritual. Pero esta etapa espiritual acabó transformándose en la era de la razón, como paso necesario para entender los mecanismos subyacentes de las cosas, para decodificar los misterios dominantes en la era de la espiritualidad. Esta nueva era intentaba medir y delinear el mundo y su contenido; concedía mucha importancia al tiempo lineal, específicamente al reloj de veinticuatro horas. Solo tenía valor lo que se podía explicar bajo ese nuevo modelo, y todo lo que no podía ser explicado científicamente, incluidos los elementos del mundo natural y emocional, carecía de importancia. Y todo el que se centrara en la naturaleza era considerado un necio y un ignorante. La gente —entiéndase, los «hombres»—, imbuida de este nuevo conocimiento lineal y forma de razonar, asumió los puestos de poder y prohibió la educación a las mujeres, así como que pudieran ayudarse entre ellas. Al final, este pensamiento lineal fomentó ideas de incremento de la productividad. Si conocías el funcionamiento de las cosas, podías superar el orden natural y producir tanto como ambicionaras, a la velocidad deseada y siempre que quisieras. Los que gobernaban se dieron cuenta de que podían rehacer el mundo a su antojo y para su beneficio.

Esto supuso el fin de la sabiduría femenina y de su energía cíclica, por supuesto. Las comadronas, las prácticas médicas orientadas a la mujer y los problemas de salud de las mujeres quedaron relegados, fueron considerados misterios vinculados a leyes naturales que escapaban al razonamiento. Aunque la era de la razón nos introdujo a la belleza de la ciencia, pasó por alto la biología de la mujer y la envileció por no poder hallarle una explicación lineal. A las mujeres se nos consideraba enfermas y se nos tachaba de histéricas —palabra que deriva del griego *hysterika*, que significa 'útero'— para justificar nuestra locura. Y ahora, después de cientos de años, todas y cada una de las respuestas personales de las mujeres a sus hormonas se valoran desde ese falso principio. Este libro marca el final de este largo, doloroso e innecesario viaje, con el descubrimiento de la pieza que faltaba en la conversación científica que la era de la razón prefirió ignorar: las mujeres tenemos un segundo reloj biológico, y es tan valioso como el de veinticuatro horas. El reloj de veintiocho días se puede medir, es predecible y exige el mismo respeto, atención y prioridad que el de veinticuatro horas.

Además, para perfeccionar lo perfecto, si cabe, este reloj infradiano es la manifestación física de la energía sagrada que antaño gobernó toda forma de vida. El reloj de veintiocho días refleja el ritmo cíclico inherente vinculado a la creación. Las mujeres lo sentían en un plano visceral. *Ritual* procede de la palabra sánscrita *rtu*, que significa 'menstruación'. Los rituales más antiguos estaban vinculados a los ciclos femeninos: el lunar y el estacional. Pero nos hemos tenido que enfrentar a un relato cultural que nos ha condicionado a negar y devaluar nuestra realidad cíclica. Nos enfrentamos a este doloroso relato en cada cosa que nos representa, en cada ley que nos gobierna y en cada historia sobre nosotras. Eso bastaría para volver loca a cualquier mujer y nos desarraiga y nos desconecta, no solo de nosotras mismas, sino de nuestra relación con lo sagrado. Esta sed espiritual de conectarnos con nosotras mismas y encarnar un ritmo cíclico en nuestra vida explica la razón por la que las mujeres somos las principales consumidoras del crecimiento personal, la autoayuda, el desarrollo espiritual y productos y programas de bienestar. Desde el comienzo de nuestra vida alimentamos a un parásito voraz —una mezcla de desinformación e ignorancia sobre nuestra biología— que impide que saciemos nuestra sed y hace que siempre nos estemos esforzando por calmarla fuera de nosotras. Hemos estado anhelando ese algo escurridizo durante los siglos de nuestra larga opresión. Y hoy en día, seguimos buscando cosas externas —la mejor casa, el ropero más chic, una silueta más esbelta, una cara más bonita, talleres, retiros— en un intento de sentirnos conectadas con algo superior a nosotras. De hecho, solo hay una cosa que necesitamos para restaurar nuestro poder, encontrar tierra firme y conectarnos con nuestra alma: el conocimiento que nos falta sobre nuestra biología cíclica y el permiso para seguir nuestra intuición a través de un estilo de vida cíclico.

Reivindicar nuestra soberanía

Tenía que cruzar el puente de la ciencia a fin de sentir la confianza para poner en práctica el gran experimento en mi propia vida. Con una corriente de agua tan fuerte bajo el puente de la historia, necesitaba sentirme un poco segura para regresar a mi propio ritmo. Es un poco arriesgado nadar contra la corriente, si no sabes que esta ya se encuentra en tu interior.

Encuentro vínculos que conectan nuestra biología femenina con la naturaleza por todas partes. Por ejemplo, me quedé atónita cuando descubrí el conjunto de Mandelbrot y entendí cómo la geometría de los fractales describía a la perfección la biología de la naturaleza, de la que me había enamorado en el instituto. No es necesario ser un as de las matemáticas para admirar la belleza de los fractales. Al estudiar las ramas de un árbol, la estructura de los bronquios o la arquitectura del riñón, me impresionó mucho que toda la vida orgánica se basara en patrones que se autorreplicaban. Aunque no soy ni matemática ni física, parece razonable que en nuestro cuerpo tengamos el mismo efecto fractal en nuestros patrones hormonales, que influyen en cada uno de nuestros sistemas. También tenemos el efecto cuántico. Junto con los otros padres de la física cuántica —Schrödinger, Bohr y De Broglie—, Einstein nos ayudó a trascender la física newtoniana, la ciencia tradicional que afirmaba que nuestro universo no era más que un conjunto de materia física. La física cuántica nos enseñó que, de hecho, no hay nada en el mundo que sea materia sólida, y que todo es energía. En la mecánica cuántica, existe un maravilloso efecto en el que las partículas parecen estar en dos estados al mismo tiempo. Nuestra bioquímica femenina nos permite igualmente acceder a dos patrones de tiempo diferentes: el ritmo de veinticuatro horas y el de veintiocho días. Seguramente, la combinación de los efectos fractales y cuántico —que solo se encuentra en el cuerpo femenino— es la esencia de las fuerzas naturales más poderosas que existen.

Siempre me ha fascinado la forma de vida de las mujeres antes de que la geometría euclidiana cambiara el centro de atención al entorno artificial, donde todo era lineal, y la física newtoniana redujera lo infinito a finito. Los científicos dieron por hecho que, en la naturaleza, todo era caótico e impredecible y que no se podía describir matemáticamente. Estaban equivocados. Benoit Mandelbrot, un investigador de la empresa IBM, lo descubrió en la década de 1970.

Entendió que la complejidad no significa caos. La naturaleza es genial, elegante y eficiente, igual que tú. He imaginado cómo debió de ser esa vida preeuclidiana: vivir en estrecha sintonía con la naturaleza, realizar rituales cíclicos, sentirte más libre. Quería hallar la fórmula para crear esa forma de vida que había imaginado en nuestro mundo moderno, a fin de hacer uso de mi poder como mujer encarnada. El patrón cíclico me aportó la visión de cómo podría hacerlo –y cómo podría hacerlo cualquier mujer de cualquier cultura– sin tener que huir al bosque o renunciar a la tecnología. El pasado y nuestra forma de vida hace siglos siempre serán un tema apto para debate, pero si nos contemplamos bajo el prisma de la ciencia actual –observando cómo nuestra biología es un reflejo de las mareas, de los patrones de la luna, de la rotación de una rueda–, ya no tenemos que seguir imaginándonos el pasado. Nos basta con ser nosotras mismas, alentadas por las fuerzas de la naturaleza que crean vida en nuestro interior y a nuestro alrededor. No ver el poder de este proceso biológico es tan limitador como lo era el mundo lineal, antes de permitir que la naturaleza se autorrevelara. Solo hemos de rechazar el condicionamiento que se nos ha inculcado respecto a las llamadas limitaciones hormonales y aceptar lo que somos –fractales del cosmos, seres cuánticos, polvo de estrellas encarnado– y brillar con una nueva versión de la realidad que nos haga justicia a nosotras y a la humanidad.

Aunque esta nueva forma de vivir conlleve estar profundamente conectadas con nuestra biología, la ciencia de nuestro ciclo no implica que sean las hormonas las que gobiernen nuestra vida. Al reconocer la existencia simultánea de dos relojes y sincronizar el segundo, trascendemos la ciencia matemática reductiva (el concepto de que el cerebro crea conciencia) y la biología determinista (la idea de que no tenemos libre albedrío). No somos solo un subproducto del mandato hormonal de nuestro cuerpo. Si adquirimos más conciencia, podemos lograr estar en sintonía con esas hormonas y hacer que trabajen a nuestro favor. Si no fuéramos más que un conjunto de agentes bioquímicos, no tendríamos capacidad alguna para modificar nuestra situación hormonal, pero, como hemos visto en este libro, tenemos el poder de curar nuestras hormonas y mejorar nuestro bienestar.

Es una hermosa oportunidad para que se produzca la convergencia entre la ciencia y la espiritualidad, y nos ayude a ensalzar nuestra conciencia general y personal. Hay muchos tipos de espiritualidad que nos indican que hemos de trascender nuestro cuerpo para conectar con algo superior. Pero mi descubrimiento personal es que las mujeres alcanzamos esta perspectiva superior y estado de conciencia más profundo *a través* del cuerpo. No soy la primera mujer que intenta enseñar a otras el camino para regresar a nuestro verdadero hogar, a nuestra naturaleza femenina, a nuestra conexión con lo divino. La analista junguiana Clarissa Pinkola Estés escribió uno de los libros más importantes sobre el poder femenino, *Mujeres que corren con los lobos*, en 1992. Marion Woodman y muchas otras también han compartido la idea de que reclamar nuestra sabiduría interior es la clave de la realización personal. Tuve el privilegio de contemplar la obra de Hilma af Klint en el museo Guggenheim, durante una exposición. Había una mujer de la época del movimiento sufragista, a principios de 1900, que buscaba el reconocimiento de su valor intrínseco en medio de una sociedad que marginaba a las mujeres. Pintó representaciones increíbles de la intersección de la ciencia de la vida y la geometría de lo sagrado para demostrar que todos somos iguales. Fue como recibir un abrazo de una amiga del pasado y tuve la sensación de que no había transcurrido el tiempo.

Después de casi veinte años ayudando a otras mujeres a equilibrar su sistema hormonal y a conectar con el poder de su energía femenina, he deducido que a nosotras nuestra realización personal nos llega al sanar nuestro cuerpo. Cuando conectamos con esta fuerza creativa de la naturaleza, sondeando nuestro cuerpo, sincronizar nuestro ciclo se convierte en la práctica física diaria que nos ayuda a centrarnos, cuando las distracciones externas no nos satisfacen. Adquirimos un mayor sentido de conciencia personal y nos damos cuenta de que todo lo que buscamos está en nuestro interior. No nos falta nada, nada está mal. Tal como somos ahora, ya somos perfectas en nuestra naturaleza cambiante.

Comprender esto nos da la oportunidad de reivindicar nuestra soberanía, nos permite reconocer nuestra verdadera naturaleza como poderosas agentes del cambio. Y nuestra capacidad para ampliar esta energía, a través de nuestra profunda conexión con nuestra biología, nos permite enfocarnos en cualquier aspecto de nuestra vida y crear cualquier cambio que sea necesario, en nosotras mismas, en nuestras relaciones y en el mundo. Al profundizar en el *funcionamiento* de nuestra mecánica interior, descubrimos que no somos menos, que no estamos concebidas para ser dominadas, que nuestro cuerpo es un don que mantiene los tiempos de un ritmo que nos beneficia. Nuestra visión aporta una medicina muy necesaria en nuestra desequilibrada cultura. Y a medida que vayamos equilibrando nuestras hormonas y estando en armonía con nuestro FLO, podremos equilibrar y armonizar el mundo que nos rodea.

Reimaginar el viaje del héroe

Joseph Campbell creó el concepto del viaje del héroe en su obra clásica, *El poder del mito*. Básicamente, este viaje es el de un héroe improbable que es llamado a emprender un viaje épico. Se aventura en una búsqueda, progresa, soporta contratiempos y, al final, consigue la meta, el grial y al chico o la chica. Se trata de conquistar —de hacer algo para obtener algo—, y esta fábula glorificada viene repitiéndose durante todo el milenio.

Reflexiona un momento sobre hasta qué extremo el viaje del héroe ha calado hondo en ti y se ha instalado en tu mente consciente e inconsciente, desde donde dictamina lo que has de considerar heroico, valioso, merecedor y laudable. Al contar, y con ello perpetuar, estos relatos, básicamente estamos afirmando que la energía masculina de aventura, persecución y conquista no solo es sobre la cual se ha erigido nuestra sociedad, sino que es lo que merece ser valorado.

Observa también que no hay historias de heroínas. Esta es la razón por la que luchamos tanto contra nuestra naturaleza cíclica. Alabamos la acción y recelamos de la inacción.

El efecto secundario de que no se cuenten ni representen nuestras historias es que, en realidad, nos falta vocabulario para describir nuestra realidad.

Esto es lo que he experimentado en la versión femenina del viaje del héroe. Sentimos la llamada, pero no es para ir tras un grial o una meta, sino que se trata de una llamada del cuerpo o del corazón, y empieza la búsqueda para volver a nuestro hogar interno. Entonces, se trata de un viaje interior, hacia lugares desconocidos de nuestra mente, desde los cuales podremos acceder a nuestra naturaleza salvaje femenina y sacarla a la luz. Luego viene la reivindicación, que es el viaje del ciclo: atravesar las fases para reclamar el equilibrio de nuestras energías masculina y femenina. Por último está el renacimiento.

Esto lo experimentamos cada mes. Hemos de interiorizarnos para descansar e incubar, para asegurarnos de que tenemos todo lo que necesitamos. Y desde ese lugar de plenitud, podemos mostrarnos tal como somos. Cuanto más profundicemos más podremos proyectarnos hacia delante cuando sea el momento de hacerlo, en la primera mitad del ciclo. Hemos de reinventarnos cada mes. ¡Qué regalo más increíble!

Lo ordinario se vuelve extraordinario, porque hemos profundizado en nuestra autoconciencia. Cada insignificancia puede convertirse en una oportunidad para crecer, conocernos mejor y vivir más desde la escucha y la respuesta compasiva.

Está bien manifestar las emociones

Cuando comparto esta información en mis talleres, se produce un proceso emocional palpable en la sala. No es fácil describirlo, pero parece que las participantes tienen varias experiencias. En primer lugar, se sienten reafirmadas y entusiasmadas, cuando empiezan a vislumbrar la luz y a atar cabos. Luego aparece la rabia, al darse cuenta de lo que se han perdido en su vida personal debido a esta falta de comprensión. Después, aparece la tristeza por lo que no pueden reclamar. Por último, experimentan alegría y euforia por lo que siempre habían esperado que fuera así, por lo que, en algunos breves momentos de tranquilidad, se habían atrevido a creer que era cierto: que son líderes dignas, poderosas, iguales y capaces. Darse cuenta de esto despierta sus emociones y las mías. Como, tal vez, la lectura de este libro despierte las tuyas.

LO QUE TAL VEZ SIENTAS

Todos los días hablo con mujeres que han de enfrentarse a emociones muy fuertes y conflictivas respecto a esta revelación.

- Martina, una ejecutiva de *marketing* de treinta y cuatro años, sintió una tristeza profunda cuando se enteró de que sincronizar su naturaleza cíclica era la solución para sus problemas menstruales y la vía hacia una mayor felicidad y realización personal en su trabajo, en el amor y como madre. Sentía que había malgastado veinte años de su vida sufriendo innecesariamente por su desequilibrio hormonal y que sus síntomas habían contribuido a su ruptura matrimonial y a su decisión de elegir otra carrera profesional. Pasó su duelo por la vida que podía y *debería* haber tenido.
- Robin, una estudiante de veintiún años de una de las universidades de la Ivy League (Liga de la Hiedra), se puso furiosa. No se podía creer que, en todos sus años de estudiante en una de las mejores universidades de la nación, ni un solo profesor, asesor o enfermera de ese centro, le hubiera explicado la verdad sobre su bioquímica. Se propuso pasar a la acción para asegurarse de que no se iba a seguir difundiendo esta

desinformación a la siguiente generación. Robin fundó su propia versión del Club del Periodo –¡ahora tengo una digna sucesora!– en su hermandad y ha conseguido que todas sus afiliadas se comprometan a dar a sus hermanas o primas una charla educativa sobre la *verdadera* sexualidad.

- Sarah, con treinta y tantos largos, sintió que, para ella, lo que marcaba la diferencia era emocional. Antes, siempre se había considerado una desertora, pero empezó a darse cuenta de que había ciertos momentos del mes en los que estaba realmente entusiasmada por probar cosas nuevas, mientras que había otros en los que solo necesitaba descansar. Ahora sabe que lo que antes le parecía fantástico puede que en estos momentos no le apetezca, pero que si espera a la siguiente fase, volverá su entusiasmo. También siente compasión por todas las mujeres de su vida –su madre, sus amigas, su abuela– que tanto se han esforzado para ser perfectas, sin saber que podían haberse quitado ese peso de encima, si hubieran estado en sintonía con su ciclo.

Despertar a tu verdadero yo puede embarcarte en una montaña rusa de emociones. Date tiempo para digerir estas reflexiones y empieza a hacer pequeños cambios en tu propia vida. No sientas que has de remediar estos errores culturales a nivel social, liderando el movimiento para cambiar el sistema de educación sexual, las tendencias institucionales o las carencias sanitarias. Empieza por ti, armoniza tus hormonas para encontrarte mejor y vivir la mejor versión de tu vida. Mi deseo es que por fin puedas bajarte del círculo vicioso de la opresión, del que te obliga a correr en círculos intentando ser perfecta, guapa, delgada, cumplidora y dócil, esa que valora el conformismo. Deseo que las mujeres disfruten de su autoconciencia corregida, que se sientan seguras de sí mismas, que se saquen el yugo por completo y caminen juntas hacia un futuro diferente. No veo exactamente qué nos aportará este futuro, pero mi corazón se regocija al pensar en todo lo que podemos crear.

No hace falta ser perfecta

A medida que avanzamos hacia ese nuevo futuro, también hemos de asegurarnos de que no volvemos a adoptar las mismas ideas nocivas respecto a la productividad y las aplicamos a esta forma de vida cíclica. No te plantees sincronizar tu ciclo como algo que has de añadir a tu lista de tareas pendientes en tu búsqueda de la perfección. Entiendo que en nuestro entorno patriarcal es casi imposible no contaminarse con la enfermedad del perfeccionismo. De jovencitas, cuando llegamos a la pubertad, nos encontramos con mitos respecto a nuestro cuerpo y nos enfrentamos al reto de dilucidar cómo sobrevivir en el patriarcado. En un plano superior, la forma en que nuestra sociedad valora a las mujeres está inequívocamente vinculada a nuestro grado de perfección: perfecta en aspecto, carácter, rendimiento y todo lo demás. El perfeccionismo, subproducto de la herida patriarcal intergeneracional que hemos heredado, es algo que utilizamos como respuesta de supervivencia. Es nuestra forma de buscar inconscientemente estar a salvo y seguras. Es la manera en que nos ganamos el respeto de nuestros iguales y la aprobación de nuestra comunidad. Principalmente, es el billete para conseguir un hombre que, según nuestra sociedad heteronormativa, desde hace mucho, es la clave de la seguridad. Cuanto más perfecta seas, más podrás atraer a una pareja de éxito y mejor podrá proveerte con la seguridad económica y física que anhelas. Este raído concepto de la vieja escuela ha dejado de ser relevante hoy en día, porque las mujeres nos valemos por nosotras mismas: nos automantenemos, tenemos independencia económica y nos instalamos un sistema de alarma si necesitamos estar a salvo. Entonces, ¿por qué nos seguimos aferrando a este perjudicial relato? No se sostiene. Tiene fugas por todas partes. Se desintegra con la luz. No obstante, antes de que te des cuenta de sus defectos, este guion sabotea tu relación con tu cuerpo. Y por desgracia, este relato puede impedir que obtengas los beneficios de sincronizar tu reloj cíclico. Veo esto con demasiada frecuencia. En mis casi veinte años trabajando con pacientes en privado, no he conocido ninguna mujer que no haya tenido esta psicopatología del perfeccionismo y le haya impedido tener una relación saludable con su cuerpo. El perfeccionismo tiene dos caras: la postergación y la microgestión.

- **Postergación:** si te das cuenta de que estás pensando: «Todavía no voy a empezar a cuidarme sincronizando mi ciclo, porque no puedo seguir todo el programa como me gustaría», tal vez seas víctima de la postergación, que es una de las caras de la moneda del perfeccionismo. Si sabes que no vas a poder dedicarte a algo al cien por cien, puede que no te preocupes en intentarlo. La lástima es que si hubieras dedicado al menos el cincuenta por ciento, o incluso el veinte por ciento, todavía habrías obtenido algún beneficio, pero te lo estás perdiendo todo porque no quieres ser juzgada por no hacer lo suficiente. A veces, los jueces están fuera –profesores, jefes o compañeros de trabajo– pero, con frecuencia, la voz más crítica proviene de esa que ves en el espejo. No quieres menospreciarte por no ser perfecta, así que ni te molestas en intentarlo.
- **Microgestión:** si estás sincronizando tu ciclo, pero lo microgestionas con pensamientos como: «¿He comido los alimentos correctos? ¿He hecho el ejercicio incorrecto para esta fase? ¡Oh, no, he programado esta presentación tan importante para la fase equivocada!», puedes acabar volviéndote loca. Al final, esta microgestión te producirá más estrés, de modo que te rindes y das por hecho que es demasiado difícil, porque no has podido estar a la altura de tus expectativas.

¿Cómo podemos subsistir en un ecosistema mental como este? Es sumamente estresante y agotador estar atrapadas en esta danza de la postergación y la microgestión. Pero, lo más importante, ¿cómo te liberas de la trampa del perfeccionismo? Sigue mi ejemplo, una perfeccionista en rehabilitación: tú puedes. Utilizo el término *rehabilitación* porque el perfeccionismo nunca se cura del todo. Has de estar atenta todos los días para poder romper las cadenas del perfeccionismo. Yo era una postergadora nata, lo cual es una ironía si tenemos en cuenta todo lo que hago ahora a diario. Soy un ejemplo de lo que supone soltarse de esta trampa. Cuando desarrollé el Método de Sincronización del Ciclo™ para curarme de mis problemas hormonales, empecé a enfrentarme al guion que seguían mis pensamientos en cada momento. No tienes por qué tener sentimientos negativos respecto a estos pensamientos. Basta con que seas objetiva y te preguntes: «¿Necesito esta conducta para sobrevivir o sentirme a salvo?», «¿Qué servicio me presta este pensamiento?», «¿Me ayuda a retrasar que empiece a sincronizar mi segundo reloj?» o «¿Me está sirviendo para estar tan absorta en los detalles más nimios de este proceso que me estoy perdiendo la felicidad que se supone que me ha de aportar?». Si respondes con sinceridad, tal vez reconozcas que eres una perfeccionista en modo de supervivencia, lo cual es estresante. El Método de Sincronización del Ciclo™ está diseñado para ayudarte a romper este patrón y que puedas prosperar, no solo sobrevivir.

La genialidad de vivir cíclicamente es que no tienes que hacerlo a la perfección. Sí, aquí te he incluido las tablas para ayudarte a escoger los alimentos, ejercicios y herramientas de planificación para que optimices tus hormonas, sistemas biológicos y creatividad, pero tu meta es seguir tu instinto. La flexibilidad se cuece en el método. Quiero que sigas este programa *intuitivamente*. Esta es una palabra capciosa, y estamos condicionadas a desconfiar de ella, pero yo hablo desde una perspectiva bioquímica: los hemisferios derecho e izquierdo del cerebro se intercambian información sobre hechos y sentimientos, para informarte de las necesidades de tu cuerpo. Este proceso también te da acceso a un estado de conciencia que trasciende tu cuerpo. Simplemente, *sabes* o *sientes* lo que es correcto para ti en cada momento.

Si estás en tu fase ovulatoria, generalmente, te apetecen más los alimentos refrescantes, pero si estás agotada porque has trabajado mucho toda la semana y prefieres un plato de sopa caliente, adelante con la sopa. Esa intuición de que necesitas algo caliente procede de un estado de conciencia, de poder y de sabiduría. Escúchate a ti misma. Que esta nueva práctica sea el puente que te conecta con tu intuición, para que puedas responder dinámicamente a las necesidades de tu cuerpo. Confía en ti.

Asimismo, puedes autorizarte a empezar a sincronizar tu ciclo, simplemente haciendo una pequeña prueba y cambiando algo en tu alimentación, forma de ejercicio y manera de programarte y de concentrarte en una fase específica. Cualquiera que sea tu punto de partida, celébralo y disfrútalo, y sigue avanzando a partir de él. Hace casi veinte años que he sincronizado mi ciclo, y todavía sigo aprendiendo y profundizando en mi práctica de vivir como mujer encarnada. Desde las primeras incursiones, se produce una espiral ascendente de aprendizaje, aprecio, autoconciencia y crecimiento. Esto es lo que quiero que tengas. Si en estos momentos estás bloqueada por el perfeccionismo de tu reloj de veinticuatro horas, concéntrate en resolver tu lista de tareas pendientes y en adaptarla a tu segundo reloj, el de veintiocho días. Estarás menos ocupada y tendrás más espacio para escuchar a tu cuerpo, conectar con tu intuición y responder a lo que es correcto para ti. Sincronizar tu ciclo debería ser divertido, no estresante. Desarrollar este tipo de relación amorosa contigo misma y con tu cuerpo debería ser un motivo de alegría.

¡DILE A TU VOZ INTERIOR QUE SEA AMABLE!

Reconocer que la mayor parte de tus creencias sobre ti misma y sobre tu cuerpo se basan en una información errónea es muy revelador. De pronto, empiezas a darte cuenta de que todas esas cosas negativas que te has estado diciendo no eran ciertas.

Aquello que considerabas defectos de carácter o imperfecciones, en realidad, forma parte de tus fortalezas. Y cuando ves que las pruebas científicas demuestran que el pensamiento negativo puede alterar la expresión de tus genes de manera perjudicial, mientras que el pensamiento positivo favorece a tus genes y tu ADN, todavía es más necesario que te replantees tu diálogo interno. En vez de culpabilizarte por lo que pensabas que eran defectos personales, indaga en las causas biológicas básicas y corrígelas. Así es como deberían ser tus conversaciones interiores.

Diálogo interno antiguo	Diálogo interno nuevo
Soy incapaz de hacer dieta. No tengo fuerza de voluntad.	Cuando cambio de fase hormonal, me cambia el metabolismo y tengo distintas necesidades calóricas.
Soy una fracasada, porque, a veces, no puedo soportar el estrés laboral.	En la segunda mitad de mi ciclo, mi cuerpo tiene una respuesta al estrés exagerada y libera más cortisol. Puedo dedicarme a mis cuidados personales para compensarlo.
Tengo mucha ansiedad. Soy una persona débil.	Tal vez tengo un desarreglo hormonal que activa ciertos neurotransmisores en mi cerebro, o quizás a mi cuerpo le faltan ácidos grasos omega-3.
Soy un desastre, porque soy incapaz de ser constante.	Tal vez esté usando el reloj inadecuado y he de programar las cosas para que sean más acordes con los ritmos naturales de mi cuerpo.

UNA CADENA DE VALOR Y AMOR

Aunque las revelaciones sobre las hormonas y los sistemas biológicos que he expuesto en este libro sean nuevos para ti, el concepto de que las mujeres somos criaturas poderosas biológicamente está muy arraigado. Los libros que han escrito otras mujeres son los que han iluminado mi camino hacia el recuerdo de mí misma. Cuando iba al instituto leí sobre los ritos menstruales de las mujeres nativas americanas, en el libro de Carolyn Niethammer *Daughters of the Earth* [Hijas de la tierra], y sentí nostalgia por algo que no sabía cómo nombrar. *El placer de amar*, de Alex Comfort, cambió mi visión del mundo, como lo hizo el libro de Natalie Angier *Mujer: una geografía íntima*. Una amiga me dio el libro de Sharron Rose *The Path of the Priestess* [El camino de la sacerdotisa], que anima a las mujeres a conectar con la energía de su poderosa diosa interior y me inició en un lenguaje que ni siquiera sabía que existía. También leí los *Monólogos de la vagina*, de Eve Ensler. *Cuerpo de mujer, sabiduría de mujer*, de Christiane Northrup, confirmaba nuestro sufrimiento físico. Más recientemente, *Circe*, de Madeline Miller, ha sido el primer libro de ficción que he leído que describía el viaje del héroe desde una perspectiva femenina. Cada uno de estos libros ha sido como una nota de amor, me ha animado, reafirmado, informado y devuelto a casa. El valor de estas autoras para escribir de manera sin precedentes en la historia me incita a creer que no solo es posible el cambio, sino que es inevitable. Autoras como Miranda Gray con *Momentos óptimos de la mujer* y Alexandra Pope y Sjanie Hugo Wurlitzer con *Wild Power* [Poder salvaje], que comparten que el viaje para mejorar nuestra salud, creatividad y espiritualidad reside en nuestro ciclo menstrual, son voces amigas en el creciente coro de mujeres que intentan conectar con su aspecto cíclico.

¿Es el momento del matriarcado?

Muchas de las mujeres que se han curado de sus problemas con el periodo sincronizando su ciclo me preguntan si creo que el siguiente paso lógico en el movimiento de la mujer sería una sociedad matriarcal, para sustituir al opresivo patriarcado. La mayoría se sorprenden un poco cuando les dijo que ya somos sociedades matriarcales. La arqueóloga y antropóloga Marija Gimbutas describió una cultura centrada en la diosa y en la mujer, que abarca desde el Paleolítico, hace dos millones de años, hasta hace solo cinco mil años, cuando el patriarcado tomó el relevo. Basándose en sus hallazgos arqueológicos, insinuó que la cultura ginocéntrica era pacífica, veneraba lo femenino y creía en la paridad económica. ¡Qué bonito!, ¿verdad? ¿Sería cierto que las mujeres de hace miles de años disfrutaban de igualdad económica, mientras que hoy en día las estadounidenses siguen ganando ochenta y dos centavos por cada dólar que ganan los hombres? La conversación sobre nuestra herencia matriarcal no recibe mucha atención; de hecho, algunas rechazan esta idea, como hizo la profesora de Estudios Religiosos Cynthia Eller, en su libro *The Myth of Matriarchal Prehistory* [El mito de la prehistoria matriarcal].

Pero no abandonemos tan pronto la idea de un pasado matriarcal. Las nuevas investigaciones sobre genética indican algo curioso que sucedió hace unos cinco mil o siete mil años. En 2015, un estudio publicado en *Genoma Research* reveló que la población fértil masculina en Europa, África y Asia experimentó un dramático descenso. Los investigadores descubrieron un cuello de botella genético en la población del cromosoma Y, que se transmite por línea paterna, que provocó el colapso de la diversidad genética entre los varones. ¿Qué fue lo que causó está misteriosa disminución? Una investigación reciente, editada en un número de *Nature Communications*, de 2018, indica que la causa más probable fueran las guerras entre clanes patrilineales. Los hombres de la Edad de Piedra se tomaron tan en serio lo de darse garrotazos hasta matarse que diezmaron linajes enteros de varones. Esto tuvo como consecuencia que existiera una mayoría de población femenina: unas diecisiete mujeres por hombre. Creo que es lógico pensar que mientras los hombres estaban fuera de casa matándose unos a otros, las mujeres se quedaron construyendo culturas en el hogar. Puedo imaginármelas creando una sociedad que se basaba en los valores femeninos que velaba por su realidad biológica.

No entiendo por qué a algunas personas les cuesta tanto creer que tuvimos una sociedad prehistórica ginocéntrica. De hecho, todavía existen culturas matriarcales en la actualidad. Por ejemplo, la sociedad de la etnia mosuo de la China rural. Un precioso documental de 2012, de la serie *Frontline* de la PBS, *The Woman's Kingdom* [El reino de las mujeres], exploró esta fascinante cultura. Allí, las mujeres no se casan en el sentido tradicional. Practican lo que llaman un «matrimonio ambulante», en el que los pretendientes de la mujer entran en su dormitorio, con la esperanza de pasar una «noche dulce», y ella tiene el poder de decidir si quiere o no pasar la noche con él, no hay cuerdas que los aten. Tras realizar el acto, el hombre se ha de marchar a la mañana siguiente. Una mujer mosuo puede disfrutar del matrimonio ambulante con más de un hombre si lo desea, sin sentir ninguno de los prejuicios que sienten a veces las mujeres estadounidenses respecto al sexo. En esta forma de vida, los amantes no viven bajo el mismo techo y los padres no participan de la educación de los hijos. Es la madre y la familia de la madre las que se encargan de la crianza, y los hijos llevan el nombre de la madre. En la importantísima unidad familiar matrilineal, los parientes eligen a la mujer más capaz para ser la cabeza de familia. Para mí, uno de los momentos más emotivos del documental fue cuando una jovencita cuenta lo orgullosa que está de ser mujer: «Me gusta ser mujer. Las mujeres pueden hacer lo que les plazca. ¿No es maravilloso?». ¡Sí, lo es! ¡Y es cierto!

Después de leer este libro y entender todos los dones que te ofrece tu naturaleza cíclica cuando tus hormonas están bien y equilibradas, puede que sientas ganas de derrocar a la sociedad patriarcal y sustituirla por un matriarcado. Pero una sociedad donde un reloj biológico domine al otro no es aconsejable. La poetisa feminista Audre Lorde, en su ensayo «No existe la jerarquía de la opresión», escribió: «Me he dado cuenta de que la opresión y la intolerancia de las diferencias se presentan en todas las formas, tamaños, colores y sexos; y entre las que compartimos las metas de la liberación y de un futuro viable para nuestros hijos, no pueden existir jerarquías de la opresión». Hemos de visualizar un futuro más incluyente que haga honor a nuestra naturaleza cíclica, a fin de que podamos optimizar nuestro bienestar físico, emocional y social, a la vez que fomentamos la integración, la sostenibilidad y la sanación. Te mereces tener información real sobre tu cuerpo y sus increíbles dones, y todas nos merecemos un futuro que acepte nuestro derecho a vivir de acuerdo con nuestra naturaleza.

Planificar el camino que tenemos por delante

¿Cómo evolucionará nuestro poder femenino en el futuro? Ahora que somos conscientes de nuestro reloj infradiano, tenemos la oportunidad de difundir este conocimiento y ampliar lo que sabemos. Como vimos en el capítulo uno, tristemente, la presencia femenina en las investigaciones médicas es muy escasa, y muy en especial, en el caso de las mujeres en edad fértil. Un informe de 2014, de una investigación específica sobre sexo, del Hospital Brigham and Women, dio en el clavo: «Las investigaciones médicas, que son neutrales respecto al sexo o género, o sesgadas hacia la fisiología masculina, ponen en riesgo las oportunidades de las mujeres para la prevención y favorecen los diagnósticos erróneos, los tratamientos inadecuados, las enfermedades, e incluso, pueden provocar la muerte». Ha llegado el momento de que los investigadores dejen de suponer que sus hallazgos de estudios con hombres y mujeres posmenopáusicas pueden aplicarse en las mujeres que menstrúan. En el pasado, los científicos advirtieron de los posibles riesgos para las mujeres en edad fértil y para sus futuros fetos, razón por la cual las excluyeron de los estudios. Tal vez, los científicos ya han encontrado una solución para este problema. En un informe de 2017, de la revista *Nature Communications*, los investigadores revelaron que habían conseguido integrar células de todos los órganos involucrados en el ciclo menstrual –ovarios, trompas de Falopio, útero y cérvix– en una placa de Petri. Esto ofrece la oportunidad de estudiar los ciclos de la mujer con mayor facilidad y sin riesgo. Por ahora, los investigadores están planificando utilizar este sistema para estudiar los anticonceptivos orales y sus efectos en la bioquímica femenina, y también esperan poder observar cómo influye el ciclo hormonal en el tracto gastrointestinal y en dolencias como la enfermedad de Crohn y la enfermedad inflamatoria intestinal. Esto es un gran paso, pero también me hace pensar en todas las investigaciones orientadas a la mujer a las que podremos acceder gracias a esta versión de laboratorio de nuestro ciclo. Estoy deseando que los investigadores profundicen más en:

- Cómo influye la nutrición en cada fase del ciclo de la mujer.
- Cómo puede la nutrición aliviar los síntomas de enfermedad en las mujeres.
- Cómo afectan las rutinas de *fitness* a cada fase del ciclo de la mujer.
- Cómo afecta un enfoque cíclico del *fitness* en la bioquímica femenina.
- Cómo afectan las dietas bajas en hidratos de carbono a nuestra bioquímica y nuestras fases.
- Cómo afectan las dietas vegetarianas y veganas a nuestra bioquímica y nuestras fases.
- Cómo afecta el ayuno intermitente a nuestra bioquímica y nuestras fases.
- Cómo afecta un programa de alimentación cíclica a nuestra bioquímica y nuestras fases.
- Cuál es la mejor forma para nosotras de lograr la autofagia (proceso antiedad que implica limpiar las células deterioradas) en nuestros años fértiles.
- Cómo metabolizamos las mujeres los medicamentos con receta médica en cada fase de nuestro ciclo.
- Cómo afectan los anticonceptivos hormonales a las adolescentes en su salud mental y futura fertilidad.

Pensar en todo lo que podríamos aprender de las investigaciones sobre nuestra bioquímica me da esperanzas para nuestro futuro y espero que llegue el día en que no se vuelva a cuestionar nuestra naturaleza cíclica y nadie se plantee ignorarla o enmascararla para encajar en una sociedad con patrones masculinos. Cuanto más sabemos, mejor entendemos que *biohackear* nuestra dieta, ejercicios y agendas con nuestro ciclo mensual es la única forma coherente de vivir para las mujeres. Y hemos de asegurarnos de que el *biohacking* nos ayuda a entender qué es lo que hemos de *biohackear* para que nuestra realidad biológica madure los frutos de esta práctica.

No es solo el campo médico el que ha de ser más integrador. El futuro de nuestro entorno laboral también está en juego. Me invitaron a hablar en una mesa redonda sobre inteligencia artificial (IA). Te estarás preguntando qué estaba haciendo una experta en salud hormonal como yo en un debate sobre IA. Soy la primera en admitir que no soy muy fan de la tecnología, pero quiero asegurarme de que desarrollan la IA teniendo presente la realidad bioquímica femenina. ¿Sabías que la IA se basa principalmente en patrones masculinos? ¿O que los desarrolladores podrían inconscientemente infundirle sus tendencias de género? ¿O que la IA podría provocar una mayor desigualdad de género? Aquí está la prueba: el algoritmo de anuncios de Google muestra anuncios para altos cargos ejecutivos a más hombres que mujeres, según un estudio de 2015, publicado en *Proceedings on Privacy Enhancing Technologies*. Este mismo estudio reveló que la IA programada para procesar textos determinó que «el hombre está tan hecho para la informática como la mujer para ser ama de casa». Una reveladora investigación, de 2017, presentada en el Congreso de Métodos Empíricos en el Procesamiento del Lenguaje Natural, en Copenhague, Dinamarca, puso de manifiesto que el *software* de reconocimiento de imagen reforzaba los estereotipos sexistas. Por ejemplo, al buscar la palabra *cocinar*, en dos populares colecciones de imágenes, aparecieron hasta un treinta y tres por ciento más de imágenes de mujeres que de hombres. No te extraña, ¿verdad? Cuando los investigadores utilizaron el aprendizaje automático* como entrenamiento de *software*, el porcentaje subió al sesenta y ocho por ciento. ¡El aprendizaje automático fomentaba la tendencia existente! ¿Te imaginas un mundo donde las máquinas reforzaran el sexismo? No podemos permitirlo. Afortunadamente, este equipo de investigación intentó revertir esta inesperada tendencia y puso en práctica una serie de controles para reducirla. Este es el tipo de IA que queremos. Pero lo más acuciante es que haya más mujeres en puestos de liderazgo en este campo de la IA. En el campo de la IA y del aprendizaje automático las mujeres suponen tan solo un dieciocho por ciento de las ejecutivas de alto nivel, según un análisis de TechEmergence. ¿Cómo podemos esperar que un campo donde el ochenta por ciento son hombres pueda reflejar con precisión las necesidades de las mujeres al crear algoritmos, *bots* conversacionales** y otras formas de inteligencia artificial que básicamente modelarán el futuro de los puestos de trabajo y del mundo?

Una fuerza femenina de la naturaleza

Cuando empieces a vivir en sintonía con tu naturaleza cíclica y según tus ritmos biológicos femeninos, desatarás el superpoder de tus hormonas. Reducirás los síntomas desagradables, reforzarás tus sistemas biológicos, mejorarás tu salud a largo plazo, serás más creativa y más productiva con menos esfuerzo, estarás más satisfecha y serás más consciente de ti misma. Hazlo por ti, por tu salud, por tu felicidad. Pero recuerda que recobrar tu salud hormonal no es la meta última, sino el punto de partida para una vida totalmente nueva. En la segunda parte de este libro, has visto de qué manera puedes aplicar el Método de Sincronización del Ciclo™ para equilibrar tus hormonas,

---

* Subcampo de las ciencias informáticas y rama de la inteligencia artificial, cuyo objetivo es desarrollar técnicas de aprendizaje para los ordenadores. Fuente: Wikipedia. (N. de la T.)

** Programa que simula mantener una conversación con una persona, al proveer respuestas automáticas a entradas hechas por el usuario. Fuente Wikipedia. (N. de la T.)

mejorar el funcionamiento de tus sistemas biológicos y reforzar tu bienestar. En la tercera parte, has comprobado cómo seguir mejorando tu salud, tu energía y tu vitalidad para liberar tu creatividad laboral, intensificar tus orgasmos y tus relaciones, y ser mejor madre sin todo el estrés que conlleva. Cuando todas las áreas de tu vida estén a pleno rendimiento, gracias a tu nueva práctica cíclica, podrás empezar a mirar hacia fuera y ver cómo puedes convertirte en un agente de cambio en el mundo que te rodea. Con tu recién adquirida habilidad para seguir incrementando tu energía física y emocional, podrás compartir tus talentos con el mundo y convertirte en una fuerza de la naturaleza para mejor, que es para lo que estamos preparadas, para crear a raíz del fértil vacío, cuidar, proteger y liderar como mujeres.

Hay muchas mujeres que se sienten estancadas y que están buscando a alguien que les enseñe a desarrollar su talento creativo. Pero como ahora ya sabes, cuentas con un mecanismo de guía interior que te muestra el camino y que te conducirá al nacimiento de tu verdadero yo. Ahora, que ya no estás en la oscuridad respecto a quién eres y que te has liberado de toda tu energía interna extra, has salido del círculo vicioso de las dietas fallidas, de los ejercicios inútiles, de la mala gestión de tu tiempo, ¿qué vas a hacer con tu salvaje y maravillosa vida? Ahora, que ya no escuchas constantemente esa voz crítica regañándote por tu supuesta falta de fuerza de voluntad, autocontrol y motivación, ¿cómo puedes aprovechar tu fuerza mental para sacar partido de tus talentos únicos? ¿Quién serías si no estuvieras siempre lidiando con ciertos síntomas? ¿Cómo utilizarías tu cuerpo para dominar tu entorno, en lugar de dedicarte a él en un proyecto sin final? ¿Qué puedes hacer para convertirte en una fuerza de la naturaleza?

Una vida totalmente nueva

Lo que has aprendido aquí no deberías considerarlo como la última tendencia en bienestar o la nueva dieta de moda. La información que he compartido supone un punto de partida diferente de todo lo que has leído hasta ahora, y lo es. Sincronizar tu ciclo te ayuda a regresar a tu verdadero hogar. Ya no has de seguir siendo crítica contigo misma, dudar de ti o perseguir algún concepto idealizado de una perfección estática. Por fin, puedes estar en sintonía con tu cuerpo y escuchar tus ritmos naturales, para que puedan manifestarse de un modo dinámico, receptivo y compasivo. Con la ciencia de tu parte, puedes estar segura de que es posible vivir de forma que te sientas bien. Perseguir tus sueños y ambiciones, a la vez que generas energía, refuerzas tu salud y reduces tu estrés. Abandonar la perfección e intentar ser la misma todos los días. No hay nada más bello o más poderoso que ser una mujer valiente y dinámica. Adoptar esta práctica cíclica supone una nueva y radical forma de pensar sobre tu cuerpo y tu forma de vivir, que te ayuda a celebrar que eres tú. Al revolucionar tu vida, revolucionarás el mundo. A tu propio ritmo.

PLAN ALIMENTARIO

Fase folicular

Desayuno: Avena en grano partida, con anacardos, bayas de *goji* y canela (página 403).
Almuerzo: *Pilaf* de quinoa con tomate y lentejas (página 404).
Cena: Bol de Buda con verduras y pollo (página 404).

Fase ovulatoria

Desayuno: Batido de proteína verde dulce (página 406).
Almuerzo: Ensalada de verduras nutritivas y tostadas con salmón (página 406).
Cena: *Zoodles** de verdura con pesto de semillas de calabaza (página 407).

Fase lútea

Desayuno: Tostada de boniato con aguacate (página 408).
Almuerzo: Tacos de pavo (con opción vegetariana) (página 409).
Cena: Pasta de harina de garbanzo con kale al ajo (página 410).

---

* Verdura cortada en forma de espagueti. (N. de la T.)

Fase menstrual

Desayuno: Bol de trigo sarraceno y semillas (página 411).

Almuerzo: Plato combinado japonés de salmón, *soba* y miso (página 411).

Cena: Hamburguesas de ternera con su acompañamiento (página 413).

RECETAS

Fase folicular

AVENA EN GRANO PARTIDA, CON ANACARDOS, BAYAS DE GOJI Y CANELA
1 ración

- ¼ de taza de avena integral en grano partida
- ¾ de taza de agua o leche de almendras sin azúcar
- Un puñadito de anacardos
- Un puñadito de bayas de goji
- Una pizca de canela en polvo
- Una pizca de sal marina
- 1 cucharadita de vinagre de sidra de manzana

Mezcla todos los ingredientes en un bol y tápalo. Colócalo en la nevera y déjalo en remojo toda la noche. Por la mañana, pon la mezcla en una olla y cuécela a fuego medio hasta que se caliente bien.

PILAF DE QUINOA CON TOMATE Y LENTEJAS
2 o 3 raciones

1 taza de quinoa
2 tazas de agua
1 taza de lentejas cocidas, envasadas o frescas
1 tomate grande troceado
Un puñadito de albahaca fresca
Lechuga romana (u otra verdura que te guste)
Mostaza con miel para aderezar, biológica

Cuece la quinoa en el agua siguiendo las instrucciones del paquete. Mézclala con las lentejas cocidas, el tomate troceado y la albahaca. En otro bol, echa la lechuga (o la verdura que hayas elegido) con el aderezo de mostaza con miel. Divide las verduras y echa encima de cada ración unos tres cuartos de taza de la mezcla de quinoa, y ya está listo para servir.

BOL DE BUDA CON VERDURAS Y POLLO
2 raciones

2 pechugas de pollo ecológico deshuesado y sin piel
Sal marina gruesa al gusto
Pimienta negra recién molida al gusto
Tomillo fresco o seco al gusto
2 cucharadas de aceite de oliva virgen extra
4 zanahorias peladas y cortadas a rodajitas finas
1 taza de judías verdes sin las puntas y cortadas en trozos de 2 cm
1 cabeza de brócoli, cortar los cogollos con el tallo
2 cabezas de *bok choy** pequeñas
Alubias negras (opcional)

---

* Acelga china, que crece en pequeños manojos y tiene el tallo muy carnoso. (N. de la T.)

Para el aderezo
¼ de taza de *tahini*
¼ de taza de aceite de oliva
2 limones exprimidos
2 cucharaditas de miel
Sal marina y pimienta al gusto

Para cocer las pechugas: pon un centímetro y medio de agua en una sartén a hervir a fuego alto. Echa las pechugas, la sal, la pimienta negra y el tomillo, y cuécelas a fuego lento, aproximadamente unos diez minutos, dales la vuelta cuando estén medio hechas de un lado y cuécelas hasta que estén hechas del todo. A los diez minutos, retira la sartén del fuego y cúbrela. Deja las pechugas en reposo unos quince minutos y escurre el líquido.

Para hacer las verduras en su propio vapor: utiliza una olla; coloca primero las zanahorias, luego una capa de brócoli, luego las judías verdes y el bok choy encima de todo. Echa agua en la olla hasta que llegue justo debajo del nivel del brócoli. Añade sal. Cuécelas quince minutos o hasta que el brócoli esté tierno cuando lo pinches con un tenedor.

Para el aderezo: mezcla los ingredientes en una batidora. Empieza añadiendo el zumo de medio limón, y añade más según tu gusto. Bátelo todo bien.

Coloca las verduras en un bol grande y añade las alubias negras, si las pones. Pon encima el pollo cocido cortado a rodajas y alíñalo con dos o tres cucharadas de aderezo.

Fase ovulatoria

BATIDO DE PROTEÍNA VERDE DULCE
1 ración

1 taza de leche de almendras no edulcorada
2 tazas de verduras tiernas variadas
1 cucharada de semillas de chía
1 cucharada de semillas de cáñamo
1 cucharada de semillas de lino molidas
1 dátil sin hueso
1 cucharada de mantequilla de almendras
¼ de cucharadita de extracto de vainilla

Echa todos los ingredientes en una batidora y bátelos hasta que la mezcla esté suave. Sírvelo en un vaso y disfrútalo.

ENSALADA DE VERDURAS NUTRITIVAS Y TOSTADAS CON SALMÓN
2 raciones

Para la ensalada
2 tazas de espinaca *baby*
1 taza de escarola troceada
1 bulbo de hinojo, cortado a rodajas finas
¼ de taza de perejil troceado

Para el aliño
½ taza de aceite de oliva virgen extra
½ limón exprimido
1 cucharadita de mostaza de Dijon
1 cucharadita de miel

2 cucharadas de estragón fresco troceado
1 diente de ajo picado
Sal marina gruesa al gusto
Pimienta fresca recién molida al gusto

Para las tostadas y el salmón
1 lata de salmón salvaje escurrido
1 o 2 cucharaditas de mostaza de Dijon
Pan sin gluten o de grano germinado de tu elección

Mezcla los ingredientes de la ensalada en un bol grande. Pon los ingredientes del aliño en un frasco de cristal y agítalo hasta que estén bien mezclados. Echa la cantidad deseada de aliño en la ensalada y remuévela bien. Escurre el salmón. En un bol pequeño, pon el salmón con la mostaza de Dijon. Tuesta el pan y ponle el salmón por encima. Sírvelo con la ensalada y ¡qué aproveche!

ZOODLES DE VERDURA CON PESTO DE SEMILLAS DE CALABAZA
2 raciones

Para los zoodles
3 calabacines, cortados en espiral o al estilo juliana
Sal marina al gusto
Aceite de oliva para saltear

Para el pesto
1 diente de ajo
2 tazas de albahaca fresca (o una mezcla de albahaca, espinacas y rúcula)
½ taza de semillas de calabaza crudas
1/3 de taza de aceite de oliva
1 limón exprimido
Sal al gusto

Para la proteína
Pollo o pescado a la brasa al gusto o alubias blancas

Mezcla todos los ingredientes del pesto en un robot de cocina. Calienta un poco de aceite de oliva en una sartén y saltea ligeramente los *zoodles* de calabacín. Échales sal al gusto. Mézclalos con el pesto. Añade la proteína que prefieras encima, y listo para servir.

Fase lútea

TOSTADA DE BONIATO CON AGUACATE
1 ración

1 boniato a rodajas cortadas a lo largo
½ aguacate
2 huevos
Mantequilla o aceite de coco para freír
Zumo de ½ lima o limón
Cúrcuma al gusto
Sal marina al gusto
Pimienta negra recién molida al gusto

Precalienta el horno a 175 °C. Coloca las rodajas de boniato en una bandeja de horno y hornéalas veinte minutos. (Guarda las rodajas que no utilices para un tentempié o para otro desayuno; se pueden calentar fácilmente en una sartén).
Calienta la mantequilla o el aceite en una sartén y prepara los huevos hechos por las dos caras, hasta que la clara esté hecha, pero que la yema todavía esté líquida. Échales un poco de cúrcuma, sal y pimienta, mientras se hacen.
Chafa el aguacate mezclándolo con el zumo de lima. Unta el puré de aguacate sobre las rodajas de boniato caliente, aderézalas con sal marina y pimienta negra al gusto, y sirve los huevos encima.

TACOS DE PAVO (CON OPCIÓN VEGETARIANA)
2 raciones

- 225 g de pavo picado o ½ cabeza de coliflor
- Sal y pimienta recién molida al gusto
- ½ taza de chirivía cortada a dados
- 1 cucharadita de aceite de oliva
- 1 cucharadita de chile en polvo, salsa picante o la especia que te guste
- ½ taza de arroz *basmati* integral cocido
- ½ taza de alubias negras
- 1 cucharada de rábanos laminados
- 4 tortillas de maíz sin gluten pequeñas
- ½ taza de tomates troceados
- Cilantro para adornar
- ½ lima cortada a cuñas

Si usas pavo picado, calienta el aceite en una olla. Adereza el pavo picado con sal y pimienta, saltéalo a fuego medio hasta que esté bien hecho. Déjalo aparte. Si usas coliflor, para la opción vegetariana, asa la coliflor y la chirivía, en el siguiente paso.

Precalienta el horno a 200 °C. Pela la chirivía, córtala a dados y añádele el aceite de oliva, la sal y la pimienta. Colócala en una bandeja de horno y ásala hasta que esté tierna, unos cuarenta minutos. Déjala aparte. Si estás preparando la receta vegetariana, separa los floretes de la coliflor, échales el aceite de oliva, la sal y la pimienta, el chile o la especia o salsa que gustes, y ásala a la misma temperatura y el mismo tiempo que la chirivía. Déjala aparte.

Calienta las tortillas de maíz en una sartén

Pon el arroz y las alubias en el fondo de los tacos, échales el pavo picado o la coliflor y el resto de los aderezos. Adórnalos con el cilantro y un chorrito de lima fresca.

PASTA DE HARINA DE GARBANZO CON KALE AL AJO
2 o 3 raciones

1 caja de pasta de harina de garbanzo (espirales o tubular)
1 manojo de kale *lacinato**
Aceite de oliva
2 o 3 dientes de ajo, pelados y picados
Sal y pimienta al gusto
½ taza de agua
½ taza de nueces crudas troceadas

Pon a hervir una olla grande con agua y sal, y añade la pasta de harina de garbanzo. Cuécela unos siete minutos, o según las instrucciones del paquete. Escúrrela y échale el aceite de oliva.

Mientras hierve la pasta, lava y trocea la col kale. Calienta el aceite de oliva en un cazo grande, echa el ajo picado y añade enseguida la col cortada. Remueve hasta que la col esté cubierta, añade la sal, la pimienta y media taza de agua; tapa bien el cazo. Rehoga la verdura, dejando que se haga con su propio vapor, hasta que esté tierna.

Mezcla la kale con la pasta, aderézala con nueces troceadas y sírvela.

---

* Una variedad italiana de kale, más rugosa y larga. (N. de la T.)

Fase menstrual

BOL DE TRIGO SARRACENO Y SEMILLAS
1 ración

Crema de trigo sarraceno
1 cucharada de uvas pasas
1 cucharada de mantequilla de semillas de girasol o de almendras
Semillas de cáñamo
1 cucharadita de sirope de arce

Cuece la crema de trigo sarraceno (alforfón) según las instrucciones del paquete. Añade las pasas cuando todavía esté caliente. Aderézala con la mantequilla de semillas de girasol o de almendras. Pon las semillas de cáñamo y el sirope de arce por encima.

PLATO COMBINADO JAPONÉS DE SALMÓN, SOBA Y MISO
2 raciones

2 filetes de salmón de 115 g
Aceite de sésamo sin tostar al gusto
Salsa de soja al gusto
1 paquete de fideos soba de trigo sarraceno de 225 g

Para el aliño
2 cucharadas de tamari sin gluten y bajo en sodio
¼ de taza de vinagre de arroz
1 cucharada de aceite de sésamo tostado

Para la sopa
2 tazas de agua
½ taza de tofu cortado a dados

2 cebolletas
2 cucharadas de pasta de miso
1 hoja de alga *nori*
Aceite de sésamo tostado al gusto
Daikon rallado o jengibre encurtido (opcional)

Precalienta el horno a 175 °C. Adoba el salmón con el aceite de sésamo y la salsa de soja, colócalo en una bandeja de horno y hornéalo doce minutos.
Mientras el salmón está en el horno, hierve los fideos soba siguiendo las instrucciones del paquete, acláralos en agua fría y escúrrelos. Mientras se hacen los fideos, bate los ingredientes del aliño.

Para hacer la sopa: pon a hervir el agua. Añade el tofu cortado a dados y las cebolletas tiernas, y déjalo cocer treinta segundos. Sácalo del fuego y distribuye la sopa en dos boles. Añade una cucharada de miso en cada bol. Rompe la hoja de alga nori a trozos y añádela a cada bol de sopa. Aderézalo con el aceite de sésamo tostado.
Para montar el plato combinado, sirve las siguientes raciones de cada cosa:

1 bol de sopa de miso
1 plato de fideos soba fríos, con un bol de aliño al lado para untar
1 plato de salmón caliente aderezado con miso
Opcional: daikon rallado o jengibre encurtido

HAMBURGUESAS DE TERNERA CON SU ACOMPAÑAMIENTO
2 raciones

- 225 g de carne de ternera picada
- 1 cucharada de aceite de coco
- ½ cebolla roja troceada
- 1 paquete de setas shiitake
- 1 paquete de espinacas *baby*
- 1 aguacate en rodajas

Dale forma de dos hamburguesas a la carne picada y hazlas a la brasa en una barbacoa o prepáralas en la sartén cinco minutos de cada lado. Calienta el aceite de coco a fuego medio, en un cazo grande. Saltea la cebolla durante dos minutos, añade las setas y saltéalas otros dos o tres minutos. Agrega las espinacas y hazlas hasta que estén cocidas y se hayan reducido.

Añade las rodajas de aguacate a las hamburguesas y cúbrelas con la mezcla de espinacas y setas. Si te apetecen más hidratos de carbono, acompaña las hamburguesas con un panecillo sin gluten. ¡Que aproveche!

GUÍAS Y RECURSOS QUE TE PUEDES DESCARGAR

He creado muchos recursos, guías e *e-books* que te ayudarán a utilizar el FLO. Puedes encontrarlos todos en los siguientes enlaces.

Guías de *biohacking*

- Guía de suplemento hormonal: www.FLOliving.com/supplement-guide.
- Miomas: www.FLOliving.com/fibroids-guide.
- Endometriosis: www.FLOliving.com/endo-guide.
- Síndrome de ovario poliquístico: www.FLOliving.com/pcos-guide.
- SPM: www.FLOliving.com/pms-guide.
- Fertilidad: www.FLOliving.com/fertility-guide.
- Perimenopausia: www.FLOliving.com/perimenopause-guide.
- Causas de origen emocional: www.FLOliving.com/emotions-guide.
- Recuperación de los anticonceptivos: www.FLOliving.com/birth-control-rehab.

Contenido extra para *En sintonía con tu ciclo femenino*

Ver www.IntheFLObook.com/bonus para las siguientes guías (en inglés):

- Programa rápido para introducirte en el FLO.
- Guía de autocuidado cíclico.
- Guía de autocuidado cíclico para la piel.
- Guía adaptogénica.
- Acceso al grupo de Facebook In the FLO.

Más apoyo para que pongas en práctica lo que has aprendido en este libro

Únete a mí y a mi comunidad de mujeres en el revolucionario FLO 28: El Club para la Sincronización del Ciclo™, un grupo *online* de mujeres de todo el mundo que cuidan su cuerpo y fluyen más en sus vidas. En FLO 28, recibirás ayuda respecto a todo lo que has aprendido en este libro. Podrás acceder a cinco herramientas clave que te ayudarán a optimizar tu bioquímica, aprovechar tu neuroquímica y vivir la mejor versión de tu vida: recetas y ejercicios específicos para cada fase, el planificador diario y la guía del Método de Sincronización del Ciclo™, preguntas y respuestas en directo todos los meses conmigo y un grupo privado y entregado de apoyo a la comunidad en Facebook, así como apoyo por parte de asesoras del FLO y mía.
Para más información visita www.cyclesyncingmembership.com. ¡Esperamos verte pronto en la comunidad FLO 28!

¡Contacta conmigo para seguir en el FLO!

Alisa Vitti *online*
www.alisavitti.com

¡Visítanos y saluda!
- Instagram: @floliving and @alisa.vitti
- Facebook: www.facebook.com/floliving
- Pinterest: www.pinterest.com/alisavitti/
- YouTube: www.youtube.com/user/FLOlivingTV
- Twitter: twitter.com/FLOliving

Vivir en el FLO

Descubre la moderna empresa de salud menstrual en www.FLOliving.com.

FLO 28: Club para la Sincronización del Ciclo™

El revolucionario programa y comunidad *online* que apoya a las mujeres a vivir en su FLO. Inscríbete en www.cyclesyncingmembership.com.

Aplicación MyFLO

Descárgate la única aplicación para rastrear el ciclo, que te dice qué has de hacer para evitar los síntomas y te ayuda a sincronizar tu ciclo, en www.MyFLOtracker.com.

Programas, libros y suplementos recomendados para vivir en el FLO

Podrás encontrar todo esto en www.FLOliving.com, sede de la primera empresa moderna sobre salud menstrual. Trabajamos con mujeres de todo el mundo que padecen algún trastorno menstrual, desde síndrome premenstrual hasta problemas de fertilidad, posparto o perimenopausia, para ayudarlas a solucionar estos síntomas de forma natural y segura, mediante alimentos funcionales, suplementos y cambios de estilo de vida.

FLO mensual: el programa digital de recuperación hormonal más usado en el mundo, que ayuda a las mujeres a tratar síntomas, como el síndrome de ovario poliquístico, la endometriosis, los miomas y la infertilidad, de forma natural.

Suplementos para equilibrar: los suplementos hormonales más vendidos entregados en tu casa cada mes. Estas cinco fórmulas aportan los micronutrientes esenciales que necesitas para tu equilibrio hormonal.

Soporte personal: Contacta con nuestras *coaches* personales en cualquier momento, para plantearles tus preguntas y preocupaciones, y obtener el apoyo y la confianza que necesitas para realizar cambios duraderos en tu salud y en tu vida.

AGRADECIMIENTOS

Estoy muy agradecida a todas las fuerzas que se han unido para que se materializara este libro. Muchas personas me han infundido la confianza que necesitaba para creer en este audaz proyecto. Todo lo que he podido crear está en proporción directa con el amor y el apoyo que he recibido.

Mi mayor agradecimiento es para mi familia. Para mi hija, Ariana que, para su corta edad, ha sido muy paciente conmigo, mientras escribía este libro, gracias por haberme concedido el don de ser tu madre. Gracias por jugar a la «autora» y la «oficina» conmigo. A mi esposo, Victor, gracias por creer en mí y animarme a emprender este viaje. Gracias por ser la pareja más dulce y comprensiva, un padre entregado, y por estar en el FLO conmigo.

A mi madre, por su amor eterno. Gracias por alentarme a perseguir mis sueños y mi pasión. A mi padre, por haber creído siempre que podía hacer cualquier cosa y por impregnar el aire que he respirado de pequeña con la creencia de que las mujeres somos poderosas fuerzas de la naturaleza. Y a mi madre y mi abuela paterna por enseñártelo. Y a mis dos hermanos y sus familias, a las que tanto amo.

A Jelena Petrovic, gracias por ser mi hermana. A Jess G., Lori F., Jackie C., Lauren S. y Meredith G., gracias por todas nuestras conversaciones y vuestra sincera amistad.

A mi extraordinario equipo de FLO Living, gracias por vuestro trabajo para ayudarme a modernizar la salud menstrual y por dar a conocer a mujeres de todo el mundo que hay un lugar para ellas donde pueden ser vistas, escuchadas y comprendidas.

También quiero dar las gracias a todas las compañeras emprendedoras que tanto me han inspirado y apoyado por el camino.

Mi especial reconocimiento a Nisha Moodley, la primera mujer que se me acercó y me pidió que le enseñara cómo gestionaba mi tiempo, mis cuidados personales y mi carrera. Valoro mucho que me vieras y me dieras mi espacio para pulir mis ideas en tu mente privilegiada.

Danielle DuBoise y Whitney Tingle, de Sakara Life, habéis sido de una ayuda increíble en mi camino de regreso a casa. Michele Promaulayko, gracias por ser una campeona de la aplicación y darme la oportunidad de que enseñara al equipo de *Cosmo*. Melisse Gelula, gracias por toda la ayuda que me has brindado desde la edición de mi primer libro, y gracias por hacer que Well+Good ¡convirtiera oficialmente la menstruación en una tendencia de bienestar! Y a Colleen Wachob, de MindBodyGreen, por ofrecerme la oportunidad de compartir mi mensaje. A Claudia Chan y Dee Poku, por creer en la fuerza de este concepto e invitarme a compartirlo en el ámbito del liderazgo femenino.

Gracias a Marika Frumes por ser una campeona extraordinaria, a Hannah Bronfman por tu apoyo y a Lee Tilghman por ser un ejemplo para muchas mujeres de vivir cíclicamente.

A Josh Zabar y a la comunidad Summit, por pensar en mí para enseñar por primera vez a hombres y mujeres. Gracias a las mujeres de SXSW por invitarme a ser la primera mujer *biohacker* en la historia del Congreso.

JJ Virgin, gracias por tu orientación y amistad. Tu generosidad e integridad no tienen igual.

A Stephanie Tade, la mejor agente literaria, gracias no solo por haber captado el concepto de este libro, sino por todo el trabajo que has realizado y tu apoyo emocional para traerlo al mundo.

Agradecimientos

Hilary Swanson, mi editora en HarperOne, es un placer trabajar contigo. Gracias por creer en el mensaje de este libro y ayudarme a que se hiciera realidad.

Gracias a Frances Sharpe por ayudarme a ordenar todo mi contenido, por tu labor de investigación, por comentar conmigo mis ideas y por pulir este libro. Todas y cada una de nuestras conversaciones han sido un auténtico placer. Te estoy muy agradecida por toda tu ayuda en la edición.

A Judith Curr, gracias por tu implicación personal en la elaboración de esta obra.

Gracias al equipo de HarperOne, por vuestra irresistible invitación a escribir un segundo libro para vosotros. Y gracias a Melinda Mullin y a Aly Mostel por cuidar tan bien de mí.

Gracias a la comunidad FLO Living de todo el mundo, por creer en la asombrosa capacidad de sanación de vuestro cuerpo, por contar vuestras historias de reivindicación hormonal y por transmitir este mensaje a las mujeres de vuestra vida. Vuestro afán de aprender ha sido el catalizador no solo para crear la aplicación MyFLO, sino también para escribir este libro. Gracias por inspirarme y por vivir en el FLO conmigo.

Gracias a mis lectoras por confiar en mí, por vuestra voluntad de adentraros conmigo en lo nuevo, por creer que os merecéis una vida más fácil, saludable y placentera, a vuestra manera y ritmo. Juntas podremos liberarnos, cambiar nuestra narrativa cultural para valorar nuestra biología y asegurarnos de que la siguiente generación de jóvenes conozca sus superpoderes desde el principio.

REFERENCIAS

A fin de ampliar el contenido del libro que no he podido incluir por razones de espacio, he seleccionado referencias clave que aportan pruebas científicas y la base de este libro. Puedes encontrar la bibliografía completa de las referencias gratuitamente en www.IntheFLObook.com/references.

1. Pongamos fin a nuestra des-educación

J. Allickson y C. Xiang, «Human adult stem cells from menstrual blood and endometrial tissue», *Journal of Zhejiang University Science B*. 13 (5) (2012): 419-420, https://doi.org/10.1631/jzus.B1200062.

Colegio Estadounidense de Obstetricia y Ginecología, Comité sobre Atención Sanitaria a Adolescentes, «Menstruation in Girls and Adolescents: Using the Menstrual Cycle as a Vital Sign». Comité de Opinión Número 651, (diciembre, 2015), https://www.acog.org/Clinical-Guidance-and-Publications/Committee-Opinions/Committee-on-Adolescent-Health-Care/Menstruation-in-Girls-and-Adolescents-Using-the-Menstrual-Cycle-as-a-Vital-Sign.

G. Bruinvels, R. J. Burden, A. J. McGregor y otros, «Sport, exercise and the menstrual cycle: Where is the research?», *British Journal of Sports Medicine*, 51, (2017): 487-488, http://dx.doi.org/10.1136/bjsports-2016-096279.

S. Buck, «The Inventors of the Pill Decided Women Should Still Bleed Every Month», *Timeline* (3 de mayo de 2017), https://timeline.com/birth-control-pill-history-marketing-e77ce609e749.

Campaña para poner fin al dolor crónico en las mujeres, «Chronic Pain in Women: Neglect, Dismissal, and Discrimination» (2010), www.endwomenspain.org/Common/file?id=20.

J. T. Costello, F. Bieuzen y C.M. Bleakley, «Where are all the female participants in sports and exercise medicine research?», *European Journal of Sport Science* 14 (8) (2014): 847-851, https://doi.org/10.1080/17461391.2014.911354.

M. G. Dominguez-Bello, K. M. de Jesus-Laboy, H. Shen y otros, «Partial restoration of the microbiota of cesarean-born infants via vaginal microbial transfer», *Nature Medicine* 22 (3) (2016): 250-253, https://doi.org/10.1038/nm.4039.

M. Dusenbery, *Doing Harm: The Truth About How Bad Medicine and Lazy Science Leave Women Dismissed, Misdiagnosed, and Sick* (Nueva York, HarperOne, 2018).

M. Faro, N. Sáez-Francás, J. Castro-Marrero y otros, «Diferencias de género en pacientes con síndrome de fatiga crónica», *Reumatología clínica* 12 (2) (2016): 72-77. https://doi.org/10.1016/j.reuma.2015.05.007.

S. D. Harlow y S. A. Ephross, «Epidemiology of menstruation and its relevance to women's health», *Epidemiological Review,* 17 (2) (1995): 265-286, https://www.ncbi.nlm.nih.gov/pubmed/8654511.

R. E. Harvey, K. E. Coffman y V. M. Miller, «Women-specific factors to consider in risk, diagnosis and treatment of cardiovascular disease», *Women's Health* 11 (2) (2015): 239-257, https://doi.org/10.2217/whe.14.64.

K. A. Liu y N. A. Dipietro Mager, «Women's involvement in clinical trials: Historical perspective and future implications», *Pharmacy Practice* 14 (1) (2016): 708, https://doi.org/10:18549/PharmPract.2016.01.708.

C. M. Mazure y D. P. Jones, «Twenty years and still counting: Including women as participants and studying sex and gender in biomedical research», *BMC Women's Health* 15 (2015): 94, https://doi.org/10.1186/s12905-015-0251-9.

Institutos Nacionales de la Salud, «The BioCycle Study. A Longitudinal Study of Estrogen and Progesterone Effects on Biomarkers of Oxidative Stress and Antioxidant Status During the Menstrual Cycle», https://www.nichd.nih.gov/about/org/diphr/officebranch/eb /biocycle.

V. W. Pinn, «Sex and gender factors in medical studies: Implications for health and clinical Practice», *JAMA* 289 (4) (2003): 397-400. https://doi.org/10.1001/jama.289.4.397.

Women's Health: Report of the Public Health Service Task Force on Women's Health Issues, *Public Health Reports* 100 (1) (1985): 73-106. https://www.ncbi.nlm.nih.gov/pmc/articles/PMC1424718/?page=2.

S. Xiao, J. R. Coppeta, H. B. Rogers y otros, «A microfluiditic culture model of the human reproductive tract and 28-day menstrual cycle», *Nature Communications* 8 (2017): 14584, https://doi.org/10.1038/ncomms14584.

2. Liberémonos del reloj de veinticuatro horas

F. C. Baker y H. S. Driver, «Circadian rhythms, sleep, and the menstrual cycle», *Sleep Medicine* 8 (6) (2007): 613-622, https://doi.org/10.1016/j.sleep.2006.09.011.

K. G. Baron y K. J. Reid, «Circadian misalignment and health», *International Review of Psychiatry* 26 (2) (abril de 2014): 139-154, https://doi.org/10.3109/09540261.2014.911149.

S. Bellezza, N. Paharia y A. Keinan, «Conspicuous consumption of time: When business and lack of leisure time become a status symbol», *Journal of Consumer Research* 44 (1) (2017): 118-138, https://doi.org/10.1093/jcr/ucw076.

M. Breus, *The Power of When: Discover Your Chronotype and the Best Time to Eat Lunch, Ask for a Raise, Have Sex, Write a Novel, Take Your Meds, and More* (Nueva York, Little, Brown, 2016).

A. M. Chang, D. Aeschbach, J. F. Duffy J. F. y otros, «Evening use of light-emitting eReaders negatively affects sleep, circadian timing, and next-morning alertness», *PNAS*, 112 (4) (2015): 1232-1237, https://doi.org/10.1073/pnas.1418490112.

M. Csikszentmihalyi, *Flow* (Nueva York, Harper, 1990). [*Aprender a fluir*, Barcelona, Kairós, 2016].

A. de Botton, *Status Anxiety* (Nueva York, Vintage Books, 2008). [*Ansiedad por el estatus*, Madrid, Taurus, 2004].

A. Dietrich, «Neurocognitive mechanisms underlying the experience of flow», *Consciousness and Cognition*, 13 (2004): 746-761, https://doi.org/10.1016/j.concog.2004.07.002.

J. Etkin, I. Evangelidis y J. Aaker, «Pressed for time? Goal conflict shapes how time is perceived, spent, and valued», *Journal of Marketing Research*, 52 (3) (2015): 394-406. https://doi.org/10.1509/jmr.14.0130.

A. Maslow, *Motivation and Personality*, 3.ª ed. (Nueva York, Longman, 1987). [*Motivación y personalidad*, Díaz de Santos, Madrid, 2014].

Instituto Nacional de Medicina General y Ciencia, «Circadian Rhythms», https://www.nigms.nih.gov/education/pages/Factsheet_CircadianRhythms.aspx.

N. C. Nicolaides, E. Charmandari, G. P. Chrousos y otros, «Circadian endocrine rhythms: The hypothalamic-pituitary-adrenal axis and its actions. *Annals of the New York Academy of Sciences*, 1318 (2014): 71-80, https://doi.org/10.1111/nyas.12464.

NobelPrize.org. «The 2017 Nobel Prize in Physiology or Medicine», nota de prensa (2 de octubre de 2017), https://www.nobelprize.org/nobel_prizes/medicine/laureates/2017/press.html.

S. Saran y M. Srikumar, «AI has a Gender Problem. Here's What to Do About It», Foro Económicoo Mundial (2018), https://www.weforum.org/agenda/2018/04/ai-has-a-gender-problem-heres-what-to-do-about-it/.

C. Schmidt C y Y. Bao, «Chronobiological research for cognitive science: A multifaceted view», *PsyCh Journal* 6 (4) (2017): 249-252, https://doi.org/10.1002/pchj.203.

B. Schulte, *Overwhelmed: Work, Love, and Play When No One Has the Time* (Nueva York, Sarah Crichton Books, 2014).

T. Schwartz y C. McCarthy, «Manage Your Energy, Not Your Time», *Harvard Business Review* (octubre de 2007), https://hbr.org/2007/10/manage-your-energy-not-your-time.

J. Semaan, «The Hungry Ghost and Always Wanting More», Medium.com. (10 de febrero de 2017), https://medium.com/@jessicasemaan/the-hungry-ghost-and-always-wanting-more-2bb397dbdc10.

S. Sensi, V. Pace Palitti y M. T. Guagnano, «Chronobiology in endocrinology», *Annali dell'Istituto Superiore di Sanita*, 29 (4) (1993): 613-631. https://www.ncbi.nlm.nih.gov/pubmed/7985925.

A. Shechter y D. B. Boivin, «Sleep, hormones, and circadian rhythms throughout the menstrual cycle in healthy women and women with premenstrual dysphoric disorder», *International Journal of Endocrinology* 2010 (2010): 259345, https://doi.org/10.1155/2010/259345.

C. M. Winget, C. W. DeRoshia y D. C. Holley, «Circadian rhythms and athletic performance», *Medicine and Science in Sports Exercise* 17 (5) (1985): 498-516, https://www.ncbi.nlm.nih.gov/pubmed/3906341.

3. Más allá de tu menstruación: comprende tus ventajas hormonales

A. Alvergne y V. H. Tabor, «Is female health cyclical? Evolutionary perspectives on menstruation», *Trends in Ecology & Evolution* 33 (6) (2018): 399-414, https://doi.org/10.1016/j.tree.2018.03.006.

D. G. Amen, *Unleash the Power of the Female Brain* (Nueva York, Harmony Books, 2013).

Z. Amin, T. Canli y C. Epperson, «Effect of estrogen-serotonin interactions on mood and cognition», *Behavioral and Cognitive Neuroscience Reviews* 4 (1) (2005): 43-58, https://doi.org/10.1177/1534582305277152.

P. J. Arciero, M. I. Goran y E. T. Poehlman, «Resting metabolic rate is lower in women than in men», *Journal of Applied Physiology* 75 (6) (1993): 2514:20. https://doi.org/10.1152/jappl.1993.75.6.2514.

F. C. Baker y H. S. Driver, «Circadian rhythms, sleep, and the menstrual cycle», *Sleep Medicine* 8 (6) (2007): 613-622, https://doi.org/10.1016/j.sleep.2006.09.011.

J. M. Baker, L. Al-Nakkash y M. M. Herbst-Kralovetz, «Estrogen-gut microbiome axis: Physiological and clinical implications», *Maturitas* 103 (2017): 45-53, https://doi.org/10.1016/j.maturitas.2017.06.025.

S. H. Barsom, P. K. Mansfield, P. B. Koch y otros, «Association between psychological stress and menstrual cycle characteristics in perimenopausal women», *Women's Health Issues* 14 (6) (2004): 235-241. https://doi.org/10.1016/j.whi.2004.07.006.

C. Barth, A. Villringer y J. Sacher, «Sex hormones affect neurotransmitters and shape the adult female brain during hormonal transition periods», *Frontiers in Neuroscience* 9 (37) (2015), https://doi.org/10.3389/fnins.2015.00037.

C. Barth, C. J. Steele, K. Mueller y otros, «In-vivo dynamics of the human hippocampus across the menstrual cycle», *Scientific Reports* 6 (2016): 32833, https://doi.org/10.1038/srep32833.

L. Borelli, «Menstruation and the Female Brain: How Fluctuating Hormone Levels Impact Cognitive Function», *Medical Daily* (8 de julio de 2015), https://www.medicaldaily.com/menstruation-and-female-brain-how-fluctuating-hormone-levels-impact-cognitive-341788.

L. Brizendine, *The Female Brain* (Nueva York, Harmony Books, 2006). [*El cerebro femenino*, Barcelona, Club el Círculo de Lectores, 2007].

R. Cavill, C. Eccleston, E. Keogh y otros, «The effects of menstrual-related pain on attentional interference», *PAIN* 155 (4) (2014): 821-827, https://doi.org/10.1016/j.pain.2014.01.021.

K. L. Chen y Z. Madak-Erdogan, «Estrogen and microbiota crosstalk: Should we pay attention?», *Trends in Endocrinology and Metabolism* 27 (2016): 752-755, https://doi.org/10.1016/j.tem.2016.08.001.

M. C. Cornelis, A. El-Sohemy, E. K. Kabagambe y otros, «Coffee, CYP1A2 genotype, and risk of myocardial infarction», *JAMA,* 295 (10) (2006): 1135-1141, https://doi.org/10.1001/jama.295.10.1135.

L. Davidsen, B. Vistisen y A. Astrup, «Impact of the menstrual cycle on determinants of energy balance: A putative role in weight loss attempts», *International Journal of Obesity (London)* 31 (2007): 1777-1785, https://doi.org/10.1038/sj.ijo.0803699.

M. de Zambotti, C. L. Nicholas, I. M. Colrain y otros, «Autonomic regulation across phases of the menstrual cycle and sleep stages in women with premenstrual syndrome and healthy controls», *Psychoneuroendocrinology* 38 (11) (2013): 10.1016/j.psyneuen.2013.06.005, https://doi.org/10.1016/j.psyneuen.2013.06.005.

L. Dye y J. E. Blundell, «Menstrual cycle and appetite control: Implications for weight regulation», *Human Reproduction* 12 (6) (1997): 1142-1151, https://www.ncbi.nlm.nih.gov/pubmed/9221991.

F. Fransen, A. van Beek, T. Borghuis y otros, «The impact of gut microbiota on gender-specific differences in immunity», *Frontiers in Immunology* 8 (2017): 754, https://doi.org/10.3389/fimmu.2017.00754.

G. E. Gillies y S. McArthur, «Estrogen actions in the brain and the basis for differential action in men and women: A case for sex-specific medicines», *Pharmacological Reviews* 62 (2) (2010): 155-198, https://doi.org/10.1124/pr.109.002071.

N. Goel, J. L. Workman, T. T. Lee y otros, «Sex differences in the HPA axis», *Comprehensive Physiology* 4 (3) (2014): 1121-1155, https://doi.org/10.1002/cphy.c130054.

B. Goldman, «Two Minds: The Cognitive Differences Between Men and Women», *Stanford Medicine* (primavera de 2017), *Sex, Gender and Medicine*, https://stanmed.stanford.edu/2017spring/how-mens-and-womens-brains-are-different.html.

H. Grigg-Spall, *Sweetening the Pill or How We Got Hooked on Hormonal Birth Control* (Reino Unido, Hants, Zero Books, 2013).

L. D. Hamilton y C. M. Meston, «Chronic stress and sexual function in women», *The Journal of Sexual Medicine* 10 (10) (2013): 2443-2454, https://doi.org/10.1111/jsm.12249.

C. Hinojosa-Laborde, I. Chapa y J. R. Haywood, «Gender differences in sympathetic nervous system regulation», *Clinical and Experimental Pharmacology and Physiology* 26 (2) (1999): 122-126, https://doi.org/10.1046/j.1440-1681.1999.02995.x.

J. J. Hulmi, V. Isola, M. Suonpää y otros, «The effects of intensive weight reduction on body composition in female fitness competitors», *Frontiers in Physiology* 7 (2017): 689, https://doi.org/10.3389/fphys.2016.00689.

S. L. Klein y K. L. Flanagan, «Sex differences in immune responses», *Nature Reviews Immunology* 16 (2016): 626-638, https://doi.org/10.1038/nri.2016.90.

C. Koebnick, C. Strassner, I. Hoffmann y otros, «Consequences of a long-term raw food diet on body weight and menstruation: Results of a questionnaire survey», *Annals of Nutrition & Metabolism* 43 (2) (1999): 69-79, https://doi.org/10.1159/000012770.

P. Y. Kwo, V. A. Ramchandani y O'Connor S. y otros, «Gender differences in alcohol metabolism: Relationship to liver volume and effect of adjusting for body mass», *Gastroenterology* 115 (6) (1998): 1552-1557, https://www.ncbi.nlm.nih.gov/pubmed/9834284.

B. H. Lipton, *The Biology of Belief: Unleashing the Power of Consciousness, Matter & Miracles,* (Carlsbad, California, Hay House, 2005). [*La biología de la creencia,* Madrid, Gaia Ediciones, 2018].

N. Lisofsky, J. Mårtenssom, A. Eckert y otros, «Hippocampal volume and functional connectivity changes during the female menstrual cycle», *NeuroImage* 118 (2015): 154-162, https://doi.org/10.1016/j.neuroimage.2015.06.012.

M. M. McCarthy, «Estrogen modulation of oxytocin and its relation to behavior», *Advances in Experimental Medicine and Biology* 395 (1995): 235-245, https://www.ncbi.nlm.nih.gov/pubmed/8713972.

B. S. McEwen, J. D. Gray y C. Nasca, «Redefining neuroendocrinology: Stress, sex, and cognitive and emotional regulation», *The Journal of Endocrinology* 226 (2) (2015): T67-T83, https://doi.org/10.1530/JOE-1-0121.

Institutos Nacionales de la Salud, «The BioCycle Study. A Longitudinal Study of Estrogen and Progesterone Effects on Biomarkers of Oxidative Stress and Antioxidant Status During the Menstrual Cycle» (junio de 2018), https://www.nichd.nih.gov/about/org/diphr/officebranch/eb/biocycle.

T. C. Ngun, N. Ghahramani, F. J. Sánchez y otros, «The genetics of sex differences in brain and behavior», *Frontiers in Neuroendocrinology* 32 (2) (2011): 227-246, https://doi.org/10.1016/j.yfrne.2010.10.001.

S. Oertelt-Prigione, «Immunology and the menstrual cycle», *Autoimmunity Reviews* 11 (6) (2012): A486-492, https://doi.org/10.1016/j.autrev.2011.11.023.

J. Roved, H. Westerdahl y D. Hasselquist, «Sex differences in immune responses: Hormonal effects, antagonistic selection, and evolutionary consequences», *Hormones and Behavior* 88 (2017): 95-105. https://doi.org/10.1016/j.yhbeh.2016.11.017.

A. Shechter y D. B. Boivin, «Sleep, hormones, and circadian rhythms throughout the menstrual cycle in healthy women and women with premenstrual dysphoric disorder», *International Journal of Endocrinology* 2010 (2010): 259345, https://doi.org/10.1155/2010/259345.

S. J. Solomon, M. S. Kurzer y D. H. Calloway, «Menstrual cycle and basal metabolic rate in women», *American Journal of Clinical Nutrition* 36 (4) (1982): 611-616, https://doi.org/10.1093/ajcn/36.4.611.

I. Sundström Poromaa y M. Gingnell, «Menstrual cycle influence on cognitive function and emotion processing–from a reproductive perspective», *Frontiers in Neuroscience* 8 (2014): 380, https://doi.org/10.3389/fnins.2014.00380.
S. E. Taylor, L. C. Klein, B. P. Lewis y otros, Biobehavioral responses to stress in females: Tend-and-befriend, not fight-or-flight», *Psychological Review* 107 (2000): 411-429, https:// www.ncbi.nlm.nih.gov/pubmed/10941275.
C. H. Tu, D. M. Niddam, H. T. Chao y otros, «Brain morphological changes asociated with cyclic menstrual pain», *PAIN* 150 (3) (2010): 462. https://doi.org/10.1016/j.pain.2010.05.026.
I. H. Ullrich, P. J. Peters y M. J. Albrink, «Effect of low-carbohydrate diets high in either fat or protein on thyroid function, plasma insulin, glucose, and triglycerides in healthy young adults», *Journal of the American College of Nutrition* 4 (4) (1985): 451-59, https://www.ncbi.nlm.nih.gov/pubmed/?term=3900181.
C. Urbaniak, B. B. Gloor, M. Brackstone y otros, «The microbiota of breast tissue and its association with breast cancer», *Applied and Environmental Microbiology* 82 (16) (2016): 5039-5048, https://doi.org/10.1128/AEM.01235-16.
L. Weaver, *Rushing Woman's Syndrome: The Impact of a Never-Ending To-Do List and How to Stay Healthy in Today's Busy World* (Londres, Hay House, 2017).
E. Zagni, L. Simoni y D. Colombo, «Sex and gender differences in central nervous system-related disorders», *Neuroscience Journal* 2016 (2016): 2827090, https://doi.org/10.1155/2016/2827090.
N. Zethraeus, L. Kocoska-Maras, T. Ellingsen y otros, «A randomized trial of the effect of estrogen and testosterone on economic behavior», *PNAS* 106 (16) (2009): 6535-6538, https://doi.org/10.1073/pnas.0812757106.

4. Se acabaron las dietas
Sociedad Estadounidense del Cáncer, «Fibrosis and Simple Cysts of the Breast», https://www.cancer.org/cancer/breast-cancer/non-cancerous-breast-conditions/fibrosis-and-simple-cysts-in-the-breast.html.
J. M. Baker, L. Al Nakkash y M. M. Herbst-Kralovetz, «Estrogen–gut microbiome axis: Physiological and clinical implications», *Maturitas* 103 (2017): 45-53, https://doi.org/10.1016/j.maturitas.2017.06.025.
J. E. Beilharz, J. Maniam y M. J. Morris, «Diet-induced cognitive deficits: The role of fat and sugar, potential mechanisms, and nutritional interventions», *Nutrients* 7 (2015): 6719-6738, https://doi.org/10.3390/nu7085307.
E. R. Bertone-Johnson, S. E Hankinson, A. Bendich y otros, «Calcium and vitamin D intake and risk of incident premenstrual syndrome», *Archives of Internal Medicine* 165 (11) (2005): 1246-1252, https://doi.org/10.1001/arcinte.165.11.1246.
F. Bolúmar, J. Olsen, M. Rebagliato y otros, «Caffeine intake and delayed conception: A European multicenter study on infertility and subfecundity», European Study Group on Infertility Subfecundity, *American Journal of Epidemiology*, 145 (4) (1997): 324-334, https://www.ncbi.nlm.nih.gov/pubmed/9054236.

R. Buchhorn, «The impact of nutrition on the autonomic nervous system», *International Journal of Food and Nutritional Science* (2016), https://www.ommegaonline.org/article-details/The-Impact-of-Nutrition-on-the-Autonomic-Nervous-System-/942.

J. L. Carwile, W. C. Willett, D. Spiegelman y otros, «Sugar-sweetened beverage consumption and age at menarche in a prospective study of US girls», *Human Reproduction* 30 (3) (2015): 675-683, https://doi.org/10.1093/humrep/deu349.

R. K. Chandra, «Nutrition and the immune system from birth to old age», *European Journal of Clinical Nutrition* 56 (2002): S73-S76, https://doi.org/10.1038/sj.ejcn.1601492.

J. E. Chavarro, J. W. Rich-Edwards, B. A. Rosner y otros, «Diet and lifestyle in the prevention of ovulatory disorder infertility», *Obstetrics & Gynecology* 110 (5) (2007): 1050-1058, https://doi.org/10.1097/01.AOG.0000287293.25465.e1.

M. N. Chen, C. C. Lin y C. F. Liu, «Efficacy of phytoestrogens for menopausal symptoms: A meta-analysis and systematic review», *Climacteric* 18 (2) (2015): 260-269, https://doi.org/10.3109/13697137.2014.966241.

Z. Ghanbari, F. Haghollahi, M. Shariat y otros, «Effects of calcium supplement therapy in women with premenstrual syndrome», *Taiwanese Journal of Obstetrics and Gynecology* 48 (2) (2009): 124-129. https://doi.org/10.1016/S1028-4559(09)60271-0.

F. Gómez-Pinilla, «Brain foods: The effects of nutrients on brain function», *Nature Reviews Neuroscience* (9) (2008): 568-578, https://doi.org/10.1038/nrn2421

S. Gottfried, *The Hormone Reset Diet: Heal Your Metabolism to Lose Up to 15 Pounds in 21 Days* (Nueva York, HarperOne, 2015).

A. Hall, «Seed Cycling for Hormonal Balance», Herbal Academy (20 de abril de 2014), https://theherbalacademy.com/seed-cycling-for-hormonal-balance/.

H. Itoh, T. Sashihara, A. Hosono, S. Kaminogawa y M. Uchida, «Lactobacillus gasseri OLL2809 inhibits development of ectopic endometrial cell in peritoneal cavity via activation of NK cells in a murine endometriosis model», *Cytotechnology* 63 (2) (2011): 205-210, https://doi.org/10.1007/s10616-0111-9343-z.

E. Jahanian, H. A. Nanaei y N. M. Kor, «The dietary fatty acids and their effects on reproductive performance of ruminants», *European Journal of Experimental Biology* 3 (6) (2013): 95-97, http://www.imedpub.com/articles/the-dietary-fatty-acids-and-their-effects-on-reproductiveperformance-of-ruminants.pdf.

C. Koebnick, C. Strassner, I. Hoffman y otros, «Consequences of a long-term raw food diet on body weight and menstruation: Results of a questionnaire survey», *Annals of Nutrition & Metabolism* 43 (2) (1999): 69-79, https://doi.org/10.1159/000012770.

S. Kumar y G. Kaur, «Intermittent fasting dietary restriction regimen negatively influences reproduction in young rats: a study of hypothalamo-hypophysialgonadal axis», *PLOS ONE* 8 (1) (2013): e52416, https://doi.org/10.1371/journal.pone.0052416.

N. T. Mueller, D. R. Jacobs, R. F. MacLehose y otros, «Consumption of caffeinated and artificially sweetened soft drinks is associated with risk of early menarche», *American Journal of Clinical Nutrition* 102 (3) (2015): 648-654, https://doi.org/10.3945/acjn.114.100958.

S. L. Mumford, J. E. Chavarro, C. Zhang y otros, «Dietary fat intake and reproductive hormone concentrations and ovulation in regularly menstruating women», *American Journal of Clinical Nutrition* 103 (3) (2016): 868-877, https://doi.org/10.3945/ajcn.115.119321.

S. Oertelt-Prigione, «Immunology and the menstrual cycle», *Autoimmunity Reviews* 11 (6) (2012): A486-92, https://doi.org/10.1016/j.autrev.2011.11.023.

A. Rostenberg, «Treating COMT and MAO: The Hormonal Cause of Stress and Anxiety», Beyond MTHFR (27 de agosto de 2015), http://www.beyondmthfr.com/treating-comt-and-mao-the-hormonal-cause-of-stress-and-anxiety/.

J. Sarris, A. C. Logan, T. N. Akbaraly y otros, «Nutritional medicine as mainstream in psychiatry», *Lancet Psychiatry* 2 (3) (marzo de 2015): 271-274, https://doi.org/10.1016/S2215-0366(14)00051-0.

M. Sisson, *The Keto Reset Diet: Reboot Your Metabolism in 21 Days and Burn Fat Forever* (Nueva York, Harmony, 2017). [*La dieta Keto: Reinicia tu metabolismo en 21 días y quema grasa de por vida,* Barcelona, Grijalbo, 2018].

S. Thys-Jacobs, P. Starkey, D. Bernstein y otros, «Calcium carbonate and the premenstrual syndrome: Effects on premenstrual and menstrual symptoms», *American Journal of Obstetrics and Gynecology* 179 (2) (1998): 444-452, https://www.ncbi.nlm.nih.gov/pubmed/9731851.

I. H. Ullrich, P. J. Peter y M. J. Albrink, «Effect of low-carbohydrate diets high in either fat or protein on thyroid function, plasma insulin, glucose, and triglycerides in healthy young adults», *Journal of the American College of Nutrition* 4 (4) (1985): 451-459. https://www.ncbi.nlm.nih.gov/pubmed/3900181.

Y. M. Ulrich-Lai, H. F. Figueiriedo, M. M. Ostrander y otros, «Chronic stress induces adrenal hyperplasia and hypertrophy in a subregion-specific manner», *American Journal of Physiology* 291 (5) (2006): E965-973, https://doi.org/10.1152/ajpendo.00070.2006.

D. Wolfrom y C. W. Welsch, «Caffeine and the development of normal, benign and carcinomatous human breast tissues: a relationship?», *Journal of Medicine* 21 (5) (1990): 225-250, https://www.ncbi.nlm.nih.gov/pubmed/2079614.

J. Wurtman y N. J. Fruzstajer, *The Serotonin Power Diet* (Nueva York, Rodale, 2009).

R. J. Wurtman y J. J. Wurtman, «Brain serotonin, carbohydrate-craving, obesity and depression», *Obesity Research* 3 (sup. 4) (1995): 477S-4780S, https://www.ncbi.nlm.nih.gov/pubmed/8697046.

5. Menos ejercicio y más en forma

G. Bruinvels, R. J. Burden, A. J. McGregor y otros, «Sport, exercise and the menstrual cycle: Where is the research?», *British Journal of Sports Medicine* 51 (2017): 487-488, https://doi.org/10.1136/bjsports-2016-096279.

B. Clennell, *The Woman's Yoga Book: Asana and Pranayama for All Phases of the Menstrual Cycle* (Boulder, Colorado, Shambhala Publications, 2007).

V. Curtis, C. K. J. Henry, E. Birch y otros, «Intraindividual variation in the basal metabolic rate of women: Effect of the menstrual cycle», *American Journal of Human Biology* 8 (5) (1996): 631-639, https://doi.org/10.1002/(SICI)1520-300(1996)8:5<631::AID-AJHB8>3.0.CO;2-Y.

X. A. Janse de Jonge, «Effects of the menstrual cycle on exercise performance», *Sports Medicine* 33 (11) (2003): 833-851, https://www.ncbi.nlm.nih.gov/pubmed/12959622.

M. P. Jarlenski, W. L. Bennett, S. N. Bleich y otros, «Effects of breastfeeding on postpartum weight loss among U.S. women», *Preventive Medicine* 69 (2014): 146-150, https://doi.org/10.1016/j.ypmed.2014.09.018.

K. A. Johnson, *The Fourth Trimester: A Postpartum Guide to Healing Your Body, Balancing Your Emotions, and Restoring Your Vitality* (Boulder, Colorado, Shambhala Publications, 2017). [*El cuarto trimestre: guía para restaurar el cuerpo, equilibrar las emociones y recuperar la vitalidad tras el embarazo y el parto*, Madrid, Gaia, 2020].

R. Julian, A. Hecksteden, H. H. K. Fullagar y otros, «The effects of menstrual cycle phase on physical performance in female soccer players», *PLOS ONE* 12 (3) (2017): e0173951, https://doi.org/10.1371/journal.pone.0173951.

G. Landsverk, «The World Cup-Winning US Women's Soccer Team Tracked Their Periods for Peak Performance, and Evidence Shows Everyday Athletes Can Benefit from Doing the Same», *Insider* (23 de julio de 2019), https://www.insider.com/world-cup-winning-uswnt-period-tracking-how-to-improve-performance-2019-7.

C. W. Lee, M. A. Newman y S. E. Riechman, «Oral contraceptive use impairs muscle gains in young women», *The FASEB Journal* 23 (sup. 1) (2009), https://www.fasebj.org/doi/abs/10.1096/fasebj.23.1_supplement.955.25.

H. Ou, *The First Forty Days: The Essential Art of Nourishing the New Mother* (Nueva York, Abrams, 2016).

S. T. Sims, *Roar: How to Match Your Food and Fitness to Your Female Physiology for Optimum Performance, Great Health, and a Strong, Lean Body for Life* (Nueva York, Rodale, 2016).

E. Sung, A. Han, T. Hinrichs y otros, «Effects of follicular versus luteal phase-based strength training in young women», *SpringerPlus* 3 (2014): 668, https://doi.org/10.1186/2193-1801-3-668.

6. Tu plan de acción para hacer más con menos estrés

A. B. Ansell, K. Rando, K. Tuit y otros, «Cumulative adversity and smaller gray matter volume in medial prefrontal, anterior cingulate, and insula regions»,

Biological Psychiatry 72 (1) 2012: 57-64. https://doi.org/10.1016/j.biopsych.2011.11.022.

A. Chetty, A. R. Friedman, K. Taravosh-Lahn y otros, «Stress and glucocorticoids promote oligodendrogenesis in the adult hippocampus», *Molecular Psychiatry* 19 (2014): 1275-1283, https://www.nature.com/articles/mp2013190.

P. Forsythe, N. Sudo, T. Dinan y otros, «Mood and gut feelings», *Brain Behavior, and Immunity* 24 (1) (2010): 9-16, https://doi.org/10.1016/j.bbi.2009.05.058.

M. B. Mathur, E. Epel, S. Kind y otros, «Perceived stress and telomere length: A systematic review, meta-analysis, and methodologic considerations for advancing the field», *Brain, Behavior, and Immunity* 54 (2016): 158-169, https://doi.org/10.1016/j.bbi.2016.02.002.

C. Northrup, *Women's Bodies, Women's Wisdom* (Nueva York, Bantam Books, 2010). [*Cuerpo de mujer, sabiduría de mujer*, Barcelona, Urano, 2010].

S. Panda, *The Circadian Code: Lose Weight, Supercharge Your Energy, and Transform Your Health from Morning to Midnight* (Nueva York, Rodale Books, 2018). [*Activa tu ritmo biológico: pierde peso, llénate de energía y mejora tu salud equilibrando tu ritmo circadiano*, Barcelona, Grijalbo, 2019].

Kit de herramientas de *biohacking*

H. M. Behre, M. Zitzmann, R. A. Anderson y otros, «Efficacy and safety of an injectable combination hormonal contraceptive for men», *The Journal of Clinical Endocrinology & Metabolism* 101 (12) (2016): 4779-4788, https://doi.org/10.1210/jc.2016-2141.

A. B. Berenson y M. Rahman, «Changes in weight, total fat, percent body fat, and centralto-peripheral fat ratio associated with injectable and oral contraceptive use», *American Journal of Obstetrics & Gynecology* 200 (3) (2009): 329.e1-8, https://doi.org/10.1016/j.ajog.2008.12.052.

E. Ebrahimi, S. Khayati Motlagh, S. Nemati S y otros, «Effects of magnesium and vitamin B6 on the severity of premenstrual syndrome symptoms», *Journal of Caring Sciences* 1 (4) (2012): 183-189, https://doi.org/10.5681/jcs.2012.026.

U. Faryal, S. Rashid, B. Hajra y otros, «Effect of hormonal contraceptives on serum serotonin in females of reproductive age group», *Journal of Ayub Medical College Abbottabad* 28 (1) (2016): 56-58.

M. M. Fisher y E. A. Eugster, «What is in our environment that effects puberty?», *Reproductive Toxicology (Elmsford, NY)* 44 (2014): 7-14, https://doi.org/10.1016/j.reprotox.2013.03.012.

G. Grosso, F. Galvano, S. Marventano y otros, «Omega-3 fatty acids and depression: Scientific evidence and biological mechanisms», *Oxidative Medicine and Cellular Longevity* 2014 (2014): 313570, https://doi.org/10.1155/2014/313570.

J. Hertel, J. König y G. Homuth, «Evidence for stress-like alterations in the HPA-axis in women taking oral contraceptives», *Scientific Reports* 7 (1) (2017): 14111, https://doi.org/10.1038/s41598-017-13927-7.

S. Hill, *This Is Your Brain on Birth Control* (Nueva York, Avery, 2019).

M. S. Islam, M. M. Akhtar, A. Ciavattini y otros, «Use of dietary phytochemicals to target inflammation, fibrosis, proliferation, and angiogenesis in uterine tissues: promising options for prevention and treatment of uterine fibroids?», *Molecular Nutrition & Food Research* 58 (8) (2014): 1667-1684, https://doi.org/10.1002/mnfr.201400134.

K. Ji, Y. L. Kho, Y. Park y otros, «Influence of a five-day vegetarian diet on urinary levels of antibiotics and phthalate metabolites: A pilot study with «Temple Stay» participants», *Environmental Research* 110 (4) (2010): 375-382, https://doi.org/10.1016/j.envres.2010.02.008.

H. Khalili, L. M. Higuchi, A. N. Ananthakrishnan y otros, «Oral contraceptives, reproductive factors and risk of inflammatory bowel disease», *Gut* 62 (2013): 1153-1159, https://doi.org/10.1136/gutjnl-2012-302362.

J. K. Kiecolt-Glaser, M. A. Belury, R. Andridge y otros, «Omega-3 supplementation lowers inflammation and anxiety in medical students: A randomized controlled trial», *Brain, Behavior, and Immunity* 25 (8) (2011): 1725-1734, https://doi.org/10.1016/j.bbi.2011.07.229.

D. E. King, A. G. Mainous 3rd, M. E. Geesey y otros, «Dietary magnesium and C-reactive protein levels», *Journal of the American College of Nutrition* 24 (3) (2005): 166-171, https://www.ncbi.nlm.nih.gov/pubmed/15930481.

C. W. Lee, M. Newman y S. E. Riechman, «Oral contraceptive use impairs muscle gains in young women», *The FASEB Journal* 23 (2009): 1 (sup.), https://www.fasebj.org/doi/abs/10.1096/fasebj.23.1_supplement.955.25.

L. M. López, S. Ramesh, M. Chen y otros, «Progestin-only contraceptives: Effects on weight», *Cochrane Database of Systematic Reviews* (8) (2016): CD008815, https://doi.org/10.1002/14651858.CD008815.pub4.

Morabia A., *APHA* Voices from the Nurses' Health Study, *American Journal of Public Health* 106 (9) (2016): 1530-1531, https://doi.org/10.2105/AJPH.2016.303370.

L. S. Mørch, C. W. Skovlund, P. C. Hannaford y otros, «Contemporary hormonal contraception and the risk of breast cancer», *New England Journal of Medicine* 377 (2017): 2228-2239, https://doi.org/10.1056/NEJMoa1700732.

L. Oates, M. Cohen, L. Braun y otros, «Reduction in urinary organophosphate pesticide metabolites in adults after a week-long organic diet», *Environmental Research* 132 (2014): 105-111, https://doi.org/10.1016/j.envres.2014.03.021.

L. Pal, J. Shu, G. Zeitlian y otros, «Vitamin D insufficiency in reproductive years may be contributory to ovulatory infertility and PCOS», *Fertility and Sterility* 90 (2008): S14, https://doi.org/10.1016/j.fertnstert.2008.07.382.

B. A. Pletzer y H. H. Kerschbaum, «50 years of hormonal contraception-time to find out, what it does to our brain», *Frontiers in Neuroscience* 8 (2014): 256, https://doi.org/10.3389/fnins.2014.00256.

S. C. Roberts, L. M. Gosling, V. Carter y otros, «MHC-correlated odour preferences in humans and the use of oral contraceptives», *The Proceedings of the*

Royal Society B 275 (1652) (2008): 2715-2722, https://doi.org/10.1098/rspb.2008.0825.

M. Rodríguez Morán y F. Guerrero Romero, «Oral magnesium supplementation improves insulin sensitivity and metabolic control in type 2 diabetic subjects», *Diabetes Care* 26 (4) 2003: 1147-1152. https://doi.org/10.2337/diacare.26.4.1147.

B. Rudick, S. Ingles, K. Chung y otros, «Characterizing the influence of vitamin D levels on IVF outcomes», *Human Reproduction* 27 (11) (noviembre de 2012): 3321-3327, https://doi.org/10.1093/humrep/des280.

S. B. Sartori, N. Whittle, A. Hetzenauer y otros, «Magnesium deficiency induces anxiety and HPA axis dysregulation: Modulation by therapeutic drug treatment», *Neuropharmacology* 62 (1) (2012): 304-312, https://doi.org/10.1016/j.neuropharm.2011.07.027.

B. Seifert, P. Wagler, S. Dartsch y otros, «Magnesium—A new therapeutic alternative in primary dysmenorrhea», *Zentralblatt fur Gynakologie* 111 (11) (1989): 755-760, https://www.ncbi.nlm.nih.gov/pubmed/2675496.

C. W. Skovlund, L. S. Mørch, L. V. Kessing y otros, «Association of hormonal contraception with depression», *JAMA Psychiatry* 73 (11) (2016): 1154-1162, https://doi.org/10.1001/jamapsychiatry.2016.2387.

J. O. Tijani, O. O. Fatoba, O. O. Babajide y otros, «Pharmaceuticals, endocrine disruptors, personal care products, nanomaterials and perfluorinated pollutants: A review», *Environmental Chemistry Letters* 14 (2016): 27, https://doi.org/10.1007/s10311-015-0537-z.

Programa de Medioambiente de las Naciones Unidas y Organización Mundial de la Salud, «Effects of Human Exposure to Hormone-Disrupting Chemicals Examined in Landmark UN Report», Organización Mundial de la Salud (19 de febrero de 2013), http://www.who.int/mediacentre/news/releases/2013/hormone_disrupting_20130219/en/.

C. W. Usselman, T. A Luchyshyn, T. I. Gimon y otros, «Hormone phase dependency of neural responses to chemoreflex-driven sympathoexcitation in young women using hormonal contraceptives», *Journal of Applied Physiology,* 115 (10) (2013): 1415-1422, https://doi.org/10.1152/japplphysiol.00681.2013.

Q. Wang, P. Würtz, K. Auro y otros, «Effects of hormonal contraception on systemic metabolism: Cross-sectional and longitudinal evidence», *International Journal of Epidemiology* 45 (5) (2016): 1445-1457, https://doi.org/10.1093/ije/dyw147.

J. L. Webb, «Nutritional effects of oral contraceptive use: A review. *The Journal of Reproductive Medicine* 25 (4) (1980): 150-156, https://www.ncbi.nlm.nih.gov/pubmed/7001015.

W. V. Williams, «Hormonal contraception and the development of autoimmunity: A review of the literature», *The Linacre Quarterly* 84 (3) (2017): 275-295, https://doi.org/10.1080/00243639.2017.1360065.

M. Zafari, F. Behmanesh y A. Agha Mohammadi, «Comparison of the effect of fish oil and ibuprofen on treatment of severe pain in primary dysmenorrhea», *Caspian Journal of Internal Medicine* 2 (3) (2011): 279-282, https://www.ncbi.nlm.nih.gov/pmc/articles/PMC3770499/.

7. Éxito sostenible en el trabajo

Colegio Estadounidense de Pediatría, «School start times for adolescents», *Pediatrics* 134 (3) (2014), http://pediatrics.aappublications.org/content/134/3/642?ijkey=ebc1dd1839d660bbbf2008739ab9cd8cd2b407f3&keytype2=tf_ipsecsha.

A. Ariga y A. Lleras, «Brief and rare mental "breaks" keep you focused: Deactivation and reactivation of task goals preempt vigilance decrements», *Cognition* 118 (3) (2011): 439-443, https://doi.org/10.1016/j.cognition.2010.12.007.

B. Baddeley, S. Sornalingam y M. Cooper, «Sitting is the new smoking: Where do we stand?», *The British Journal of General Practice* 66 (646) (2016): 258, https://doi.org/10.3399/bjgp16X685009.

K. Baicker, D. Cutler y Z. Song, «Workplace wellness programs can generate savings», *Health Affairs* 29 (2) (2010), https://doi.org/10.1377/hlthaff.2009.0626.

M. Dunn, «Who Chooses Part-Time Work and Why?», *Monthly Labor Review*, U.S. Oficina de Estadísticas Laborales (marzo de 2018), https://doi.org/10.21916/mlr.2018.8.

J. Gerzema y M. D'Antonio, *The Athena Doctrine: How Women (and the Men Who Think Like Them) Will Rule the Future* (San Francisco, Jossey-Bass, 2013).

R. Gorman, «Women Now Control More Than Half of US Personal Wealth, Which 'Will Only Increase in Years to Come'», *Business Insider* (7 de abril de 2015), https://www.businessinsider.com/women-now-control-more-than-half-of-us-personal-wealth-2015-4.

S. Green Carmichael, «The Research Is Clear: Long Hours Backfire for People and for Companies», *Harvard Business Review* (19 de agosto de 2015), https://hbr.org/2015/08/the-research-is-clear-long-hours-backfire-for-people-and-for-companies.

H. E. Marano, «Biorhythms: Get in Step», *Psychology Today* (2004), https://www.psychologytoday.com/us/articles/200404/biorhythms-get-in-step.

J. Miller y A. Adkins, «Women Lead Men on Key Workplace Engagement Measures», Gallup (16 de noviembre de 2016), http://news.gallup.com/businessjournal/197552/women-lead-men-key-workplace-engagement-measures.aspx.

M. Noland, T. Moran y B. Kotschwar, «Is gender diversity profitable? Evidence from a global survey», *Peterson Institute for International Economics Working Paper* 16-3 (2016), http://dx.doi.org/10.2139/ssrn.2729348.

T. Robbins, *Awaken the Giant Within* (Nueva York, Free Press, 1991). [*Controle su destino: despertando al gigante que lleva dentro*, Barcelona, DeBolsillo, 2019].

I. Sundström Poromaa y M. Gingnell, «Menstrual cycle influence on cognitive function and emotion processing—from a reproductive perspective», *Frontiers in Neuroscience* 8 (2014): 380, https://doi.org/10.3389/fnins.2014.00380.

J. P. Trougakos y I. Hideg, «Momentary work recovery: The role of within-day work breaks», en S. Sonnentag, P. Perrewé y D. C. Ganster (eds.), *Research in occupational stress and well being vol. 7, Current perspectives on job-stress recovery* (pp. 37-84) (Bingley, Inglaterra, JAI Press/Emerald Group Publishing), http://psycnet.apa.org/record/2010-12072-002.

N. F. Watson, J. L. Martin, M. S. Wise y otros, «Delaying middle school and high school start times promotes student health and performance: An American Academy of Sleep Medicine position statement», *Journal of Clinical Sleep Medicine* 13 (4) (2017): 623-625, https://doi.org/10.5664/jcsm.6558.

C. S. Woolley, H. J. Wenzel y P. A. Schwartzkroin, «Estradiol increases the frequency of multiple synapse boutons in the hippocampal CA1 region of the adult female rat», *The Journal of Comparative Neurology* 373 (1) (1996): 108-117, https://www.ncbi.nlm.nih.gov/pubmed/8876466.

8. Consigue más en el sexo y en tus relaciones

C. Barth, A. Villringer y J. Sacher, «Sex hormones affect neurotransmitters and shape the adult female brain during hormonal transition periods», *Frontiers in Neuroscience* 9 (2015): 37, https://doi.org/10.3389/fnins.2015.00037.

C. Battaglia, R. E. Nappi, F. Mancini y otros, «Menstrual cycle–related morphometric and vascular modifications of the clitoris», *The Journal of Sexual Medicine* 5 (12) (2008): 2853-2861, https://doi.org/10.1111/j.1743–6109.2008.00972.x.

R. Bly y M. Woodman, *The Maiden King: The Reunion of Masculine and Feminine* (Nueva York, Holt, 1991). [*La doncella rey: la reunión de lo masculino y lo femenino*, Madrid, EDAF, 2000].

L. R. Brilla y V. Conte, «Effects of a novel zinc-magnesium formulation on hormones and strength», *Journal of Exercise Physiology Online* (3) 4 (2000): 26-36. https://www.researchgate.net/publication/288406212_Effects_of_a_novel_zinc-magnesium_formulation_on_hormones_and_strength.

S. Brody, «Slimness is associated with greater intercourse and lesser masturbation frequency», *Journal of Sex & Marital Therapy* 30 (4) (2004): 251-261, https://doi.org/10.1080/00926230490422368.

S. B. Bullivant, S. A. Sellergren, K. Stern y otros, «Women's sexual experience during the menstrual cycle: Identification of the sexual phase by noninvasive measurement of luteinizing hormone», *The Journal of Sexual Research* 41 (1) (2004): 82-93, https://doi.org/10.1080/00224490409552216.

C. J. Charnetski y F. X. Brennan, «Sexual frequency and salivary immunoglobulin A (IgA)», *Psychological Reports* 94 (3 Pt 1) (2004): 839-844, https://doi.org/10.2466/pr0.94.3.839-844.

W. B. Cutler, C. R. García y A. Kreiger, «Sexual behavior frequency and menstrual cycle length in mature premenopausal women», *Psychoneuroendocrinology* 4 (4) (1979): 297-309, https://doi.org/10.1016/0306-4530(79)90014-3.

W. B. Cutler, G. Preti, G. R. Huggins y otros, «Sexual behavior frequency and biphasic ovulatory type menstrual cycles», *Physiology & Behavior* 34 (5) (1985): 805-810, https://www.ncbi.nlm.nih.gov/pubmed/4041055.

C. R. Ellison, *Women's Sexualities* (Oakland, California, New Harbinger Publications, 2000). [*La sexualidad femenina: guía completa para cuidar tu sexualidad*, Barcelona, Amat Editorial, 2003].

L. Excoffon, Y. C. Guillaume, M. C. Woronoff-Lemsi y otros, «Magnesium effect on testosterone-SHBG association studied by a novel molecular chromatography approach», *Journal of Pharmaceutical and Biomedical Analysis* 49 (2) (2009): 175-180, https://doi.org/10.1016/j.jpba.2008.10.041.

H. Fisher, *Why We Love: The Nature and Chemistry of Romantic Love* (Nueva York, Henry Holt, 2004). [*Por qué amamos: naturaleza y química del amor romántico*, Barcelona, Taurus, 2005].

D. A. Frederick, H. K. St. John, J. R. García y otros, «Differences in orgasm frequency among gay, lesbian, bisexual, and heterosexual men and women in a U.S. national sample», *Archives of Sexual Behavior* 47 (1) (2018): 273-288, https://doi.org/10.1007/s10508-017-0939-z.

A. Hambach, S. Ever, O. Summ y otros, «The impact of sexual activity on idiopathic headaches: An observational study», *Cephalalgia* 33 (6) (2013): 384-389. https://doi.org/10.1177/0333102413476374.

C. G. Jung, «*The Basic Writings of C.G. Jung* (Nueva York, Random House, 1993).

M. G. Lê, A. Bachelot y C. Hill, «Characteristics of reproductive life and risk of breast cancer in a case-control study of young nulliparous women», *Journal of Clinical Epidemiology* 42 (12) (1989): 1227-1233, https://www.ncbi.nlm.nih.gov/pubmed/2585013.

J. J. Legros, «Inhibitory effect of oxytocin on corticotrope function in humans: Are vasopressin and oxytocin ying-yang neurohormones?», *Psychoneuroendocrinology* 26 (7) (2001): 649-655, https://www.ncbi.nlm.nih.gov/pubmed/11500247.

B. Leuner, E. R. Glasper y E. Gould, «Sexual experience promotes adult neurogenesis in the hippocampus despite an initial elevation in stress hormones», *PLOS ONE* 5 (7) (2010): e11597, https://doi.org/10.1371/journal.pone.0011597.

T. K. Lorenz, G. E. Demas y J. R. Heiman, «Interaction of menstrual cycle phase and sexual activity predicts mucosal and systemic humoral immunity in healthy women», *Physiology & Behavior* 152 (Pt A) (2015): 92-98, https://doi.org/10.1016/j.physbeh.2015.09.018.

T. K. Lorenz, J. R. Heiman y G. E. Demas, «Sexual activity modulates shifts in TH1/TH2 cytokine profile across the menstrual cycle: An observational study», *Fertility and Sterility* 104 (6) (2015): 1513-1521, https://doi.org/10.1016/j.fertnstert.2015.09.001.

M. A. Martins, M. B. Moss, I. K. Mendes y otros, «Role of dietary fish oil on nitric oxide synthase activity and oxidative status in mice red blood cells», *Food & Function* 5 (12) (2014): 3208-3215, https://doi.org/10.1039/c4fo00055b.

C. M. Meston, «Sympathetic nervous system activity and female sexual arousal», *The American Journal of Cardiology* 86 (2A) (2000): 30F-34F, https://www.ncbi.nlm.nih.gov/pubmed/10899275.

T. G. Murrell, «The potential for oxytocin (OT) to prevent breast cancer: A hypothesis», *Breast Cancer Research and Treatment* 35 (2) (1995): 225-229, https://www.ncbi.nlm.nih.gov/pubmed/7647345.

A. S. Om y K. W. Chung, «Dietary zinc deficiency alters 5 alpha-reduction and aromatization of testosterone and androgen and estrogen receptors in rat liver», *The Journal of Nutrition* 126 (4) (1996): 842-848, https://doi.org/10.1093/jn/126.4.842.

C. Panzer, S. Wise, G. Fantini y otros, «Impact of oral contraceptives on sex hormone-binding globulin and androgen levels: A retrospective study in women with sexual dysfunction», *The Journal of Sexual Medicine* 3 (1) (2006): 104-113, https://doi.org/10.1111/j.1743-6109.2005.00198.x.

K. N. Paul, F. W. Turek y M. H. Kryger, «Influence of sex on sleep regulatory mechanisms», *Journal of Women's Health* 17 (7) (2008): 1201-1208, https://doi.org/10.1089/jwh.2008.0841.

J. M. Twenge, R. A. Sherman y B. E. Wells, «Declines in sexual frequency among American adults, 1989-2014», *Archives of Sexual Behavior* 46 (8) (2017): 2389-2401, https://doi.org/10.1007/s10508-017-0953-1.

J. Verhaeghe, R. Gheysen y P. Enzlin, «Pheromones and their effect on women's mood and sexuality», *Facts, Views & Vision in ObGyn* 5 (3) (2013): 189-195, https://www.ncbi.nlm.nih.gov/pmc/articles/PMC3987372/.

C. W. Wallwiener, L. M. Wallwiener, H. Seeger y otros, «Prevalence of sexual dysfunction and impact of contraception in female German medical students», *The Journal of Sexual Medicine* 7 (6) (2010): 2139-2148, https://doi.org/10.1111/j.1743-6109.2010.01742.x.

D. Weeks, *Secrets of the Superyoung* (Nueva York, Penguin Group, 1998).

9. La maternidad más fácil

D. Apter y E. Hermanson, «Update on female pubertal development», *Current Opinion in Obstetrics & Gynecology* 14 (2002): 475-481, https://www.ncbi.nlm.nih.gov/pubmed/12401974.

B. Brown, *The Gifts of Imperfection: Let Go of Who You Think You're Supposed to Be and Embrace Who You Are* (Center City, Minnesota, Hazelden Publishing, 2010). [*Los dones de la imperfección: guía para vivir de todo corazón, líbrate de quien crees que deberías ser y abraza quien eres realmente*, Madrid, Gaia, 2019].

D. E. Buttke, K. Sircar y C. Martin, «Exposures to endocrine-disrupting chemicals and age of menarche in adolescent girls in NHANES (2003-2008)», *Environmental Health Perspectives* 120 (11) (2012): 1613-1618, https://doi.org/10.1289/ehp.1104748.

B. C. Campbell, «Adrenarche and middle childhood», *Human Nature* 22 (2011): 327, https://doi.org/10.1007/s12110-011-9120-x.

R. Dass, *Be Here Now* (San Cristobal, Nuevo México, Lama Foundation, 1971).

B. D. Doss y G. K. Rhoades, «The transition to parenthood: Impact on couples' romantic relationships», *Current Opinion in Psychology* 13 (2017): 25-28, https://doi.org/10.1016/j.copsyc.2016.04.003.

Y. Dunneram, D. C. Greenwood, V. J. Burley y otros, «Dietary intake and age at natural menopause: Results from the UK Women's Cohort Study», *Journal of Epidemiology & Community Health* 72 (2018): 733-740. http://dx.doi.org/10.1136/jech-2017-209887.

B. Friedan, *The Feminine Mystique* (edición del 50 aniversario) (Nueva York, W. W. Norton, 2013). [*La mística de la feminidad,* Madrid, Ediciones Cátedra, 2019].

L. A. Galea, J. K. Wide y A. M. Barr, «Estradiol alleviates depressive-like symptoms in a novel animal model of post-partum depression», *Behavioural Brain Research* 122 (1) (2001): 1-9, https://www.ncbi.nlm.nih.gov/pubmed/11287071.

A. Garbes, *Like a Mother: A Feminist Journey Through Science and Culture of Pregnancy* (Nueva York, Harper Wave, 2018).

S. A. Hewlett y C. Buck Luce, «Off-Ramps and On-Ramps: Keeping Talented Women on the Road to Success», *Harvard Business Review* (marzo de 2005), https://hbr.org/2005/03/off-ramps-and-on-ramps-keeping-talented-women-on-the-road-to-success.

M. Hickey y A. Balen, «Menstrual disorders in adolescence: Investigation and management», *Human Reproduction Update* 9 (2003): 493-504, https://www.ncbi.nlm.nih.gov/pubmed/14640381.

E. Hoekzema, E. Barba-Muller, C. Pozzobon y otros «Pregnancy leads to long-lasting changes in human brain structure», *Nature Neuroscience* 20 (2) (2017): 287-300, https://doi.org/10.1038/nn.4458.

«How Do I Know If My Menstrual Cycle Is Normal?», Planned Parenthood. Consultado el 11 de noviembre de 2019, https://www.plannedparenthood.org/learn/health-and-wellness/menstruation/how-do-i-know-if-my-menstrual-cycle-normal.

P. Kim, L. Strathearn y J. E. Swain, «The maternal brain and its plasticity in humans», *Hormones and Behavior* 77 (2016): 113-123, https://doi.org/10.1016/j.yhbeh.2015.08.001.

S. V. Koebele y otros, «Hysterectomy uniquely impacts spatial memory in a rat model: A role for the nonpregnant uterus in cognitive processes», *Endocrinology* 160 (1) (2019): 1-19, https://www.ncbi.nlm.nih.gov/pubmed/30535329.

E. Lawrence, R. J. Cobb, A. D. Rothman y otros, «Marital satisfaction across the transition to parenthood», *Journal of Family Psychology: JFP: Journal of the Division of Family Psychology of the American Psychological Association (Division 43)* 22 (1) (2008): 41-50. https://doi.org/10.1037/0893-3200.22.1.41.

J. Liedloff, *The Continuum Concept: In Search of Happiness Lost* (Cambridge, Massachusetts, Perseus Books, 1986).

Personal de la Clínica Mayo, «Menstrual Cycle: What's Normal, What's Not», Clínica Mayo, 13 de junio de 2019, https://www.mayoclinic.org/healthy-lifestyle/womens-health/in-depth/menstrual-cycle/art-20047186.

I. Nazarov, J. W. Lee, E. Soupene y otros, «Multipotent stromal stem cells from human placenta demonstrate high therapeutic potential», *Stem Cells Translational Medicine* 1 (5) (2012): 359-372. https://doi.org/10.5966/sctm.2011-0021.

C. Northrup, «The Wisdom of Menopause», DrNorthrop.com., https://www.drnorthrup.com/wisdom-of-menopause/.

____ *Women's Bodies, Women's Wisdom* (Nueva York, Bantam Doubleday, 1997). [*Cuerpo de mujer, sabiduría de mujer*, Barcelona, Urano, 2010].

10. Dinámica, sabia y libre

E. Alexander, *Proof of Heaven: A Neurosurgeon's Journey Into Life After Death* (Nueva York, Simon & Schuster, 2012). [*La prueba del cielo*, Barcelona, Planeta, 2013].

T. Chen Zeng, A. J. Aw y M. W. Feldman, «Cultural hitchhiking and competition between patrilineal kin groups explain the post-Neolithic Y-chromosome bottleneck», *Nature Communications* 9 (2018): 2077, https://doi.org/10.1038/s41467-018-04375-6.

L. D'Ambra Fagella, «Women in Artificial Intelligence —A Visual Study of Leadership Across Industries» (14 de septiembre de 2017), https://www.techemergence.com/women-in-artificial-intelligence-visual-study-leaderships-across-industries/.

A. Datta, M. C. Tschantz y A. Datta, «Automated experiments on ad privacy settings: A tale of opacity, choice, and discrimination», *Proceedings on Privacy Enhancing Technologies* (1) (2015): 92-112, https://www.andrew.cmu.edu/user/danupam/dtd-pets15.pdf.

C. Eller, *The Myth of Matriarchal Prehistory: Why an Invented Past Won't Give Women a Future* (Boston, Massachusetts, Beacon Press, 2001).

M. Gimbutas, *The Civilization of the Goddess* (Nueva York, HarperCollins, 1991).

N. Graf, A. Brown y E. Patten, «The Narrowing, but Persistent, Gender Gap in Pay», Centro de Investigación Pew (9 de abril de 2018), http://www.pewresearch.org/fact-tank/2018/04/09/gender-pay-gap-facts/.

M. Gray, *The Optimized Woman: Using Your Menstrual Cycle to Achieve Success and Fulfillment* (Hants, Inglaterra, O Books, 2009). [*Momentos óptimos de la mujer: emplea el ciclo menstrual para alcanzar el éxito y la realización personal*, Madrid, Gaia, 2011].

P. A. Johnson, T. Fitzgerald, A. Salganicoff y otros, *Sex-Specific Medical Research: Why Women's Health Can't Wait. A Report of the Mary Hogan Connors Center for Women's Health & Gender Biology at Brigham and Women's Hospital*, (2014), https://www.brighamandwomens.org/assets/BWH/womens-health/pdfs/ConnorsReportFINAL.pdf.

M. Karmin, L. Saag, M. Vicente y otros, «A recent bottleneck of Y chromosome diversity coincides with a global change in culture», *Genome Research* 25 (4) (2015): 459-466, htttps://doi.org/10.1101/gr.186684.114.

K. A. Liu y N. A. Dipietro Mager, «Women's involvement in clinical trials: Historical perspective and future implications», *Pharmacy Practice* 14 (1) (2016): 708, https://doi.org/10.18549/PharmPract.2016.01.708.

A. Lorde, *I Am Your Sister: Collected and Unpublished Writings of Audre Lorde* (Oxford, Inglaterra, Oxford University Press, 2009), http://www.pages.drexel.edu/~jc3962/COR/Hierarchy.pdf.

C. Myss, *Why People Don't Heal and How They Can* (Nueva York, Three Rivers Press, 1997).

C. Pinkola Estés, *Women Who Run With the Wolves: Myths and Stories of the Wild Woman Archetype* (Nueva York, Ballantine Books, 1992). [*Mujeres que corren con los lobos,* Barcelona, Ediciones B, 2000].

A. Pope y S. H. Wurlitzer, *Wild Power: Discover the Magic of Your Menstrual Cycle and Awaken the Feminine Path to Power* (Carlsbad, California, Hay House, 2017).

S. Rose, *The Path of the Priestess: A Guidebook for Awakening the Divine Feminine* (Rochester, Vertmon, Inner Traditions, 2003).

«The Women's Kingdom», *PBS Frontline* (19 de julio de 2005), http://www.pbs.org/frontlineworld/rough/2005/07/introduction_to.html.